Dʳ H. FISCHER

Vade-Mecum

des Maladies Médico-Chirurgicales

DU

Tube Digestif

PARIS

A. MALOINE ÉDITEUR

VADE-MECUM

DES

MALADIES MÉDICO-CHIRURGICALES

DU

TUBE DIGESTIF

DU MÊME AUTEUR

Nouvelle opération du pouce bifide, brochure in-8, 1896.

Cancers de l'utérus, brochure in-8, 1896.

Libération latérale et inférieure du méat urinaire dans le traitement de l'incontinence essentielle d'urine chez la femme (opération nouvelle), in-8, 1897.

La dysménorrhée, brochure in-8, 1898.

Néphropexie sans sutures par enclavement cicatriciel du rein (opération nouvelle), in-8, 1899.

Le froid est-il dans les maladies aiguës une cause pathogène aussi importante que les anciens médecins le croyaient et aussi nulle que certains modernes le pensent, brochure in-8, 120 pages, 1899.

Vade-mecum de thérapeutique chirurgicale des médecins-praticiens, vol. in-8, 328 pages, 1900.

Splénopexie sans sutures par enclavement cicatriciel extra-péritonéal de la rate (opération nouvelle), brochure in-8, 1900.

Deux observations d'appendicite, brochure in-8, 1901.

Amblyopie intense occasionnée par un cas d'astigmatisme mixte double très fort et guérie par l'emploi de verres bicylindriques, brochure in-8, 1901.

Vade-mecum d'obstétrique et gynécologie des médecins-praticiens, vol. in-8, 321 pages, 1902.

Projet d'un système complet d'assistance chirurgicale, brochure in-8, 1902.

VADE-MECUM

DES

Maladies Médico-Chirurgicales

DU

TUBE DIGESTIF

A L'USAGE

DES MÉDECINS-PRATICIENS

PAR

LE DOCTEUR **HENRI FISCHER**

PARIS

A. MALOINE, Éditeur

25, Rue de l'École-de-Médecine, 25

—

1903

PRÉFACE

Il y a peu de domaines dans la science où la routine et les traditions exercent une influence aussi considérable qu'en médecine.

Alors même qu'on se propose de poursuivre uniquement un but utile au praticien, on n'ose rompre les cadres classiques que nous ont légué nos prédécesseurs.

C'est toujours, malgré notre volonté, et malgré notre intérêt, avec les formes de pensées imposées au cours de nos premières études, que nous sommes, pour ainsi dire, obligés de grouper les phénomènes et d'observer les faits.

Parmi les notions primordiales en médecine qui s'imposent à nous avec l'absolu de la révélation, il en est une qui semble la base essentielle de tout enseignement : nous voulons parler de la distinction entre la médecine et la chirurgie.

Cette distinction a encore, pour la plus grande partie du domaine des sciences médicales, sa raison d'être, il est cependant des points où dès maintenant elle n'est plus qu'une survivance, dont l'effet le plus constant est de mettre le médecin dans une situation ridicule, et le malade dans une position dangereuse.

1

S'il est, en effet, au moins pour notre époque, de plus en plus évident, que l'homme qui soigne une fracture de jambe ne doit pas être le même qui s'occupe des lésions du cœur; il est, d'autre part, profondément regrettable que le médecin qui fait le diagnostic de sténose du pylore ne soit pas capable de faire une gastro-entérostomie.

De plus en plus, sur une foule de terrains, la chirurgie remplace l'arsenal trop souvent inutile de la thérapeutique médicale. Depuis quinze ans, le traitement des affections du tube digestif a été bouleversé de fond en comble. Depuis cinq ans les cirrhoses elles-mêmes sont l'objet de tentatives chirurgicales multiples. Certaines affections du système nerveux semblent elles-mêmes justiciables du bistouri. Mais malgré tout, malgré la confusion chaque jour plus marquée des deux domaines jadis absolument distincts, la séparation entre les deux enseignements et les deux conceptions existe encore dans la forme, produisant cette contradiction singulière que beaucoup de chirurgiens très hardis dans le domaine de cette thérapeutique nouvelle, sont en même temps souvent peu au courant des vraies causes et des véritables formes symptomatiques de l'affection qu'ils prétendent guérir.

On trouve dans tous les pays d'excellents livres médicaux sur l'estomac et l'intestin, et de remarquables ouvrages sur la chirurgie des mêmes organes; mais nulle part on ne s'est préoccupé de présenter dans un ensemble même incomplet ce qu'il est indispensable de savoir pour intervenir d'une façon logique dans les affections du tube digestif. Avec les ouvrages modernes on peut être soit un faiseur d'excellents diagnostics, soit un praticien rompu à la médecine opératoire, mais on sera difficilement un homme capable d'apprécier d'une façon continue le pourquoi et le comment d'une action thérapeutique.

Les considérations qui précèdent nous avaient conduit il y a quelques années déjà à former le projet d'un ouvrage où serait exposé aussi simplement et clairement que possible ce qu'il est indispensable de savoir pour s'occuper utilement des affections du tube digestif.

Notre but était dès lors très nettement défini ; nous voulions faire un exposé complet dans lequel il ne serait tenu aucun compte de la distinction entre la Médecine et la Chirurgie. Malheureusement le fait d'être complet nous exposait à donner à notre ouvrage une ampleur considérable. Nous étions ainsi amenés à faire un véritable ouvrage de compilation, un de ces traités où les renseignements primordiaux sont noyés dans une foule de détails, et où sous couleur de faire un exposé complet, on cesse de faire un exposé utile.

C'est qu'en effet lors de la confection d'un ouvrage pratique, le complet et l'utile sont le plus souvent en contradiction.

Si l'on écrit pour le praticien, il faut mettre au premier plan les renseignements dont il aura besoin d'une façon extemporanée. Parle-t-on de l'appendicite ? Que lui importent les discussions étiologiques interminables, les arguments pour ou contre la cavité close ! Ce qu'il lui faut, c'est ce qui lui permettra de faire un diagnostic précis de l'affection et de la forme particulière qu'il a sous les yeux. Ce qu'il lui faut, c'est avoir les éléments d'un pronostic et tous les détails du traitement. Tout le reste n'a pour lui qu'une importance secondaire, et il ne reprochera jamais au livre qu'il feuillète chaque jour d'être muet sur une forme bactérienne, ou sur une des nombreuses hypothèses explicatives de l'étranglement herniaire.

De là vient que nous avons presque uniquement conçu cet ouvrage au double point de vue du diagnostic et du traitement.

Nous nous sommes efforcés d'aider d'une façon absolument normale et naturelle les opérations mentales du médecin.

Dans la pratique, un ensemble de symptômes fait penser à une affection. Un premier travail consiste dans le rappel successif et la constatation des signes indispensables à la constitution de l'entité morbide, c'est ce que l'on a appelé le diagnostic positif. Cela fait, toute une série d'affections que l'on peut confondre avec la première se présente à l'esprit. Il faut les comparer l'une après l'autre au premier terme choisi, afin d'être autorisé à les écarter définitivement. C'est le diagnostic différentiel. Jusqu'alors on n'a mis sur la maladie à traiter qu'une étiquette. Or cette étiquette n'a, en elle-même, aucune valeur pratique. Le médecin ne commence à être utile que lorsqu'il sait ce que va devenir la maladie, et qu'il a choisi un traitement. Il réalise ces deux désiderata grâce à l'étude des formes cliniques. C'est par le diagnostic de la forme qu'on arrive logiquement au pronostic et au meilleur traitement.

Telle est résumée d'une manière trop succincte, la série des opérations mentales auxquelles donne lieu chez le praticien l'examen d'un malade.

C'est cet ordre même que nous nous sommes attachés à suivre pas à pas, en laissant systématiquement au second plan tout ce qui ne joue pas un rôle dans le processus logique que nous venons d'exposer.

Nous avons voulu faire seulement un ouvrage utile. Les ouvrages spéciaux sont légion qui peuvent satisfaire les lecteurs désireux du complet.

Paris, le 1ᵉʳ septembre 1902.

Dr Henri Fischer,
5, Avenue Matignon.

ŒSOPHAGE

VADE-MECUM

DES

MALADIES MÉDICO-CHIRURGICALES

DU TUBE DIGESTIF

ŒSOPHAGE

CORPS ÉTRANGERS DE L'ŒSOPHAGE

Les classiques sont pleins de détails au moins oiseux sur l'extrême variété des corps étrangers que l'on peut rencontrer dans l'œsophage. Certains établissent même des classifications dont la distinction entre corps mousses et corps irréguliers est la base. A notre avis ce sont là des modes descriptifs qui peuvent présenter un certain intérêt dans le cadre d'un dictionnaire, mais que l'on ne saurait suivre dans un ouvrage destiné à des praticiens.

Pour nous, il n'y a qu'une classe de corps étrangers qui soient intéressants. ce sont ceux qui par définition doivent seuls intéresser le clinicien ; ceux qui s'arrêtent dans l'œsophage. Entre eux il n'y a aucune distinction à établir du fait de leur forme ou de leur composition chimique. Tout corps étranger, s'il présente une certaine dureté, et s'il reste immobile dans l'œsophage,

1.

constitue un danger de mort et la seule chose intéressante au point de vue pathologique est d'avoir une notion exacte du siège et de pouvoir choisir un mode logique d'intervention.

Outre les commémoratifs dont il faut tenir un grand compte, mais qui sont absolument muets si l'on a affaire à un enfant ou à un aliéné, il y a un certain nombre de symptômes, dont aucun n'est caractéristique, mais qui peuvent attirer l'attention du médecin sur la possibilité de la présence d'un corps étranger dans l'œsophage.

Le début chez un sujet conscient est en général marqué par un sentiment d'angoisse extrême ; souvent des crises de suffocation se produisent. Elles ne laissent pas d'être assez embarrassantes si le malade ne fournit aucun renseignement sérieux. Il nous souvient d'avoir vu un interne en chirurgie des mieux documentés faire une trachéotomie d'urgence à un malade qui avait dans un accès de délire avalé un volumineux morceau de bœuf grillé. Loin de nous l'idée que cette trachéotomie ait été inutile, nous sommes intimement convaincus que sans elle le malheureux eût succombé, mais il n'en reste pas moins démontré que les erreurs de ce genre sont difficiles à éviter même pour les hommes qui professionnellement sont le mieux en garde contre les difficultés d'un service de secours chirurgicaux extemporanés.

Un peu plus tard les douleurs apparaissent. Elles ont d'abord été masquées par la terrible anxiété du sujet et par les crises de dyspnée qu'il a supportées. Mais dès qu'à cette première période succède un calme relatif, on constate des douleurs plus ou moins vives irradiées derrière le sternum, dans la région cervicale, entre les omoplates.

Des troubles de la phonation ont souvent été signalés. Gangolphe a observé la paralysie définitive d'une corde vocale.

Très rarement, on a pu par la palpation de la région cervicale sentir la saillie formée par le corps étranger.

Cet ensemble de signes constitue ce que l'on peut appeler les symptômes immédiats. Plus tard apparaissent d'autres manifestations dont le caractère est beaucoup plus grave.

Parmi ces manifestations on doit mettre au premier rang les hémorrhagies. En général elles se font aux dépens de l'aorte, mais on a signalé aussi l'ouverture de la veine cave supérieure, de la carotide, de l'artère pulmonaire.

L'ulcération de la paroi œsophagienne ne produit pas que des hémorrhagies, elle s'accompagne aussi de fusées purulentes dans le médiastin. Contrairement à ce que l'on pourrait penser, ces phlegmons du médiastin ne s'accompagnent pas toujours de signes généraux extrêmement graves, et l'on peut voir un malade survivre plusieurs jours à une ouverture de son ulcération œsophagienne dans le tissu cellulaire intra-thoracique.

DIAGNOSTIC.— Nous avons montré plus haut que la confusion avec les corps étrangers du larynx est possible. En général cependant on peut, soit avec le doigt, soit avec le laryngoscope se rendre compte que la partie supérieure des voies aériennes est libre.

En cas de doute l'observation d'une gêne spéciale de la déglutition, constatée par exemple en faisant avaler au sujet de la mie de pain, et surtout l'exploration avec une sonde œsophagienne, emporteront le diagnostic.

L'emploi de l'explorateur à boule olivaire est indispensable non seulement pour acquérir la notion de corps étranger mais en même temps pour en fixer le siège. Manié avec prudence cet instrument ne présente aucun danger. Il peut arriver cependant que l'olive glisse sur un corps peu volumineux ou qu'un sujet indocile, par exemple, un enfant ou un aliéné, rende l'exploration peu facile ou peu concluante. On devra alors recourir à la radiographie. Nous dirons plus, c'est une bonne précaution dans tous les cas d'avoir sous les yeux un bon cliché montrant la position précise occupée par le corps étranger.

TRAITEMENT. — On peut dire que tout, dans le choix d'un traitement, dépend de la connaissance exacte du point occupé par le corps étranger. En dehors de cette considération on doit cependant, dans une certaine mesure, tenir compte de sa forme et des éléments qui le constituent. Il est bien certain par exemple que si l'on a affaire à un dentier l'extraction par la bouche est bien plutôt indiquée que la propulsion.

Ces réserves faites, et si le corps n'est pas d'une extrême irrégularité et est bas situé, on est autorisé à tenter de le refouler dans l'estomac (*propulsion*). Cette manœuvre sera faite avec la tige de baleine garnie d'éponge. Tout autre propulseur serait dangereux ou inefficace.

Dans les cas où la propulsion ne peut être tentée, Félizet recommande l'usage d'une sonde béquille introduite le long, puis sous le corps étranger. Cette sonde est retirée rapidement en même temps que l'on injecte par sa lumière de l'eau tiède. Félizet dit avoir retiré chez les enfants un certain bénéfice de cette manœuvre. Il est difficile de comprendre de quelle manière agit le liquide. Peut-être libère-t-il localement le corps étranger en distendant les parois de l'œsophage.

En cas d'échec nous ne conseillons guère l'emploi du panier de von Graefe. Déjà, il y a deux ans nous insistions sur les dangers que présente le maniement de cet appareil. Lefort, Felizet, Berger, Segond, ont vu son emploi suivi d'accidents graves. Nous-mêmes nous avons rencontré dans un cas les plus grandes difficultés à dégager le panier une fois introduit. Il n'y a pas non plus à parler du crochet de J.-L. Petit, instrument parfait pour déchirer la muqueuse, mais en général incapable de prendre un point d'appui sérieux sur le corps du délit.

Le mieux est de recourir aux différents modèles de pince que l'on trouve dans l'arsenal chirurgical. Il est possible, d'après l'avis de plusieurs auteurs, que la pince souple de Collin doive être considérée comme l'instrument le plus parfait de ce genre.

Malheureusement, très souvent ces différents procédés échouent et il faut de toute nécessité en venir aux interventions sanglantes.

Chirurgicalement la cavité œsophagienne est accessible par trois voies. La voie cervicale, la voie gastrique, la voie trans-médiastinale. Les deux premières ont reçu un consécration satisfaisante de l'expérience. Depuis Goursaud père l'œsophagotomie externe cervicale a enregistré de très nombreux succès. Depuis Richardson il est évident que l'exploration de l'œsophage par la cavité gastrique peut donner d'inespérées guérisons. Mais il est non moins certain que sur le vivant la totalité de la cavité œsophagienne n'est pas accessible même en exécutant simultanément les deux genres d'exploration.

La voie transmédiastinale garde donc des indications

à son actif et, bien qu'elle ait été très peu employée jusqu'à ce jour, nous essaierons de montrer qu'elle a peut-être un certain avenir.

Richardson, qui est l'homme qui s'est le plus occupé des indications respectives des voies cervicale et gastrique, admet ce qui suit :

Le doigt introduit par une incision cervicale va jusqu'au bord inférieur de la crosse de l'aorte. A travers le cardia les doigts introduits dans l'estomac peuvent remonter jusqu'à 7 cm. 5 au-dessus de la terminaison de l'œsophage. Il en résulterait que les deux index introduits respectivement chacun par une des voies pourraient se toucher par leurs extrémités.

Eh bien ! Essayez même sur le cadavre, et vous n'obtiendrez qu'exceptionnellement ce résultat. Nous avons dix fois répété cette manœuvre, presque toujours il reste une portion œsophagienne inaccessible. Et dans les cas rares, d'ailleurs, où les doigts arrivent au contact, faut-il admettre qu'ils sont dans la zone limite assez libres de leurs mouvements pour tenter une extraction sérieuse ?

On peut répondre que ce que les doigts ne peuvent faire les instruments le feront aisément. Ce n'est pas tout à fait notre avis, ce n'est pas non plus l'avis de Richardson, car cet auteur spécifie bien que toutes les fois que l'on pourra *extraire un corps avec le secours seul des doigts, on devra y avoir recours*, car on agit *avec plus de sûreté et d'intelligence.*

Entendons-nous bien, cela ne veut pas dire qu'il faille de parti-pris renoncer à toute manœuvre instrumentale, et que dans tous les cas où la totalité de la cavité œsophagienne ne pourra être explorée, il faille de parti-pris recourir à la voie transmédiastinale. Notre pensée est bien différente, nous estimons que l'immense majorité des cas péut être opérée utilement par la voie cervicale ou par la voie gastrique, mais nous admettons aussi, en nous appuyant sur nos expériences cadavériques, que dans certaines circonstances il faudra recourir à d'autres procédés chirurgicaux dont les opérations intramédiastinales actuellement connues sont le type.

Œsophagotomie externe cervicale.

Voici comment dans notre dernier travail sur la question nous décrivions cette opération.

« L'opération doit se faire de préférence à gauche, car l'œsophage déborde la trachée de ce côté. Le malade après anesthésie sera mis dans la position de la ligature de la carotide, c'est-à-dire la tête en extension, la face tournée du côté droit, un coussin résistant sous les épaules. Un aide armé d'une sonde à bout olivaire se tiendra prêt à introduire cet instrument par la bouche pour faire saillir l'œsophage dans le champ opératoire. L'incision cutanée sera faite verticalement en dehors de la trachée, en avant du bord antérieur du sternomastoïdien. Elle aura chez l'adulte 10 centimètres de longueur un peu moins chez l'enfant, en commençant à 1 centimètre au-dessous du bord supérieur du sternum et en remontant vers le cartilage cricoïde.

L'aponévrose superficielle sera sectionnée au bistouri en même temps que la moyenne. Si le muscle omohyoïdien gêne dans le champ opératoire on le sectionnera. Les autres muscles sous-hyoïdiens seront traités, si besoin est, de la même façon, en ayant soin de les suturer tous à la fin de l'opération. Avec le doigt ou la sonde cannelée on rejettera en dehors le paquet vasculo-nerveux, que l'on chargera sur un écarteur de Farabeuf. Un instant de tamponnement dans le fond de la plaie arrêtera l'hémorrhagie en nappe qui se produit toujours. On apercevra alors l'artère thyroïdienne inférieure que l'on sectionnera entre deux pinces. Dans l'angle entre l'œsophage et la trachée le nerf récurrent sera vu et récliné. Dès lors l'œsophage pourra être incisé. C'est le moment de faire introduire la sonde si l'on a la moindre hésitation. Après extraction du corps étranger soit avec les doigts soit avec une pince droite ou courbe, on conduira par la plaie une sonde en caoutchouc rouge jusque dans l'estomac ; dès le deuxième jour cette sonde sera remplacée par une sonde nasale. Il est inutile de tenter la réunion primitive de l'œsophage. Dans les cas où on l'a faite, elle a toujours échoué. Il est utile de saupoudrer la plaie de bicarbonate de soude et de magnésie à cause du reflux gastrique qui se fait toujours le long de la sonde et qui menace de digérer les tissus environnants. Dès le onzième ou douzième jour on peut permettre l'alimentation par la bouche. »

Nous n'avons rien à ajouter à cet exposé. Tout au plus rappellerons-nous que Gangolphe a, après l'œsophagotomie cervicale, pratiqué la gastrostomie complémentaire dans un cas. L'indication d'une pareille opération se trouverait dans le fait que l'œsophage peut avoir été très gravement lésé par le séjour du corps étranger.

« On n'a pas, en agissant ainsi dit Gangolphe, à se préoccuper de faire passer une sonde à demeure dans un conduit dont les parois sont plus ou moins altérées. Cette prudence est justifiée par ce fait qu'à la suite de l'œsophagotomie externe on a parfois été dans l'impos-

sibilité de placer une sonde à demeure ce qui eut pour
conséquence la mort par inanition. »

Gastrotomie.

L'idée d'agir sur l'œsophage par l'intermédiaire de
l'estomac n'est pas absolument nouvelle. Loreta,
Bergmann, Schattauer, Weinleschner, avaient déjà
employé cette voie pour dilater des rétrécissements de
la portion juxta-cardiaque de l'œsophage. Instruit par
ces faits, Richardson tenta la première opération pour
corps étranger en 1886. Ce fut un succès.

Richardson recommande pour ouvrir l'abdomen, une
incision parallèle au rebord des fausses côtes gauches,
et passant à trois ou quatre centimètres de celles-ci.
Cette incision doit être longue, et dans l'observation
publiée par lui le chirurgien américain n'hésita pas à
lui donner quinze centimètres. On ne fera à l'estomac
qu'une petite ouverture initiale permettant le passage
d'instruments explorateurs ou préhenseurs. En se contentant de cet' petite voie d'accès, l'auteur a pu à plusieurs reprises, sur le cadavre, retirer aisément des
corps placés dans l'œsophage à plusieurs centimètres
de hauteur. Il est vrai que sur le vivant Richardson fut
obligé de faire une grande incision oblique livrant passage non seulement à la main mais à une partie de
l'avant-bras. L'incision oblique, conseillée dans cette
hypothèse, partirait de la face antérieure de l'estomac
au niveau du pylore et remonterait obliquement en
haut et à gauche en évitant les vaisseaux trop volumineux et en se tenant à égale distance des deux courbures.

En 1887 Bull suivit l'exemple de Richardson et rem-
porta un éclatant succès. La technique qu'il recom-

mande est un peu différente. La laparotomie médiane
mènerait beaucoup plus facilement sur le cardia, ce qui
est d'ailleurs parfaitement en accord avec notre expérience de la chirurgie gastrique. D'autre part il suffirait dans presque tous les cas, de faire à l'estomac une
ouverture laissant passer juste le doigt. Pour éviter
l'issue du contenu gastrique dans la cavité péritonéale,
Bull conseille de passer des fils dans les lèvres de la
plaie de l'estomac et de serrer ces fils autour du doigt.
Le doigt ferait ainsi tampon occlusif et entrerait dans
le cardia en invaginant devant lui la paroi gastrique.

Nous devons avouer que cette manière de procéder,
prudente en apparence, ne l'est guère en réalité. Une
ouverture large de l'estomac, faite sur un épais mate-
las de compresses stérilisées, permettra d'en évacuer le
contenu bien plus sûrement, et d'éponger la cavité de
telle sorte que pas une goutte ne sera exposée à souil-
ler le péritoine.

Dans nos expériences sur le cadavre, ce qui nous a le
plus frappé, c'est la difficulté de conduire dans le cardia des instruments introduits par une petite plaie gastrique. On doit, en effet, considérer le cardia comme
occlus à l'état normal par *la valvule de Monrosow*,
repli semilunaire que forme la rencontre à angle aigu
du bord gauche de l'œsophage et du fond de l'estomac.
Il en résulte qu'en se dirigeant vers le cardia l'instrument se perd forcément dans la grosse tubérosité.
Richardson conseille, pour éviter cette erreur, de faire
tirer sur l'estomac par un aide qui redresse ainsi la
petite courbure le long de laquelle chemine l'instrument.

En même temps la main gauche de l'opérateur se
porte au-devant du cardia et veille à ce que l'instrument ne se laisse pas dévier par la valvule de Monro-

sow. Il est incontestable que cette manière de procéder peut rendre des services, mais à nous en tenir à nos expériences il semble plus sûr d'opérer toujours avec une large ouverture gastrique.

Quelles que soient les modifications de détail que l'avenir doive apporter à l'opération de Richardson, il n'en reste pas moins démontré qu'elle est excellente dans son principe, et qu'une bonne partie de la portion inférieure de l'œsophage n'est accessible que par cette voie.

Opérations transmédiastinales.

L'idée d'intervenir sur l'œsophage à travers le médiastin est due à Ivan Nassilof. Le premier chirurgien qui ait exécuté l'opération conçue pas Nassilof, est Rehn de Francfort.

C'est à tort que l'on considère généralement en France Quénu et Hartmann comme les promoteurs de ce genre d'opérations. Kocher commet une erreur du même genre, relevée d'ailleurs par Stoyanov, en attribuant l'idée première à Ziembicki, de Lemberg.

La technique de Nassilof, parue en 1888, peut se résumer comme suit. Le sujet est couché sur le ventre, le bras relevé du côté où l'on doit agir. Le choix du côté varie suivant la localisation du corps étranger dans l'œsophage. La moitié supérieure de ce conduit à cause de sa position anatomique, est accessible par la résection des troisième, quatrième, cinquième, sixième côtes du côté *gauche*. La partie inférieure de l'œsophage est au contraire accessible par la résection des côtes plus inférieures du côté *droit*.

Le côté étant choisi d'après cette règle, on fera, à quatre travers de doigt de la colonne, une incision longitudinale allant jusqu'aux côtes. Des extrémités de cette incision deux autres, parallèles entre elles, partiront allant vers la colonne vertébrale. Tout le lambeau musculo-cutané ainsi délimité sera disséqué et relevé du côté interne. En même temps on procèdera à la résection sous-périostée des côtes. Chaque côte sera coupée séparément pour conserver le périoste et la plèvre.

Le décollement de la plèvre demande une attention extrême. En opérant à gauche, ce qui sera presque toujours le cas, on écarte le poumon en avant, on découvre de la sorte l'aorte thoracique à droite de laquelle se trouve l'œsophage qu'on peut, soit voir, soit sentir, en se faisant au besoin aider d'une sonde poussée par un aide. Pour enlever un corps étranger, il suffit de saisir la paroi entre deux pinces à dents et de sectionner entre ces deux pinces. La plus grande difficulté serait dans une bonne exécution des sutures.

A l'œuvre de Nassilof succède toute une période confusionniste où l'on discute sans se mettre d'accord sur le meilleur côté à ouvrir.

Quénu et Hartmann, s'appuyant sur une disposition anatomique figurée dans l'atlas de Braune, et qui consiste dans un cul-de-sac pleural droit s'avançant très loin entre l'aorte et l'œsophage, conseillent d'opérer toujours par la gauche.

Potarca attaqua leurs conclusions et montra que l'œsophage était accessible du côté droit.

Ziembiki admit qu'il fallait plutôt dans cette question s'inspirer des dispositions anatomiques individuelles que de données générales.

Bryant conseilla d'attaquer à gauche pour aller au dessus de la crosse de l'aorte, et d'attaquer à droite pour aller au dessous.

Enfin Rehn soutint qu'entre la quatrième et la neuvième dorsale l'œsophage est plus accessible par la droite.

Il y a dans les opinions diverses de ces auteurs des contradictions qu'il nous est impossible de résoudre. On doit cependant, en bonne logique, tenir un grand compte de l'opinion de Rehn. Ce chirurgien fit en effet deux fois l'opération de Nassilof en attaquant du côté droit. Il importe peu que dans ces deux tentatives l'intervention ait été suivie de mort, car la compétence chirurgicale de Rehn est telle qu'il a dû bien certainement se rendre un compte exact des difficultés rencontrées et que ce n'est pas au hasard qu'il conseille d'attaquer par le côté droit entre la quatrième et la neuvième côte. Ajoutons de plus que c'est dans l'immense majorité des cas, entre ces deux limites, que l'on aura l'occasion d'intervenir.

Il est possible que le dernier mot de la voie postérieure d'accès dans le médiastin ne soit pas dit et que l'on puisse par un procédé beaucoup plus simple trouver l'œsophage sans se livrer à des décollements toujours hasardeux dans le médiastin. L'un de nos amis, puis nous-mêmes, avons pensé à *la voie transpleurale*. En réséquant de la troisième à la sixième côte du côté droit, on arrive sans difficulté aucune sur la plèvre médiastinale droite. En la suivant on trouve, faisant saillie dans la cavité pleurale, le bord droit de l'œsophage nettement délimité en arrière et en avant par deux culs-de-sac pleuraux. Ouvrir dans ces conditions le conduit œsophagien est chose aisée. Le corps étranger étant extrait on pourra faire une suture qui aura des chances de prendre, car il sera possible d'enfouir les points musculo-musculeux sous des points séro-séreux réalisés grâce à la présence de la plèvre. Le gros inconvénient qui frappe au premier abord est le pneumothorax que créerait d'emblée l'ouverture de la plèvre. Mais est-il bien sûr que ce pneumothorax soit autant à redouter ? Quand il s'est agi de fixer une technique pour l'exécution de la pneumotomie appliquée à la gangrène du poumon, d'excellents chirurgiens se sont émus de la rareté des adhérences dans certains cas. Cela n'a pas empêché des hommes de la valeur de Ricard, de Bazy, de Delagénière, de préconiser l'ouverture large de la plèvre. Nous avons trop souvent vu nous-mêmes la plèvre ouverte par divers chirurgiens sur des individus de bonne apparence pulmonaire, sans qu'il en soit résulté aucun trouble grave, pour prendre à la lettre tout ce que l'on a raconté sur la physiologie du poumon et de la plèvre. Les faits, en contradiction absolue avec les données classiques, ne manquent pas d'ailleurs. La hernie du poumon dans les plaies pénétrantes de poitrine ne s'explique pas, que nous sachions, par l'action du vide pleural. L'expansion du poumon après l'opération de Delorme, expansion observée par différents auteurs, ne peut évidemment se concilier davantage avec les données classiques. Bien des choses sont inconnues dans ce domaine, et notre tendance personnelle est de ne pas considérer la possibilité d'un pneumothorax opératoire comme une contre-indication formelle.

Pour en finir avec cette discussion, nous sommes convaincus que la prise du poumon avec des pinces à griffes, et sa suture à la plèvre pariétale, doit dans tous les cas obvier aux menaces d'asphyxie. On nous dira peut-être qu'en ouvrant l'œsophage nous infectons la plèvre. Nous répondrons que pour objecter cela, il faut avoir complètement oublié avec quelle facilité les grandes séreuses se défendent contre l'infection, et qu'il ne nous semble pas plus hasardeux de braver un pyothorax partiel qu'un phlegmon du médiastin. D'ailleurs, beaucoup de chirurgiens qui trouveront notre idée impraticable, ne craignent pas chaque jour de faire bien pis dans le péritoine qui n'est pas, que nous sachions, moins sensible à l'infection.

Pour le moment nous ne considérons pas la question comme jugée. Nous nous contentons de proposer une technique, nous réservant de la défendre plus tard dans un travail d'ensemble.

La voie postérieure n'est pas la seule que l'on ait proposée pour l'accès du médiastin. Un médecin du Caire, Milton, a publié en 1897, dans *the Lancet*, un travail où il décrit une opération qui, tout en lui ayant seulement servi pour intervenir sur le médiastin antérieur, pourrait également, à son dire, servir pour le médiastin postérieur. Sa technique est la suivante. Incision étendue de la fourchette sternale à l'appendice xyphoïde. Section longitudinale du périoste, dénudation de l'os sur la ligne médiane. Cela fait, deux méthode peuvent être employées :

1° Séparer avec le couteau ou le costotome l'appendice xyphoïde du sternum, de façon à ne pas ouvrir la cavité péritonéale. Puis fendre de bas en haut le sternum à la scie ou aux cisailles, de manière à le diviser en deux moitiés.

2° Commencer par en haut et scier progressivement le sternum sur la ligne médiane en s'arrêtant en bas à la base même de l'appendice xyphoïde.

Dans les deux cas ce sont les doigts glissés derrière le sternum qui protégeraient les organes profonds contre les cisailles ou contre la scie.

Le sternum étant partagé en deux valves, en détruisant complètement toutes ses connexions avec l'appendice xyphoïde et le tissu cellulaire sous-jacent, on obtiendrait un écart de 5 à 6 centimètres. Nous avons répété l'opération sur le cadavre et il faut bien avouer que ce mode d'intervention est aussi peu satisfaisant que possible. Tout d'abord on ne peut même, au prix des plus grands efforts, obtenir un écartement qui dépasse 4 centimètres. Cela fait, l'opérateur se trouve sur la margelle d'un puits surélevée par le fait de l'écartement même, et s'il était possible d'atteindre l'œsophage *en passant entre la crosse de l'aorte et la veine cave supérieure*, nous ne voyons pas comment on pourrait l'ouvrir et surtout le suturer.

L'unique opération que fit Morton n'avait d'ailleurs rien à voir avec la chirurgie du médiastin postérieur. Il s'agissait, pour employer ses propres expressions, qui sont un peu vagues : « De tuberculose infiltrante du sternum et des ganglions intra-médiastinaux ».

A tout prendre, nous préférerions la technique que Ricard appliqua récemment à la recherche d'un corps étranger de la bronche droite. Elle consistait à sectionner les cartilages costaux du côté droit au ras du sternum, à libérer le bord supérieur de la fourchette sternale, à détruire la surface sternale de l'articulation sternoclaviculaire à l'aide d'une pince gouge à mors peu épais, de manière à ne pas faire d'échappée dans la profondeur pendant une désarticulation au bistouri, enfin à détruire par prises successives à la pince gouge la portion sternale utile pour se créer un jour suffisant. L'opération ainsi faite est aisée et sa technique en est dès maintenant définitivement réglée, mais il ne nous semble pas qu'elle puisse jamais s'appliquer d'une manière bien utile à la chirurgie de l'œsophage.

RÉTRÉCISSEMENTS CICATRICIELS DE L'ŒSOPHAGE

Il a été jadis classique de les confondre tant dans les traités de chirurgie que dans les questions de concours dans une étude commune avec les néoplasmes de l'œsophage. Il est indéniable que dans une certaine mesure, au point de vue des symptômes, cette assimilation est justifiée, mais au point de vue du pronostic et au point de vue du traitement les différences sont telles qu'il est logique d'imiter les auteurs modernes en traitant à part ces deux sujets qui n'auraient jamais dû être confondus.

Nous n'avons rien de bien nouveau à ajouter aux données classiques sur l'étiologie des rétrécissements de l'œsophage. Ils sont, dans la règle, consécutifs soit à une brûlure par un aliment ou un liquide trop chaud, soit à l'ingestion d'un caustique. Ce n'est que très exceptionnellement que l'on peut avoir affaire à la cicatrisation de lésions produites par un corps étranger. Quant à la syphilis invoquée par tous les anciens auteurs, il faut, une fois pour toutes, en faire table rase. Rien ne démontre d'une façon directe qu'en aucune circonstance le virus syphilitique puisse produire un rétrécissement du conduit œsophagien. Les quelques observations publiées manquent de toute espèce de valeur scientifique. On ne peut y voir que la tendance naturelle à tous les anciens médecins, celle qui consistait à décrire comme syphilitiques toutes les lésions dont la vraie nature leur échappait.

La symptomatologie des rétrécissements cicatriciels

de l'œsophage est des plus simples. Après une période aiguë qui correspond à l'action immédiate de l'agent causal, peu à peu les signes douloureux s'amendent. Le malade croit être définitivement débarrassé de son angoisse, mais au bout de peu de temps il s'aperçoit d'une certaine difficulté dans l'ingestion des aliments. Même en prenant la précaution de boire une gorgée de liquide après chaque bouchée de substance solide, les aliments passent d'une façon imparfaite. Quand malgré une certaine gêne le sujet persiste, un sentiment de pesanteur rétrosternale apparaît et va en augmentant. Malgré la plus grande constance les efforts d'alimentation entretenus par la faim s'arrêtent alors. Puis au bout d'un temps variable le malade se débarrasse par régurgitation de la masse d'aliments accumulés dans la dilatation du conduit œsophagien sus jacente au rétrécissement.

Au bout d'un temps très court les signes d'une dénutrition profonde apparaissent, bien qu'en général, pendant une certaine période, les sujets atteints aient cru pouvoir lutter par l'emploi exclusif d'aliments liquides.

Comme *moyen de diagnostic*, il n'y en a qu'un seul, mais il est toujours efficace, c'est l'emploi de la sonde œsophagienne à boule olivaire. Elle a pu, dit-on, dans certains cas, maniée d'une façon imprudente, produire des accidents mortels. Hâtons-nous de dire que ce sont là de véritables raretés pathologiques ; en général, les rétrécissements cicatriciels ont une consistance qui met l'explorateur à l'abri de semblables inconvénients.

TRAITEMENT. — Bien que Maisonneuve, Trélat, Dolbeau, Tillaux, Le Dentu, Schiltz aient défendu tour à tour l'œsophagotomie interne, les accidents qui ont suivi l'emploi de cette méthode sont trop nombreux pour qu'il soit permis de la recommander aujourd'hui.

L'électrolyse est une méthode aussi illogique pour l'œsophage que pour l'urèthre, car elle laisse forcément derrière elle, par le seul fait de l'escharre qu'elle crée, une zone de tissu inodulaire dont la rétraction est aussi fatale que celle du rétrécissement primitif.

L'œsophagotomie externe, pratiquée au-dessus du rétrécissement de manière à pouvoir passer plus aisément des bougies, a pu donner quelques succès, mais cela ne s'applique évidemment qu'à des cas particuliers, et l'on court de plus tous les hasards de la dilatation.

La création d'une bouche œsophagienne ou *œsophagostomie* sera d'une possibilité bien rare, et l'on cite tout au plus le cas de Tarenget qui réussit à faire vivre une malade pendant seize mois à l'aide de ce procédé ; encore faut-il avouer que c'est là un bien piètre résultat.

Dans l'état actuel de la chirurgie on ne peut conseiller que deux méthodes : la dilatation et la gastrostomie. Encore ne doit-on employer le second de ces procédés que quand l'échec du premier est complètement démontré.

Il est possible que par la voie gastrique on puisse dilater certains rétrécissements situés très près du cardia ; il est possible également que le procédé de Abbe, qui consiste à sectionner la sténose à l'aide d'un fil poussé par la bouche sur une bougie filiforme et repris par l'estomac, puisse rendre des services ; mais le nombre des cas publiés ne permet pas de se faire une opinion ferme sur la valeur de ces procédés.

Nous pensons qu'étant donné le siège habituellement intramédiastinal des rétrécissements de l'œsophage, le dernier mot sur la possibilité d'une cure radicale n'est pas dit. Les opérations intramédiastinales dont nous parlons à l'article « *corps étrangers de l'œsophage* », sont peut-être susceptibles de servir plus tard d'une manière courante à la cure chirurgicale des rétrécissements cicatriciels.

Rehn, de Francfort, l'a non seulement pensé, mais l'a tenté une fois. Nous ne sommes pas éloignés de penser comme lui.

Nous ajouterons seulement à ce qui a été dit par nos prédécesseurs, que si les opérations intramédiastinales arrivent un jour à donner une voie d'accès facile sur l'œsophage, il ne faudra pas se contenter d'une simple dilatation. Il faudra encore moins, à notre sens, tenter les hasards d'une résection. La seule méthode qui nous paraisse logique est ce que nous appellerons l'*œsophagoplastie*, consistant essentiellement dans une section du conduit parallèle à son grand axe et dans une suture transversale de l'incision ainsi faite.

CANCER DE L'ŒSOPHAGE

Les signes positifs du cancer de l'œsophage sont en général des plus nets. Ils ressortissent à trois grandes causes : La diminution de calibre du conduit, l'intoxication par les produits de la tumeur, la compression ou l'envahissement des organes voisins.

La diminution de calibre de l'œsophage ne crée d'abord qu'une simple gêne. Le malade sent que les aliments ne sont pas entraînés par les mouvements propres du conduit avec la rapidité habituelle. Peu à peu il devient nécessaire d'humecter chaque bouchée avec une gorgée de liquide. Si malgré ces avertissements le sujet persiste à user d'aliments solides, ceux-ci s'accumulent dans une dilatation sus-jacente au rétrécissement, puis sont rejetés au bout d'un temps variable par des efforts de régurgitation. Enfin il vient un temps où les liquides eux-mêmes ne peuvent plus franchir le point rétréci, et où toute alimentation est impossible.

L'intoxication générale par les produits élaborés par la tumeur est en disproportion avec le degré de coarctation du conduit. Tel malade qui ingère journellement plusieurs litres de lait, des œufs, des purées de légumes, présente cependant un amaigrissement des plus rapides. En même temps des noyaux métastatiques peuvent apparaître soit dans le voisinage immédiat de la tumeur, soit à distance, et la constatation de ganglions sus ou rétro-claviculaires, par exemple, constitue souvent une précieuse signature de la vraie nature de l'affection.

L'envahissement des organes voisins crée des complications redoutables sur lesquelles nous reviendrons tout à l'heure. Quant aux phénomènes de compression ils reproduisent, pour peu que la tumeur soit volumineuse, tous les signes des tumeurs de la partie postérieure du médiastin, ou du moins quelques-uns de ces signes (*compression du récurrent, compression de la trachée*) dans les cas où la tumeur siège sur la portion cervicale de l'œsophage.

L'évolution fatale est rapide ; en six, huit, dix mois au plus la mort survient.

La durée de l'affection peut d'ailleurs être considérablement raccourcie par des complications dont la fréquence est extrême.

Par suite de l'envahissement des parois vasculaires voisines, le cathétérisme le plus prudent peut provoquer une hémorrhagie foudroyante. L'aorte est presque toujours le vaisseau intéressé. Plus rarement on a affaire à la carotide gauche, la sous-clavière droite, la branche droite de l'artère pulmonaire.

La lymphangite dont le point de départ se trouve au niveau de l'ulcération du néoplasme, donne assez souvent soit un abcès péri-œsophagien, soit une suppuration diffuse du médiastin.

Le larynx peut être envahi, et cette nouvelle lésion peut nécessiter la trachéotomie. La lésion des récurrents crée tantôt des troubles de la phonation, tantôt des troubles asphyxiques.

La compression rapidement menaçante de la trachée ou des bronches, leur envahissement s'accompagnant de perforation sont des complications fréquentes. Mackensie a notamment montré que dans 27 o/o de tous les cas l'arbre trachéobronchique a été ouvert.

Le poumon présente souvent des foyers de gangrène

pulmonaire, dont l'évolution chez des malades aussi affaiblis est toujours rapidement fatale. L'ouverture dans la plèvre ou la pleurésie de voisinage sont loin d'être rares. Enfin, exceptionnellement on peut noter des lésions du cœur et du péricarde.

DIAGNOSTIC DIFFÉRENTIEL. — Théoriquement il faudrait le faire avec toutes les tumeurs du médiastin susceptibles de comprimer l'œsophage. Pratiquement les choses sont beaucoup plus simples. Un malade qui présente de la dysphagie, chez lequel le cathéter rencontre un obstacle œsophagien, et dont l'état général s'altère d'une manière disproportionnée avec le degré de la coarctation, est presque certainement un cancéreux de l'œsophage. Le seul point qui mérite attention est le diagnostic avec l'anévrysme de l'aorte. Mais un examen tant soit peu attentif de l'appareil circulatoire permettra toujours d'éliminer cette cause d'erreur.

TRAITEMENT. — Il est incontestable qu'au point de vue chirurgical le cancer de l'œsophage donne peu de satisfactions durables. La multiplicité des méthodes palliatives est, là comme ailleurs, un sûr garant de leur inefficacité.

La première méthode qui ait eu de nombreux partisans est la sonde à demeure. Elle est très employée en France concurremment avec la gastrostomie. Reclus, Kirmisson, Bouveret, Garel en sont actuellement les défenseurs. Il est certain que le maintien d'une sonde œsophagienne ressortant par les narines est un procédé qui ajourne dans une certaine mesure les accidents liés à la coarctation néoplasique de l'œsophage. Mais il est non moins certain que l'on achète ce léger avantage au prix d'inconvénients sérieux. La sonde, par sa seule présence, entretient un état très pénible d'irritation de toutes les parties qu'elle traverse. Au bout d'un temps en général très court, elle produit par sa seule présence de véritables ulcérations dont le moins que l'on puisse dire est qu'elles rendent la vie à peu près intolérable aux malades porteurs de la sonde.

Il faut d'ailleurs bien savoir que dans la pratique on ne peut passer que des sondes très petites, qui s'obstruent à chaque instant. De plus, les matières ingérées se glissent, quelque précaution que l'on prenne, entre le tube et la paroi musculo-membraneuse. Enfin on ne peut considérer que comme un malheureux infirme, dont toutes les relations sociales sont interrompues, l'homme qui porte une sonde nasale.

De très bonne heure on a cherché à se débarrasser de ces divers inconvénients. C'est de ces tendances qu'est né le procédé d'œsophago-tubage connu surtout sous le nom de procédé de Symonds.

En réalité l'initiateur, dans cette voie, fut Leroy d'Étiolles. Pendant de longues années l'échec de ce savant médecin découragea toutes les tentatives. Mais beaucoup plus tard Mackensie y recourut de nouveau. Sa technique fut vulgarisée par Charters Symonds dans *the British medical Journal*, en 1887. D'une manière générale ce procédé consiste à introduire dans le rétrécissement une canule courte ouverte à ses deux extrémités et que l'on conduit sur un mandrin jusqu'au siège du rétrécissement. L'extraction de la canule reste possible grâce à deux fils de soie qui ressortent par la bouche. En général il est facile de faire remonter le tube, mais il est arrivé assez souvent que cette manœuvre a été rendue impossible par la rupture des fils. Il faut convenir que dans la plupart des cas cet accident n'a pas été suivi d'inconvénients sérieux. Toutefois il y a dans des faits de ce genre matière à réflexion, et l'on comprendra qu'il ne paraisse pas indifférent à la plupart des chirurgiens d'abandonner dans l'œsophage un tube court sur lequel on n'aura plus qu'une prise bien précaire au cas de rupture des fils.

Quoi qu'il en soit il n'y a aucun doute que le procédé de Symonds doive être préféré à la sonde à demeure. Le malade, muni d'un tube court se nourrit lui-même. Il goûte ses aliments et avale sa salive, enfin il ne souffre pas le supplice intolérable de la sonde à demeure qui ne sert que trois fois par jour mais qui, d'une manière continue, gêne son porteur, conduit au dehors le mucus nasal, et ulcère les parties avec lesquelles elle est en contact.

Il semble plus logique de tourner toutes ces difficultés en introduisant les aliments dans le tube digestif au-dessous du rétrécissement. Pour cela on peut, suivant les cas, ouvrir l'œsophage ou l'estomac. On comprend aisément que les cas où l'on peut nourrir le sujet par l'œsophage sont extrêmement limités. Il faut en effet avoir affaire à une localisation cervicale assez élevée pour que l'opération soit possible. Dans certains cas l'œsophagostomie a été faite au-dessus du rétrécissement, de manière à en permettre plus aisément la dilatation. C'est là une technique que nous ne saurions conseiller. Elle unit en effet les inconvénients indéniables de l'œsophagostomie aux dangers de la dilatation. Or, ces derniers dangers sont considérables. Autant nous sommes partisans d'une dilatation prudente pour un rétrécissement cicatriciel, autant nous redoutons l'action de pareilles violences sur le cancer. Les ruptures, les hémorrhagies, les suppurations médiastinales en sont la suite la plus fréquente.

La gastrostomie a l'avantage d'être applicable à tous les cas. Elle est d'une exécution relativement aisée, en tous cas certainement beaucoup plus aisée que l'œsophagostomie, dans les cas où celle-ci est possible. Malheureusement les suites ordinaires n'en sont pas bien brillantes. Sans parler de la mortalité immédiate qui dans les meilleurs statistiques, celle de Mickulicz par exemple, ne descend pas au-dessous de 17,5 o/o, on doit reconnaître que la survie moyenne est bien faible.

Cela tient à deux causes : la première, est l'état d'extrême faiblesse dans lequel sont les sujets que l'on opère le plus généralement. La seconde, est la fréquence des ulcérations que le suc gastrique entretient autour de la nouvelle bouche stomacale.

On a dit bien des choses sur la meilleure manière d'empêcher ces ulcérations. On trouve dans la science une douzaine de procédés tous meilleurs les uns que les autres pour obvier au reflux du suc gastrique. La vérité est que, quel que soit le procédé, le suc gastrique reflue toujours, bien qu'à la vérité à des degrés divers. Or, puisqu'il reflue, l'ulcération est toujours possible et si dans certains cas (la moitié peut-être) elle ne se produit pas, c'est à cause des qualités particulières du suc gastrique. Sur ce point notre opinion, basée sur une sérieuse pratique, est très ferme. Il n'y a pas de procédé qui mette à l'abri de l'ulcération de la nouvelle bouche stomacale, mais il y a des procédés qui y exposent moins.

Parmi ces procédés, celui que nous recommandons, à cause de sa facilité et des excellents résultats qu'il nous a, dans plusieurs circonstances donnés, est celui de Fontan, de Toulon.

Fontan fait une incision de huit centimètres parallèlement aux fausses côtes gauches, à deux centimètres de celles-ci. Par cette ouverture un point de l'estomac, aussi éloigné que possible du pylore, est attiré avec une pince à griffes. On fait ainsi sortir hors du ventre un véritable cône formé par le viscère.

Pendant qu'un aide maintient la pince, l'opérateur fixe par une collerette de points au catgut la séreuse viscérale au péritoine pariétal. Cela fait, sans que la pince de traction soit défaite, on refoule en dedans le cône d'estomac jusqu'alors saillant en dehors, et l'on a ainsi une dépression en doigt de gant dont la pince occupe l'axe.

Il ne reste plus qu'à transformer cette cavité en un pli creux, par quelques points de suture séro-séreux. La partie moyenne du pli est réservée, par elle on introduit un bistouri fin dont la pointe perfore la paroi gastrique. Une sonde de Nélaton introduite à frottement complète l'opération que l'on termine par quelques points de suture qui enfouissent tous les tissus cruentés entourant la sonde.

Le procédé de Fontan donne une occlusion aussi parfaite que celui de Witzel, celui de Marwedel, ou celui de Hartmann. Il a sur eux l'avantage d'être d'une exécution très simple et très rapide.

On a tenté depuis quelques années la cure radicale du cancer de l'œsophage. Nous avouons que nous n'avons guère d'illusions sur l'avenir de cette opération.

Les neuf cas actuellement publiés sont peu encourageants. Huit d'entre eux ont été faits par la voie cervicale, le neuvième fut tenté par la voie transmédiastinale postérieure par Rehn, de Francfort.

En voici le tableau :

Czerny. Suivie de 13 mois.

Von Langenbeck. Mort.

Von Bergmann. Mort.

Novaro. Récidive après 7 semaines.

Billroth. Mort après 7 semaines par suite d'un mauvais cathérisme.

Mickuliez. Survie de 11 mois.

Von Hacker. Mort.

Czerny. Malade sortie de la clinique après 53 jours. Mais il fallut chaque jour dilater le rétrécissement qui s'était formé au niveau de la réunion des deux bouts.

Rehn. Mort.

Notre étonnement est qu'avec de pareilles difficultés opératoires on ait autre chose à enregistrer que des décès.

Quant aux suites à longue distance elles ne sauraient être que déplorables, nous n'en voulons comme preuve que ce fait qu'il est impossible de tenter un autre mode de réunion que la suture circulaire. Or, chacun comprend que ce procédé, déplorable pour l'intestin grêle, doit l'être infiniment plus pour un conduit aussi petit et aussi peu souple que l'œsophage.

LÉSIONS INFLAMMATOIRES
DE L'ŒSOPHAGE

Si l'on excepte les brûlures de l'œsophage par des liquides caustiques, il est bien certain que les lésions inflammatoires de ce conduit représentent peu de chose au point de vue pathologique.

Des brûlures œsophagiennes, il n'y a que des banalités à dire. Il est évident qu'une douleur, parfois très intense, succède à la lésion. Mais cette douleur est essentiellement variable comme intensité et comme siège. Ce signe, et une dysphagie absolue, peuvent être les seuls symptômes observés. D'autres fois, l'estomac, sérieusement lésé, réagit de son côté. Enfin il peut arriver que d'emblée les signes œsophagiens soient très rapidement graves, par exemple lorsqu'il y a eu perforation immédiate du conduit et suppurations médiastinales consécutives. Dans les cas où le malade échappe aux accidents immédiats, il est exposé ultérieurement à tous les inconvénients d'une sténose cicatricielle.

On trouve au cours de certaines infections telles que le choléra, la variole, la pyohémie, etc..., des lésions ulcéreuses de l'œsophage, auxquelles, plus justement qu'aux brûlures, peut s'appliquer l'épithète « inflammatoire ». Mais ce sont là des accidents exceptionnels.

Rokitansky a signalé depuis longtemps l'existence d'une ulcération œsophagienne analogue de tout point à celle que l'on rencontre dans l'estomac et le duodénum. L'évolution de cet ulcère serait en général bénigne. La perforation et l'hémorrhagie seraient très rares. On a incriminé au point de vue étiologique l'alcoolisme, le tabac, les vomissements fréquents. Mais il n'est aucunement prouvé que ces divers facteurs jouent réellement le rôle de causes.

On peut ranger parmi les lésions inflammatoires de l'œsophage les suppurations qui se forment aux environs immédiats de ce conduit. Les perforations et les lésions ulcérées en sont la cause la plus ordinaire.

Dès que l'abcès est en voie de formation, le malade sent une douleur vive le long de son œsophage. La dysphagie est absolue. Des signes de compression des récurrents ou des gros vaisseaux du médiastin apparaissent. Enfin, un œdème marqué peut se constituer surtout aux dépens de la région cervicale.

Il est difficile de donner des règles précises pour l'ouverture de pareilles collections. Au cou, la chose est assez simple, mais dans le thorax il faudrait recourir à l'une des voies d'accès dont nous avons parlé à propos des corps étrangers de l'œsophage.

TUMEURS BÉNIGNES
DE L'ŒSOPHAGE

Ce sont là des faits pathologiques de la plus extrême rareté. Preque dans tous les cas publiés il s'agissait de tumeurs dont le point d'implantation étai pharyngien et qui ne contractaient que secondairement des connexions avec l'œsophage.

L'exemple cité par tous les auteurs classiques de ces dernières années est typique à ce point de vue. Il s'agit d'une malade de Koch qui présentait une tumeur volumineuse sortant par l'orifice buccal. Cette tumeur présentait dans son ensemble une longueur de onze centimètres. Un simple coup de ciseaux suffit pour la détacher du pharynx où était son point d'implantation. Et cependant ce cas est présenté partout comme une tumeur bénigne de l'œsophage, uniquement parce qu'une certaine partie de ce néoplasme très volumineux descendait jusqu'à une certaine distance dans le conduit œsophagien.

Plusieurs auteurs, et des plus autorisés, pensent que les tumeurs bénignes de cette espèce sont le résultat d'inclusions embryonnaires. Ils s'appuient sur ce fait qu'on y aurait trouvé des éléments musculaires qui ne peuvent être rattachés qu'à des formations branchiales avortées. Personnellement, nous ne pensons pas que cette opinion repose sur des bases indiscutables. Nous ne connaissons pas en effet d'exemple où des formations embryonnaires s'évaginent ainsi hors des tissus qui les contiennent. C'est en refoulant les tissus qui les entourent que ces tumeurs en général se développent. On voit d'ailleurs mal pour quelle raison dans un tissu cellulaire aussi mobilisable que celui du cou des tumeurs ne pourraient pas se développer aisément en refoulant excentriquement tout ce qui les gêne. On voit encore moins pour quelle raison en un point du pharynx une zone de moindre résistance se produirait à la faveur de laquelle l'évolution extrinsèque de la tumeur pourrait s'effectuer.

Certaines choses nous heurtent d'ailleurs dans les examens histologiques publiés. On ne voit pas par exemple pourquoi des tumeurs nées nécessairement sous l'épithélium pharyngien, pourraient une fois évaginées se révéler comme dépourvues de cet épithélium. Or c'est cependant ce que Minsky affirme en parlant de l'observation de Koch.

Est-il besoin d'ailleurs de rappeler que tous les résidus branchiaux que nous connaissons évoluent vers les téguments de la région cervicale et *jamais* vers les cavités muqueuses ? Le seul retentissement de ces lésions que l'on observe au niveau des muqueuses est la fistule branchiale qui n'a rien à voir avec un polype de 17 centimètres saillant hors de la cavité buccale.

Le plus prudent est, quand on parle de ces tumeurs très rares d'attendre des examens histologiques faits par des hommes d'un compétence indiscutale. Il est aussi erroné, en parlant d'elles, de prendre une position histologique ferme, que de conseiller ainsi que le fait Gangolphe tel ou tel procédé opératoire.

C'est avec le plus profond étonnement que nous voyons le chirurgien lyonnais dire que dans ce cas « l'œsophagotomie externe peut permettre d'intervenir utilement ». Où a-t-il vu, en effet, que l'œsophagotomie ait dans cette hypothèse rendu des services ? Et s'il ne l'a pas vu, de quel droit nous conseille-t-il une opération qui n'est bien évidemment qu'une vue de l'esprit ? Il y a là un état d'esprit souvent rencontré dans les grands Traités, mais avec lequel il faudrait rompre. Quand une opération n'a pas été pratiquée, on peut en parler sans doute, mais il faut prendre le plus grand soin de prévenir le lecteur que ce n'est qu'une vue de l'esprit. Toute autre façon de procéder est hasardeuse et engage gravement la responsabilité de l'auteur. On ne voit pas par exemple de quel droit Gangolphe peut recommander l'œsophagotomie externe pour des tumeurs dont il est démontré que la majorité, sinon la totalité, ont un point d'implantation pharyngien.

ŒSOPHAGISME

L'œsophagisme est par définition un spasme intermittent de l'œsophage sans qu'il y ait en aucune façon de lésion organique au point où le spasme se produit. On élimine ainsi les contractures en général permanentes que l'on rencontre au niveau de lésions telles que les brûlures de l'œsophage ou les ulcérations cancéreuses.

C'est uniquement chez des nerveux, et presque exclusivement chez des femmes, que le phénomène apparaît. Dans les antécédents on a trouvé parfois un accident œsophagien ayant laissé une profonde impression psychique sans aucune lésion persistante.

C'est ainsi que les corps étrangers ont, dans certains cas, laissé longtemps après leur disparition un spasme accentué. Dans d'autres circonstances c'est la crainte d'un cancer de l'œsophage qui a produit tout le mal.

Le cathétérisme de l'œsophage fait avec une olive d'un calibre respectable est le seul moyen précis de diagnostic. Il est bon d'administrer dans les heures qui précèdent une potion bromurée. En général en ne se pressant pas, et surtout en agissant avec douceur, on passe.

Le meilleur mode de traitement n'est pas, comme le conseillent plusieurs auteurs, de faire des séances de dilatation, mais de modifier dans la mesure du possible la psychologie du sujet.

Pour cela, il n'y a évidemment rien de mieux que les exercices musculaires, l'électricité sous ses diverses formes, la suggestion et s'il est possible les voyages.

SYPHILIS ŒSOPHAGIENNE

Il n'est pas bien certain que cette variété de lésion existe. Avec la meilleure volonté du monde nous n'avons pu trouver une seule observation probante. On peut, à la rigueur, faire une exception pour un cas rapporté par Wirchow, mais même dans ce cas, à bien envisager les choses, il n'est pas absolument sûr que les lésions trouvées sur l'œsophage fussent syphilitiques. Dans tous les cas connus, on est en présence de la même difficulté. Presque toujours il est hors de doute que le malade soit un syphilitique, mais de là à conclure que les lésions trouvées dans le conduit œsophagien soient indubitablement spécifiques, il y a un abîme. A notre connaissance cet abîme n'a jamais été franchi.

On cite, il est vrai, partout les cas de Valette, de Luton, de Lablinski, qui guérirent par le seul traitement interne. Mais pour les considérer comme à l'abri de toute critique, il faudrait avoir complètement oublié les cas indiscutables d'œsophagisme publiés dans ces dernières années. Chez des nerveux on peut voir disparaître le spasme de l'œsophage à la suite des traitements les plus invraisemblables. Or, qui nous dit qu'un de ces traitements invraisemblables n'a pas été à plusieurs reprises le traitement spécifique ?

ESTOMAC

ESTOMAC

EXAMEN DE L'ESTOMAC

L'examen de l'estomac comprend deux parties :

L'exploration physique.

L'exploration chimique.

EXPLORATION PHYSIQUE. — A plusieurs reprises, dans le cours de cet ouvrage, nous reviendrons sur les signes que révèle l'exploration physique. Bien que nous ayons les répétitions en horreur, il y a cependant des points d'une importance telle qu'il est nécessaire, pour la commodité du lecteur, d'en indiquer les grandes lignes à plusieurs reprises.

L'inspection doit être pratiquée sur le sujet couché à plat. La tête peut, sans inconvénient, être légèrement relevée ; les cuisses seront un peu fléchies sur le bassin et les genoux modérément écartés. Dans cette position, le malade devra respirer largement, mais sans effort.

Si l'estomac est ballonné ou dilaté, on verra une voussure épigastrique. Souvent, l'intestin étant en même temps distendu par des gaz, l'abdomen tout entier paraîtra distendu. S'il y a des contractions péristaltiques de l'estomac, elles peuvent, chez des sujets dont la paroi abdominale est amaigrie, apparaître nettement à la vue. Il est à noter que le péristaltisme de l'estomac se propage de gauche à droite, tandis que celui du côlon transverse se propage de droite à gauche.

L'inspection « *à jour frisant* » de la région épigastrique peut, dans les tumeurs volumineuses de l'estomac s'accompagnant d'un affaissement marqué des parois, révéler une saillie anormale.

Eichhorst dit avoir diagnostiqué une biloculation gastrique par la seule inspection. Bien que, venant de ce grand clinicien, le fait soit incontestablement vrai, nous ne conseillons pas de compter sur la vue pour accomplir de pareils tours de force.

La *palpation* doit être faite avec de grandes précautions, ce qui n'empêche pas de la rendre profonde. Pour enfoncer la main et acquérir des notions sur les plans les plus postérieurs, il faut profiter des mouvements d'inspiration, puis, pendant l'expiration, maintenir le terrain conquis.

La palpation renseigne sur la sensibilité ou l'indolence de l'estomac, sur la localisation de la douleur quand elle existe. Elle permet surtout de reconnaître les tumeurs de l'estomac ou des organes voisins. Elle peut être rendue impossible par la contraction des grands droits de l'abdomen. Mais cette contraction, à condition d'être localisée et d'être constante, est elle-même un signe précieux, car elle témoigne d'une lésion sous-jacente.

Quand on aura senti une tumeur, il faudra apprécier son volume, sa consistance, sa forme, sa régularité, et surtout sa mobilité.

Le *clapotage* est un signe qui résulte de la collision des liquides et des gaz dans l'estomac. On l'obtient soit par la percussion, soit par la succussion. La succussion ne permet pas de constater l'existence du clapotage. La percussion, faite avec la pulpe de trois doigts, permet de trouver les limites de la zone clapotante. Il est bon de noter ici que le côlon transverse peut, dans certains cas, donner un bruit de clapotage très net.

La *percussion* ne donne pas toujours des résultats faciles à interpréter. Supposons, par exemple, que nous ayons affaire à un estomac très dilaté avec stase, un de ces estomacs que l'on rencontre dans l'hypersécrétion continue, la percussion donnera de la sonorité dans la partie supérieure occupée par les gaz (percussion faite le sujet debout ou demi-couché) et de la submatité dans la partie inférieure qui sera souvent de beaucoup la plus étendue. Une exploration superficielle permettrait alors de conclure à un petit estomac. Un autre cas peut se présenter. Un estomac moyennement dilaté peut coexister avec une dilatation notable du côlon transverse. Dans cette hypothèse, on trouve souvent anatomiquement que la partie droite du côlon transverse est en avant de la grande courbure, tandis que la partie gauche est en arrière. Le chevauchement des deux organes empêche alors de trouver entre eux une délimitation nette à l'aide de la percussion.

La conviction des difficultés inhérentes à ce genre d'exploration a conduit, depuis plusieurs années, de nombreux médecins et chirurgiens spécialistes des affections gastriques, à ne jamais pratiquer la percussion de l'estomac sans insufflation préalable. L'insufflation, ou plutôt la dilatation par des gaz, se fera, soit à la poire de Richardson, soit à l'aide de la potion de Rivière.

Cette manière de procéder, en général suffisamment précise, est elle-même suspecte dans quelques cas. C'est ainsi que certains dyspeptiques, par insuffisance gastrique, ont une telle atonie des tuniques musculaires de leur estomac, que la simple insufflation peut en doubler ou en tripler le volume.

Normalement les limites de l'estomac sont assez variables suivant l'heure de la journée, la position du sujet, l'abondance momentanée de ses repas, les excès de liquides qu'il a pu faire, etc... On peut cependant fixer comme limite supérieure de la grosse tubérosité, le milieu du quatrième espace intercostal gauche, un peu en dedans de la ligne mamellaire (Jonnesco). Mais cette limite est purement anatomique. La percussion ne permet pas de déceler aussi haut la sonorité gastrique.

Pacanowsky admet que la limite supérieure de l'estomac se trouve sur une ligne qui, partant du bord gauche du sternum, passe au-dessous du bord inférieur de la cinquième côte, à l'union de la côte et de son cartilage costal. Le long de la ligne mamellaire le bord supérieur se trouve entre le cinquième espace intercostal et la septième côte. Au niveau de la ligne axillaire on le trouve entre la septième et la huitième côte. On nomme *espace de Traube* la surface comprise entre la ligne qui réunit ces différents points et le rebord costal gauche.

Certains cliniciens n'attachent aucune importance à la détermination de la limite supérieure de l'estomac. Ils pensent, à tort d'ailleurs, que l'estomac se développe et s'étend presque uniquement en bas. Pour notre part nous avons maintes fois constaté que l'estomac se dilate également en refoulant le diaphragme. Ce phénomène se produit toutes les fois que l'abdomen est distendu pour une raison quelconque. C'est alors que l'on voit se produire des troubles respiratoires et surtout cardiaques, que l'on considère trop généralement comme d'origine réflexe.

Quant à la limite inférieure de l'estomac, elle se trouve (Jonnesco) à trois travers de doigt au-dessus de l'ombilic, au point de rencontre de la verticale ombilico-xyphoïdienne avec une ligne horizontale unissant les bords inférieurs convexes des cartilages des dixièmes côtes. Cette seconde ligne est facile à tracer : en se guidant sur l'extrémité antérieure de la onzième côte, mobile et dépressible, on trouve immédiatement au-dessus d'elle, à un travers de doigt environ, le bord inférieur du cartilage de la dixième côte.

La position du pylore est elle-même très intéressante, surtout au cas de tumeur. Normalement l'orifice pylorique est recouvert par le foie, il se trouve sur une ligne verticale passant par le bord droit du sternum. Son bord inférieur serait à 7 cent. de l'ombilic, son bord supérieur à 11 cent. Comme l'ont montré les travaux de Braune, la position du pylore est très variable, même sur un sujet sain. Lorsque l'estomac est vide le pylore se trouverait presque sur la ligne médiane à la hauteur de la première vertèbre lombaire ou de la douzième dorsale. Lorsque l'estomac est rempli, le même orifice se déplacerait jusqu'à sept centimètres à droite de la ligne médiane.

Lorsqu'il y a une tumeur de la région pylorique ces déplacements sont portés à l'extrême, et l'on a trouvé, jusque dans les fosses iliaques, des tumeurs développées aux dépens du pylore.

Nous ne parlerons que pour mémoire des autres procédés d'exploration physique de l'estomac : Auscultation des orifices, phonendoscopie, radioscopie, gastroscopie, gastrodiaphanie, enregistrement sphygmographique, etc... Ces divers procédés ne s'adaptent pas aux conditions exclusivement pratiques dans lesquelles nous nous sommes mis.

Quoi qu'il en soit, et pour résumer les notions que

l'on peut tirer des différents procédés d'exploration de l'estomac exposés plus haut :

Chez l'homme, l'estomac a une largeur transversale de 18 à 21 centimètres, une hauteur de 11 à 14 centimètres; chez la femme les mêmes dimensions sont respectivement de 18 à 20 cent. La capacité moyenne du viscère ne doit pas dépasser 1.300 centimètres cubes (Robin). Luschka admet une capacité de 1.500 cc.; Ewald et Chabrié donnent le chiffre de 1.200 cc.

EXPLORATION CHIMIQUE. — Quand on cherche dans les ouvrages classiques des règles précises pour l'analyse chimique du contenu de l'estomac, on tombe sur une quantité prodigieuse de méthodes contradictoires dont la plupart nécessitent tout un outillage spécial et des connaissances chimiques approfondies. Nous pensons qu'il faut au contraire des règles très simples et un très petit matériel pour que l'examen du contenu de l'estomac passe du domaine de la théorie pure dans celui de la pratique.

Parmi les rares auteurs qui se sont efforcés de mettre les connaissances actuelles sur la chimie gastrique à la portée de tous les médecins, nous devons citer en première ligne A. Robin. Sa méthode n'est pas parfaite, mais elle est commode et suffisamment précise pour la pratique quotidienne. Depuis que nous la connaissons nous l'employons avec quelques modifications de détail. C'est cette méthode ainsi modifiée que nous exposerons dans ses grandes lignes ici.

L'examen chimique de l'estomac peut se faire, soit à la suite d'un repas d'épreuve, soit à l'état normal sur des prélèvements du contenu gastrique faits au cours de la digestion ou à jeun. Les renseignements obtenus dans les deux cas n'ont pas une même signification.

Le repas d'épreuve, donné après évacuation du contenu de l'estomac s'il y a lieu, montre comment fonctionne la muqueuse gastrique ou, si l'on veut, quel est le vice initial de sécrétion. Lui seul permet de faire un diagnostic chez un dyspeptique (1).

Au contraire, les prélèvements faits pendant ou après une digestion ordinaire n'éclairent que sur des complications d'esprit : spasme du pylore par hyperacidité, stase par dilatation, fermentations, etc.

On peut donc admettre que ce qui est indispensable, c'est le repas d'épreuve. Les autres prélèvements ne sont pas toujours nécessaires, et on ne les pratiquera que pour éclairer un des aspects particuliers de la maladie.

Le repas d'épreuve sera pris le matin, à jeun, et à une heure que l'on notera. Son extraction sera pratiquée *exactement* une heure après. S'il y a dilatation avec stase, il est indispensable d'évacuer préalablement le contenu de l'estomac et même de laver à l'eau bouillie la muqueuse gastrique. Cette évacuation sera pratiquée avec le tube Faucher ou avec le tube Debove, muni de la poire en caoutchouc adoptée par Frémont. Cette poire rend de grands services car elle permet d'évacuer d'une façon presque parfaite le contenu de l'estomac.

Les mêmes instruments serviront à l'extraction du repas d'épreuve.

Il est nécessaire de dire quelques mots ici de l'introduction des divers tubes et du lavage de l'estomac.

---

(1) Il est bien entendu que nous n'avons pas une foi aveugle dans les résultats de l'exploration chimique de l'estomac. Nous montrerons, en parlant des dyspepsies, que le chimisme gastrique ne nous apparaît, la plupart du temps, que comme un des éléments symptomatiques qui permettent un diagnostic. Notre langage nous est dicté ici par la nécessité d'établir des classifications nettes.

Lavage de l'estomac. — Le malade est assis, les mains sur les genoux, le corps complètement entouré d'un drap. Chez les sujets nerveux on fera préalablement un badigeonnage à la cocaïne de l'isthme du gosier.

Une cuvette sera aux pieds du malade. A portée de l'opérateur un vase facile à manier permettra de verser dans l'entonnoir du tube de l'eau bouillie tiède.

Pour introduire le tube, on fait renverser légèrement en arrière la tête du patient. L'index gauche est alors introduit dans le pharynx jusqu'à toucher la colonne vertébrale. On le ramène ensuite un peu en avant pour protéger les voies aériennes. Le tube, préalablement trempé dans l'eau ou le lait pour le rendre glissant et tenu de la main droite, est guidé de manière à passer entre l'index gauche et la paroi postérieure du pharynx, il évite ainsi certainement l'entrée du larynx. Il ne reste plus qu'à le pousser doucement en recommandant au malade de respirer largement et de faire des mouvements de déglutition.

En renversant l'entonnoir du tube Faucher dans la cuvette qui est aux pieds du patient, en faisant tourner celui-ci et en lui comprimant l'épigastre, on obtient en général la presque totalité du contenu de l'estomac. La poire de Frémont rend des services dans les cas où l'on a une difficulté particulière à obtenir le liquide gastrique.

Le lavage se fait en versant de l'eau dans l'entonnoir, puis en retournant celui-ci dans la cuvette avant qu'il soit complètement vide. Le tube constitue ainsi un siphon tout amorcé à la faveur duquel l'estomac se vide.

Nous recommandons de ne jamais laver l'estomac avec des solutions antiseptiques (acide salicylique, acide borique, naphtol β, etc...) ou avec des solutions alcalines. Ces substances sont toujours au moins inutiles, et quelquefois elles sont dangereuses ; *nous ne nous servons plus en chirurgie que de l'eau stérilisée, les antiseptiques ont vécu !*

Composition du repas d'épreuve. — La composition du repas d'épreuve et le temps au bout duquel on l'extrait sont variables suivant les auteurs.

Laube donne une assiette de soupe à la farine, un bifteck, un morceau de pain blanc. L'extraction se fait 7 heures après. Le repas doit être digéré.

Riegel emploie le même repas, mais le retire après 5 heures.

Gluzinski et Jaworsky donnent deux blancs d'œufs durs et 100 grammes d'eau distillée.

Boas et Ewald emploient 95 grammes de pain et 300 grammes de thé léger.

Hayem conseille 60 grammes de pain et 250 grammes de thé.

Germain Sée recommandait 60 à 80 grammes de viande, 100 grammes de pain blanc, un verre d'eau.

A. Robin emploie la moitié d'un œuf cuit au dur, avec le jaune, 60 grammes de pain blanc, 200 grammes d'eau a la température de la chambre. C'est ce repas que nous avons coutume d'employer, car il est le plus complet. On peut cependant recourir sans grand inconvénient aux repas d'Ewald, de Hayem et de Germain Sée.

Notons qu'il est utile de faire l'analyse aussitôt que possible après l'extraction afin d'éviter les fermentations secondaires.

Les desiderata chimiques du clinicien. —La digestion est un acte chimique d'une complexité extrême et il est probable que le nombre de renseignements demandés à la chimie par le clinicien ira sans cesse en augmentant.

Déjà à notre époque les spécialistes de l'estomac font couramment à propos du contenu gastrique toute une chimie biologique très complète.

Nous ne pouvons les suivre sur ce terrain. Il nous suffit d'ailleurs, eu égard aux conditions pratiques dans lesquelles nous nous sommes placés, de quelques renseignements topiques. Aussi bien le plus grand nombre des éléments dosables que l'on voit figurer dans les tableaux des grands ouvrages modernes, sont-ils là plutôt comme des matériaux susceptibles de servir à des travaux futurs, que comme des renseignements actuellement utilisables.

En pratique il suffit, quand on fait l'analyse une heure après le repas d'épreuve, de considérer les éléments suivants :

1° L'acidité totale qui est composée de la somme de deux éléments : l'HCL et les acides de la fermentation. C'est un facteur qui tire son importance de ce fait qu'une hyperacidité persistante produit presque fatalement un spasme du pylore. Connaître dans un cas particulier l'existence et l'intensité d'une hyperacidité, c'est pouvoir distinguer un spasme pylorique d'une sténose ;

2° La quantité d'HCL libre. Sa connaissance permet d'éliminer d'un coup l'hypochlorhydrie. L'évaluation de la quantité permet de plus d'apprécier l'intensité de l'hyperchlorhydrie quand elle existe ;

3° La quantité d'HCL combiné aux albuminoïdes. C'est un facteur dont l'augmentation, dans certains cas précède celle de l'HCL libre. En tous cas, son augmentation est un précieux moyen de vérification de l'hyperchlorhydrie ;

4° La quantité d'acides de fermentation. Elle est nulle dans une digestion normale ; elle croît avec la stase ;

5° Les traces d'albumine coagulable par la chaleur. Ces traces témoignent d'un trouble profond de la digestion.

Pour répondre à ces cinq questions il faut procéder de la manière suivante (1) :

a) Recherche de la quantité d'HCL libre (H). — On emploiera le réactif de Linossier :

Diméthylamidoazobenzol	0 gr. 25
Phénolphtaléine	2 gr.
Alcool à 90°	100 gr.

Quand il n'y a que l'HCL libre sans acides de fermentation, la liqueur précédente qui est d'un beau jaune d'or passe au rouge groseille, et l'adjonction d'une quantité saturante de soude ramène très nettement et immédiatement le jaune d'or.

S'il y a, au contraire, non seulement de l'HCL libre, mais des acides de fermentation, pendant la neutralisation la liqueur de Linossier passe au rouge orangé.

La quantité de soude nécessaire pour passer du rouge groseille au rouge orangé doit être considérée comme saturant l'HCL libre. La quantité de soude nécessaire pour passer du rouge orangé au jaune d'or

(1) Pour saturer les acides on emploie une solution de soude titrée dont 1 cc. neutralise exactement 0 gr. 005 d'HCL. Ce titré est choisi de telle sorte que si l'on a employé, par exemple 2cc,5 de solution de soude, cela prouve que le liquide sur lequel on expérimente contient 2 gr. 50 d'HCL par litre.

doit être considérée comme saturant les acides de fermentation.

Ces faits étant connus nous recommandons d'agir de la façon suivante :

On commencera par constater la présence de l'HCL libre en ajoutant à une petite quantité de liquide gastrique deux gouttes d'une solution alcoolique de violet de méthyle. La présence d'HCL fait immédiatement virer la liqueur du violet au bleu pâle.

On prendra alors 5 cc du liquide gastrique. On ajoutera 3 gouttes du réactif de Linossier. Le réactif virera au rouge groseille. Goutte à goutte on laissera tomber dans le mélange la solution titrée de soude. La couleur rouge orangé apparaîtra.

La quantité de soude employée est la quantité nécessaire pour saturer l'HCL libre. Si d'emblée, sans passer par le rouge orangé, le virage au jaune d'or se fait, c'est qu'il n'y a pas d'acides de fermentation.

b) Recherche de la quantité d'acides de fermentation (F). — D'après ce que nous venons de dire, il suffit évidemment de mesurer la quantité de liqueur de soude titrée nécessaire pour passer avec le réactif de Linossier du rouge orangé au jaune d'or. Si le rouge orangé ne se produit pas, c'est qu'il n'y a pas d'acides de fermentation.

c) Recherche de l'acidité totale (A). — Quand le réactif de Linossier est revenu du rouge groseille au jaune d'or, l'HCL combiné aux albuminoïdes n'est pas saturé.

Pour saturer cet acide il faut ajouter de nouvelles quantités de la solution titrée de soude. On obtient alors un virage du jaune d'or du liquide de Linossier au rouge franc de la phénolphtaléine, qu'une goutte de soude en plus ne fait plus varier. La quantité de la solution de soude nécessaire pour passer du jaune d'or au rouge franc permettra de calculer la quantité d'HCL combiné aux albuminoïdes.

En faisant la somme des 3 facteurs suivants :

HCL libre (H)
Acides de fermentation (F)
HCL combiné aux albuminoïdes (C).

On a :

$$H + F + C = \text{acidité totale (A).}$$

d) Recherche de la quantité d'HCL combiné (C). — Ce n'est, comme nous venons de le voir, qu'une étape de la méthode précédente.

e) Recherche des résidus d'albumine coagulable. — Il suffit de porter à l'ébullition quelques centimètres cubes du liquide gastrique. Toute mensuration est en général inutile. Un peu d'habitude permet d'apprécier s'il y a des traces négligeables d'albumine ou, au contraire, une quantité notable.

Exemple d'analyse sur un estomac qui nous a paru cliniquement normal.

Nous avons pris 5cc du liquide gastrique auquel nous avons ajouté 2 gouttes du réactif de Linossier (1).

Le mélange vira au rouge groseille.

1cc,50 de la solution de soude produisit la couleur rouge orangé. Nous en avons conclu qu'il y a 1 gr. 50 d'HCL libre.

Pour passer du rouge orangé au jaune d'or, il a fallu 0cc,30 de solution de soude titrée.

(1) L'épreuve du violet de méthyle nous avait montré antérieurement qu'il y avait de l'HCL libre dans le liquide gastrique.

La quantité d'acides de fermentation (évaluée en HCL) égalait donc 0 gr. 30 par litre.

En continuant à ajouter des gouttes de la solution de soude nous avons constaté qu'il en fallait 1cc pour obtenir le rouge franc de la phénolphtaléine.

La quantité d'HCL combiné aux albuminoïdes égalait donc 1 gr. par litre.

En outre, l'ébullition de quelques centimètres cubes de la liqueur ne révélait aucune trace d'albumine coagulable.

Les résultats précédents sont résumés dans ce tableau :

$$H = 1 \text{ gr. } 50$$
$$F = 0 \text{ gr. } 30$$
$$C = 1 \text{ gr.}$$
$$A = 2 \text{ gr. } 80$$

Albumine coagulable $= 0$

DES DYSPEPSIES

Les dyspepsies et leurs rapports avec les gastrites chroniques.

Rien n'est plus vague que le terme *dyspepsie*, rien n'est plus variable que le sens que lui ont attaché dans l'histoire de la médecine les divers auteurs. D'une façon générale tout le monde accorde qu'il désigne les troubles de la digestion, mais tout le monde se divise sur la question de savoir si ces troubles recouvrent ou non une lésion de l'estomac. C'est ainsi que Hayem affirme que la dyspepsie indique toujours une gastrite, et que Charcot, Debove, Mathieu, Rémond, Bouveret, Soupault admettent qu'elle peut être causée par un trouble purement dynamique des fonctions grastriques.

Il est nécessaire, au début de notre exposé, de montrer d'une manière très nette quelle sera notre position dans le débat.

Tout d'abord nous considérerons comme dyspeptiques les malades qui se plaignent de difficulté habituelle de la digestion (Soupault). Cela nous permet d'éliminer tous les accidents *aigus et temporaires* dont l'estomac peut être le siège à la suite d'un excès alcoolique, d'une ingestion exagérée d'aliments ou d'une introduction d'un liquide caustique. Ces cas étant mis de côté, il nous reste l'immense domaine des troubles *habituels* de la digestion. Assez souvent la cause de ces troubles est cliniquement aperceptible, c'est le cas du cancer, de l'ulcère simple, de la gastrite alcoolique, etc., et dans ces cas il y a plus d'intérêt à s'occuper de la cause première, que des effets très secondaires dont l'ensemble a donné naissance au syndrome de la dyspepsie.

Malheureusement dans un grand nombre de cas la cause des troubles *habituels* de la digestion échappe, et c'est alors qu'il faut faire, en vue du traitement, des classifications commodes et utiles.

Nous disons « *en vue du traitement* », car tout autre mode de classification pourrait offrir un grand intérêt au point de vue purement scientifique, mais nuirait ici où nous nous préoccupons surtout des résultats pratiques.

On doit écarter, au moins pour la période actuelle, tout désir de superposer telle forme de dyspepsie à telle forme de gastrite chronique. Il est bien certain que, sinon primitivement, ou moins secondairement, tout trouble dynamique de la muqueuse gastrique correspond à une lésion anatomiquement aperceptible. Mais rien ne nous assure qu'on puisse jamais sérier les lésions de gastrite en une succession parallèle aux dyspepsies, c'est-à-dire correspondant toujours terme à terme à celles-ci. Bien au contraire, ce que nous savons au point de vue anatomo-pathologique des gastrites tend à nous les faire envisager comme des lésions banales témoignant d'un trouble de la sécrétion gastrique, sans qu'il soit possible de deviner dans quel sens s'est fait la modification.

On ne sait peut-être pas assez qu'un cancer de l'estomac, qu'un ulcère guéri, qu'un dyspeptique hyposthénique et un dyspeptique hypersthénique peuvent aboutir tous les quatre à la gastrite atrophique. Or, qu'apporte de nouveau dans ces quatre problèmes thérapeutiques la connaissance de la variété de gastrite dont est atteint le sujet.

La notion des difficultés dont nous parlons, peut conduire dans un exposé à deux conduites bien différentes.

Les classiques se tirent d'affaire, en général, en décrivant à part les dyspepsies considérées comme des troubles purement dynamiques de l'estomac, puis en faisant dans une autre partie une étude, souvent confuse, de ce que l'on sait sur l'anatomie pathologique et les symptômes des gastrites. Il y a là matière à de nombreuses redites, ce qui ne serait que demi-mal ; mais il y a surtout une insoutenable erreur à chercher une constante symptomatique dans le cas de lésions anatomiques essentiellement banales.

D'autres, mieux inspirés, et nous citerons A. Robin, ont cette notion très nette que ce qui importe, c'est la *classification thérapeutique des troubles habituels de la digestion*, notion qui conduit à établir une classification très nette et très utile des dyspepsies, abstraction faite de toute espèce de superposition à une lésion de gastrite particulière.

C'est cette dernière manière de procéder qui nous a toujours séduit, c'est elle que nous emploierons dans cet ouvrage.

Une telle orientation ne doit pas nous empêcher d'ailleurs de dire ici brièvement ce que nous pensons des rapports particuliers entre les dyspepsies et les gastrites chroniques.

Actuellement les formes les mieux établies de gastrite chronique sont au nombre de quatre :

1° *Gastrite muqueuse* ;

2° *Gastrite hyperpeptique* ;

3° *Gastrite atrophique ;*

4° *Sclérose sous-muqueuse hypertrophique ;*

La quatrième de ces formes anatomo-pathologiques n'est qu'une trouvaille d'autopsie et nous n'en parlerons pas ici.

La gastrite atrophique est le terme anatomique de toutes les gastrites, c'est un processus de cicatrisation auquel correspond en général le syndrome de la dyspepsie par insuffisance gastrique, mais cela n'a rien d'absolu, car certaines gastrites atrophiques peuvent ne se révéler par aucun signe, tandis que d'autres peuvent donner tous les symptômes de la dyspepsie hypersthénique. (*Voir plus loin.*)

La gastrite hyperpeptique de Hayem est en général superposable à la dyspepsie hypersthénique, mais il n'y a actuellement aucun doute que de nombreux cas d'hyperchlorhydrie ou de gastro-succorrhée ne correspondent pas anatomiquement à la gastrite hyperpeptique. Il n'en reste pas moins que c'est là un des rapports les mieux constatés en pathologie gastrique, en sorte qu'on ne peut dire d'une façon absolue que la dyspepsie hypersthénique ne correspondra pas un jour à un type anatomo-pathologique nettement défini. En tous cas, la question est encore ouverte, elle est encore pour longtemps à l'étude, et il n'y aurait aucun intérêt à essayer de la trancher arbitrairement ici.

La gastrite muqueuse aboutit fatalement, quand elle dure un temps suffisant, à la gastrite atrophique ; c'est dire que, cliniquement, elle correspond le plus souvent dans sa période terminale à la dyspepsie par insuffisance gastrique. Mais dans sa période initiale on ne peut la superposer à aucun type clinique déterminé. On trouve alors par l'exploration tantôt de l'hyperchlorhydrie, tantôt de l'hypo ou de l'anachlorhydrie. Il semble en conséquence que la gastrite muqueuse soit la signature d'un état inflammatoire de l'estomac à son début, état inflammatoire qui peut être la cause ou l'effet des troubles dynamiques essentiellement variables.

En résumé, la gastrite muqueuse et la gastrite atrophique forment une succession anatomo-pathologique constante, dont le premier terme n'a pas de correspondance fixe dans le domaine clinique, alors que le second est en rapport, le plus généralement, avec une dyspepsie par insuffisance gastrique. Quant à la gastrite hyperpeptique, si tant est qu'elle corresponde à une variété anatomo-pathologique bien limitée, elle s'accompagne dans un certain nombre de cas du syndrôme de la dyspepsie hypersthénique ; bien que le plus souvent les dyspeptiques par hypersthénie n'aient pas de gastrite hyperpeptique.

On voit par tout ce qui précède qu'il est presque impossible d'asseoir un diagnostic précis de gastrite sur un examen clinique, que d'ailleurs la constatation de telle ou telle variété de gastrite ne conduit pas à une thérapeutique déterminée, et que par conséquent il n'y a à s'occuper que de la forme de dyspepsie et des rapports qu'elle peut avoir avec un traitement particulier. Ce qui est donné dans l'examen d'un malade ce sont les modalités d'une dyspepsie et non les lésions anatomiques de la muqueuse gastrique ; c'est donc sur les modalités des dyspepsies qu'il faut construire une thérapeutique rationnelle.

Il n'y aura par conséquent pas lieu de faire dans ce livre une description des gastrites et de leur traitement, exception faite, bien entendu, des affections aiguës de l'estomac telles que la gastrite catarrhale ou la gastrite phlegmoneuse.

CLASSIFICATION DES DYSPEPSIES

Nous montrons, dans une autre partie de cet ouvrage, quel rôle Bouchard et ses élèves avaient fait jouer à tort à la dilatation de l'estomac dans l'histoire des dyspepsies.

Depuis lors le courant le plus puissant qui se soit exercé en pathologie gastrique, s'est exercé dans les sens d'une classification des dyspepsies basée sur l'examen chimique du contenu de l'estomac.

Il serait puéril de déclarer nuls et non avenus tous les travaux qui ont été faits dans cette direction, mais il faut reconnaître qu'ils sont loin d'avoir pleinement justifié les espérances des investigateurs. On peut admettre que d'une façon générale la dyspepsie par insuffisance gastrite correspond à de l'hypochlorhydrie et que la dyspepsie hypersthénique s'accompagne d'hyperchlorhydrie, mais il n'y a là rien d'absolu. Au cours d'une dyspepsie par insuffisance gastrique, des paroxysmes douloureux avec hyperchlorhydrie peuvent être constatés ; et il n'est pas rare de rencontrer des estomacs hypersthéniques où la proportion d'HCL libre est au-dessous de la normale.

On ne peut donc baser un diagnostic précis sur l'hyper ou l'hypochlorhydrie, et la constatation d'un état chimique donné loin de pouvoir servir de base unique, doit être considérée comme un des éléments symptomatiques d'un syndrôme infiniment plus complexe. Cela ne veut pas dire que l'examen chimique ne soit pas utile, nous pensons au contraire qu'il est souvent indispensable, mais que le clinicien doit s'entourer de plusieurs autres granties.

Dans la pratique tous les dyspeptiques, examinés à

leur période de *début ou d'état*, apparaissent comme des malades dont les fonctions gastriques sont tantôt exagérées, tantôt retardées.

Dans le premier cas on a affaire à des gens nerveux, d'assez solide apparence, dont l'appétit est conservé ou même exagéré. Ils mangent bien. Les premiers moments de la digestion sont normaux. Ce n'est qu'au bout de deux ou trois heures que la sécrétion gastrique continuant, alors qu'elle n'est plus nécessaire, la douleur apparaît. Tout d'abord, pendant une grande partie de la maladie, comme l'exagération de la sécrétion gastrique n'est pas encore très marquée, la douleur cesse bientôt en même temps que la sécrétion. Mais plus tard l'exagération de la sécrétion gastrique devient continue et à tout instant on peut retirer du suc gastrique de l'estomac.

A la première phase nous appliquerons le terme de Robin : *dyspepsie hypersthénique* (synonymie : hyperchlorhydrie), et à la seconde le terme : *hypersécrétion continue* (synonymie : gastro-succorrhée, maladie de Reichmann).

Dans le cas où, au contraire, on a affaire à des malades dont les fonctions gastriques sont diminuées ou retardées, on se trouve en face de sujets neurasthéniques, de sujets « aplatis », « éreintés ». Ils n'ont point d'appétit, car ils sécrètent mal. Dès qu'ils ont ingéré des aliments, ceux-ci jouent dans leur estomac le rôle de corps étrangers. Ils souffrent immédiatement après le repas, non pas d'une manière intense, mais d'une façon continue. C'est plus une gêne qu'une douleur. L'estomac distendu progressivement par les aliments se contracte mal, les digestions sont interminables. Ce type clinique a porté des noms très divers : dyspepsie nerveuse (Leube), atonie gastro-intestinale neurasthénique (Bouveret), dyspepsie nervo-motrice (Mathieu), dyspepsie hyposthénique (A. Robin), dyspepsie asthénique (Soupault). Nous lui préférerons le terme plus compréhensif de *dyspepsie par insuffisance gastrique.*

CLASSIFICATION DES DYSPEPSIES

TYPES CLINIQUES INITIAUX	ASPECTS CLINIQUES SECONDAIRES	CORRESPONDANCE A UNE FORME ANATOMIQUE DE GASTRITE
Dyspepsie hypersthénique ou par exagération des fonctions gastriques.	1° Hypersécrétion continue. 2° Spasme du pylore. 3° Dilatation d'estomac. 4° Ulcère simple.	Gastrite hyperpeptique de Hayem.
Dyspepsie par insuffisance gastrique.	Dilatation d'estomac.	Gastrite atrophique.

Dyspepsie hypersthénique ou par exagération des fonctions gastriques.

La dyspepsie hypersthénique a porté des noms très divers, nous citerons parmi les principaux : la dyspepsie acide de Gubler, la dyspepsie hyperchlorhydrique de Germain Sée, la gastro-succorrhée de Reichmann, le catarrhe acide de Jaworski, l'hypersécrétion chronique de Riegel, etc... Nous avons montré suffisamment plus haut, à propos de l'hyperchlorhydrie et de la gastro-succorrhée, combien ces termes sont en général mal appropriés à la lésion qu'ils prétendent désigner. Nous ne reviendrons pas sur ce point.

L'étude de la dyspepsie hypersthénique prend une importance considérable dans ce fait qu'elle est une des affections les plus fréquentes de l'estomac. (Pour A. Robin : la plus fréquente.) Elle semble être un produit du surmenage général et en même temps du surmenage de la fonction gastrique. Dans les milieux ouvriers, c'est la fatigue physique, la nourriture grossière, l'alcoolisme que l'on trouve à l'origine. Dans la classe aisée, on a affaire au surmenage intellectuel, aux émotions violentes, aux excès alimentaires, à l'irrégularité des repas, en sorte que la dyspepsie hypersthénique apparaît comme un résultat d'une vie trop active, tandis que, dans la plupart des cas, la dyspepsie hyposthénique est en rapport avec une dépression générale du sujet. Nous devons ajouter que le muco-arthritisme se rencontre très fréquemment comme antécédent de l'affection qui nous occupe.

Les *symptômes subjectifs* forment une succession des plus logiques dont les grandes lignes ont été exquissées dans le chapitre précédent. L'appétit est conservé, ou, plus souvent, augmenté ; et il y a toujours une contradiction qui frappe entre la faiblesse dont se plaint le malade et la grande quantié d'aliments qu'il est capable d'ingérer.

Au bout de quelque temps de maladie, les sujets intelligents se rendent aisément compte qu'ils n'ont aucun intérêt à céder à leur fringale ; tout excès alimentaire étant payé par une crise plus douloureuse que les crises normales.

Tout en vivant en général au milieu d'excitations

de tout genre, les hypersthéniques ont des périodes d'affaissement désespérantes. C'est le matin surtout que cet état se produit. Le sommeil, reposant pour la grande masse des hommes, ne l'est guère pour les hypersthéniques. Douleurs de tête, douleurs lombaires, raideur des jambes, obnubilation intellectuelle, tout se réunit pour rendre pénibles les première heures de la journée. Puis peu à peu, sous l'influence des excitants moraux que créent les habitudes quotidiennes, l'hypersthénique redevient un homme normal, actif et entreprenant jusqu'à sa prochaine crise gastrique.

A. Robin et tous les spécialistes ont constaté que le repas était pour le malade le meilleur moment de la journée. Cet état de bien-être se prolonge pendant deux ou trois heures, puis la douleur apparaît. C'est d'abord une sensation très nette de brûlure : le pyrosis. Plus tard ce sont des sensations de pesanteur, de tiraillements, de contractions de l'estomac.

Quand les douleurs et les contractions sont trop vives il peut arriver que le malade soit volontairement soit malgré lui, rejette ses aliments. Le soulagement est alors immédiat, car dans les cas où il n'y a pas d'hypersécrétion continue, l'estomac cesse alors de sécréter.

Ces vomissements sont grisâtres, plus rarement rendus verdâtres par la présence d'un peu de bile ; ils sont extrêmement acides et brûlent en passant par l'isthme du gosier.

Dans la règle, il n'y aura pas eu de vomissements, et la douleur se prolongera, souvent en augmentant, pendant deux heures et demie ou trois heures. Puis brusquement en quelques minutes, elle cesse, et une sensation vive de faim lui succède, sensation qui va en s'exaspérant jusqu'au moment où le malade, ingérant de nouveaux aliments, se prépare une nouvelle crise.

En somme la journée d'un hypersthénique se passe schématiquement comme suit :

Le matin grand état de faiblesse, mais sans douleur gastrique, car le premier déjeuner constitue un repas très léger. Vers onze heures ou onze heures et demie, c'est-à-dire une demi-heure à une heure avant le repas du midi, un sentiment de faim intense et des tiraillements de l'estomac apparaissent. Le repas du midi procure un véritable soulagement, à part des cas où l'estomac très irrité, donne presque immédiatement des éructations abondantes ; on peut dire que les deux premières heures qui suivent ce repas sont excellentes. Tout va donc bien jusque vers trois heures. De trois heures à six heures se déroule la crise dont nous avons parlé plus haut. Elle cesse brusquement et une faim intense lui succède. Le repas du soir amène le même soulagement temporaire que celui du midi, puis la crise gastrique nocturne apparaît. Pendant la nuit, à la suite de la crise, le malade a de véritables fringales qu'il calme soit en buvant du lait, soit en prenant d'autres aliments légers. En général, dit Robin, ces aliments ne produisent qu'un soulagement temporaire et sont plutôt l'occasion d'une prolongation de la crise.

On doit ajouter à cet ensemble symptomatique une salivation incessante avec paroxysmes, et une soif intense, produite par la nécessité pour le malade de diluer son suc gastrique hyperacide.

Les *signes physiques* constituent une trilogie symptomatique des plus importantes. Elle est constituée par :

1º La dilatation et l'agitation péristaltique de l'estomac ;

2º L'augmentation du volume du foie ;

3º La constipation.

L'examen de l'estomac doit être fait à plat, plutôt sur une table que sur un lit ou un canapé. La tête sera légèrement fléchie sur le tronc et les cuisses en flexion très légère sur le bassin.

Les différents procédés d'exploration des dimensions de l'estomac, exposés ailleurs, étant mis en œuvre, on constatera (vingt fois sur vingt-et-un cas d'après Bouveret) un certain degré de dilatation. De toutes les formes de dyspepsie c'est certainement la dyspepsie hypersthénique qui donne les plus grandes dilatations. Cela s'explique par la fréquence du spasme du pylore au cours de cette affection. Les hypersthéniques peuvent avoir des estomacs dilatés par suite du relâchement des tuniques musculaires, mais jamais ils n'atteignent aux grandes dimensions d'une poche gastrique luttant contre un obstacle pylorique.

L'ondulation péristaltique est une autre conséquence du spasme du pylore. Elle dure de quelques secondes à dix minutes et plus. Elle se propage de gauche à droite contrairement aux ondes péristaltiques du colon transverse qui se propagent de droite à gauche. Le péristaltisme peut, surtout au voisinage du pylore, donner naissance à des contractures localisées, assez persistantes pour en imposer pour un cancer de l'estomac. Il suffit de répéter l'exploration à des intervalles éloignés pour éviter toute erreur de ce genre.

L'hypertrophie du foie est fréquente, très fréquente même chez les hypersthéniques. Elle n'est pas constante cependant, comme le prétend Robin. Sans oublier qu'elle est toujours absente au début de l'affection, il

faut savoir qu'il n'y a aucun rapport simple et direct
de cause à effet à établir entre l'hypersthénie et l'augmentation de volume du foie.

La glande hépatique est chroniquement congestion-
née ici comme dans tous les processus infectieux du
tractus gastro-intestinal, et il y a mille circonstances de
terrain et de régime alimentaire qui peuvent, soit
réduire l'infection à son minimum, soit au contraire la
porter à son maximum. L'augmentation de la matité
hépatique ne sera donc pas aperceptible dans tous les
cas ; toutefois il sera prudent, conformément au conseil
de Robin, de pratiquer, pour éviter les erreurs, la
percussion dans la position verticale.

Quant à la constipation elle n'est, elle aussi, qu'une
conséquence de l'infection gastro-intestinale. Nous
avons dit ailleurs qu'est n'est souvent alors qu'un des
symptômes de la colite muco-membraneuse. On voit
par là quelle part il faut faire à la dyspepsie hypersthénique dans l'étiologie de cette dernière affection.

Outre les signes qui précèdent, les classiques en
incriminent plusieurs autres qui ont une importance
secondaire : palpitations, intermittences cardiaques,
vertige, sensibilité au froid, sécheresse de la peau, etc.,
etc... Le cadre purement utilitaire de cet ouvrage ne
nous permet ni de les décrire, ni de les discuter.

Les signes cardinaux de la dyspepsie hypersthénique
resteront pour nous : les crises gastriques, la dilatation de l'estomac avec ondulations péristaltiques, l'augmentation de volume du foie et la constipation.

EXPLORATION CHIMIQUE. — A plusieurs reprises nous
avons dit dans cet ouvrage ce que nous pensions de la
valeur de l'exploration du chimisme gastrique au point
de vue du diagnostic. Seul, l'examen chimique peut
fournir des raisons de croire, mais non une certitude

absolue. Bien plus, c'est pour nous faire une grave erreur de méthode que de débuter dans l'examen d'un sujet par l'étude du chimisme de l'estomac. En agissant ainsi on acquiert une prénotion qui peut nuire grandement au point de vue de l'exploration ultérieure. C'est un écueil que nous avons déjà signalé, que nous signalons encore et contre lequel on ne saurait trop se prémunir.

Ce n'est que dans le cas où l'examen clinique, tel que nous l'avons décrit précédemment, laisserait des doutes, qu'il faudrait dans la pratique recourir à l'examen chimique. Cela ne veut pas dire que l'exploration du chimisme soit dans la majorité des cas sans intérêt. Bien au contraire, il y a lieu pour le clinicien de diriger, toutes les fois que cela est possible, son exploration dans ce sens. Mais du point de vue purement pratique auquel nous nous sommes placé dans cet ouvrage, une telle conduite est la plupart du temps inutile. Si vous faites de la science pure, dressez patiemment des tableaux du chimisme gastrique, dans le cas contraire abstenez-vous-en, comme cela est possible le plus souvent.

Voyons maintenant quels sont le plus souvent les résultats de l'examen du chimisme gastrique au cas d'une dyspepsie hypersthénique.

Faites le repas d'épreuve de A. Robin qui est de beaucoup préférable, comme nous l'avons exposé plus haut.

Vous vous rappelez qu'il est composé comme suit :

1° La moitié d'un œuf cuit au dur, avec le jaune qui contient une assez grande quantité de corps gras.

2° 60 grammes de pain blanc.

3° 600 grammes d'eau à la température de la chambre.

L'examen du contenu de l'estomac sera pratiqué une heure après le repas d'épreuve.

Cinq choses intéressent surtout le praticien :

a) L'acidité totale.

b) L'acide chlorhydrique libre.

c) L'acide chlorhydrique combiné aux albuminoïdes.

d) Les acides de fermentation.

e) Les résidus d'albumine coagulable par la chaleur.

On trouve que :

L'acidité totale est toujours augmentée : de 2 (1) que l'on peut considérer comme le chiffre normal, elle passe à 3.50, 4 et va même jusqu'à 6.50.

L'acide chlorhydrique libre qui normalement est de 1.60 varie de 2.50 à 3.50.

L'acide chlorhydrique combiné aux albuminoïdes qui, dans les estomacs sains, ne dépasse guère 0.50, varie de 0.50 à 2.80.

Les fermentations secondaires sont très fréquentes. A. Robin en donne le détail. Pour lui la fermentation lactique est la plus fréquente. Plus rarement on trouverait les fermentations butyrique et acétique. Cette dernière se rencontrerait surtout chez les buveurs.

Enfin, il est certain que la digestion des albuminoïdes est très souvent imparfaite. « Dans les deux tiers des cas, dit A. Robin, il reste de l'albumine coagulable par la chaleur, c'est-à-dire qui n'a subi aucune action de la part du suc gastrique. » Il y a peut-être des réserves à faire sur cette dernière affirmation de Robin. Il semble bien que l'évolution peptonique est diminuée dans un grand nombre de cas, mais, à s'en tenir aux chiffres mêmes des tableaux de Robin, l'albumine coa-

___

(1) Les chiffres donnés ici comme normaux représentent, bien entendu, des *maxima* dans un estomac normal.

gulable n'existe en quantité appréciable que dans la moitié des cas.

En somme, ce qu'il y a de caractéristique, avec les réserves faites plus haut, dans la digestion des dyspeptiques hypersthéniques, c'est l'augmentation de trois facteurs :

A (acidité totale).

H (acide chlorhydrique libre).

C (acide chlorhydrique combiné aux albuminoïdes et l'apparition d'un facteur nouveau qui, dans un estomac normal, et pour le repas d'épreuve, doit être près de o).

F (acides de fermentation).

C'est à dessein que nous ne parlons pas ici des résidus d'albumine coagulable par la chaleur. Nous agissons ainsi parce que le fait lui-même est loin d'être constant, et surtout parce qu'il y a une contradiction, au moins apparente, entre l'augmentation de l'HCL combiné aux albuminoïdes et la présence d'albumine coagulable.

Nous avons signalé plus haut ce fait, car il est hors de doute que les troubles de la digestion des albuminoïdes ont une grande importance clinique; mais dans l'état actuel des connaissances sur le chimisme gastrique, il nous semble impossible de faire de la présence d'albumine coagulable un élément de diagnostic de la dyspepsie hypersthénique.

COMPLICATIONS. — Nous ne pouvons que les mentionner ici. Il est impossible de nous étendre sur elles, car elles sont longuement et complètement étudiées dans d'autres chapitres de cet ouvrage.

Les plus fréquentes de ces complications sont : l'ulcère de l'estomac, la sténose pylorique et leurs conséquences habituelles : l'hémorrhagie et la dilatation. Il faut y joindre l'*hypersécrétion continue* (gastro-succor-rhée).

Elle consiste dans la continuité absolue de la sécrétion gastrique. La muqueuse ne cesse pour ainsi dire jamais de verser dans la cavité de l'estomac ses produits. A tout moment on peut obtenir, à l'aide de la sonde, du suc gastrique presque parfaitement actif. L'acidité des produits de l'estomac est en général moins marquée que dans la dyspepsie hypersthénique. Les vomissements sont plus fréquents, et conséquemment la dénutrition est en peu de temps plus marquée. Les matières vomies sont abondantes et dépassent la quantité d'aliments ingérés, elles sont nettement acides, brûlent la langue et agacent les dents (Soupault). Les douleurs perdent leur caractère de crises éclatant 2 heures ou 3 heures après les repas. Peu à peu elles deviennent continuelles, car au moment de l'ingestion des aliments, l'estomac, irrité d'une façon constante réagit, et, la digestion terminée, la douleur ne peut cesser, car la sécrétion acide de la muqueuse ne s'arrête pas.

L'hypersécrétion continue constitue une complication des plus redoutables. Une cachexie précoce, une hémorrhagie foudroyante ou une péritonite par perforation dues à un ulcère en sont la fréquente terminaison. Disons tout de suite que dans les cas les plus heureux la marche de l'intolérance gastrique complète est presque fatale, et qu'alors ni un régime approprié, ni un traitement médical attentif ne peuvent faire rétrocéder les accidents. Il faut mettre à tout prix l'estomac au repos, en évitant l'obstacle pylorique *qui est constant* et en assurant l'évacuation de l'estomac dans l'intestin.

Or il n'y a, pour cela, qu'un procédé, la gastro-entérostomie.

Plusieurs classiques, et entre autres A. Robin, citent parmi les complications les hémorrhagies sans ulcère et l'intolérance gastrique. Sur ces deux points nous avons quelques réserves à présenter.

Pour affirmer l'hémorrhagie sans ulcère, Robin s'appuie sur deux faits. Dans l'un il n'y eut pas d'autopsie, et nous pouvons récuser de plein droit. Dans l'autre il y eut autopsie, mais il fut impossible de reconnaître la moindre trace d'ulcération gastrique non plus que de cicatrices. Cette absence de constatation d'ulcère n'entraîne chez nous aucune conviction. Tous les chirurgiens (1) qui se sont préoccupés d'intervenir au cours d'hématémèses causées par des ulcères simples, rapportent des faits où il fut impossible de trouver des points de saignement. Pour eux, il paraît évident que des ulcères, même saignant abondamment, peuvent avoir des dimensions presque microscopiques. Or, ce qui est difficile à déceler sur le vivant, sera encore beaucoup plus difficile à trouver sur le cadavre.

Pour ce qui est du second point, l'intolérance gastrique, on peut évidemment la considérer comme une complication, dans les cas, d'ailleurs très rares, où elle apparaît à la période d'état de la maladie. Mais nous devons insister sur ce point qu'elle est essentiellement un symptôme de début, et qu'il est dès lors difficile de la ranger parmi les complications susceptibles de nous intéresser ici.

(1) En 1900, pendant l'Exposition, nous fîmes d'urgence une gastro-entérostomie sur une jeune Américaine âgée de 19 ans qui se mourait littéralement d'hématémèses et de vomissements incoercibles sur laquelle il nous fut impossible de trouver, l'estomac ouvert, aucune trace d'ulcération. Cette jeune fille, qui guérit d'ailleurs parfaitement, était réglée très régulièrement et présentait tous les signes cliniques de la maladie de Cruveilhier.

DIAGNOSTIC DIFFÉRENTIEL. — La confusion avec la dyspepsie hyposthénique est presque impossible quand on connaît les deux affections. Tout diffère entre elles, et c'est le plus souvent donner une preuve éclatante d'ignorance que d'hésiter.

Le diagnostic avec la dilatation gastrique dont on parle toujours religieusement dans les auteurs ne sera même pas examiné ici, car la dilatation est un symptôme et non une entité morbide.

Le cancer de l'estomac donne lieu à des difficultés plus sérieuses. Encore est-il que le vomissement noir, la douleur précoce et sourde, la constatation d'une tumeur, l'amaigrissement progressif, le dégoût de la viande tranchent la plupart du temps toute hésitation. Au cas de doute l'examen du chimisme gastrique décélerait dans 80 o/o des cas l'hypochlorhydrie ou l'anachlorhydrie du cancer.

Une erreur peut-être plus fréquente est de mettre sur le compte de troubles viscéraux curables chirurgicalement les symptômes liés à une dyspepsie hypersthénique. Dans ce genre on peut citer la malade de Robin qui subit successivement, mais toujours en vain : un curettage, une hystérectomie vaginale, et une néphropexie, ainsi qu'une de nos malades à laquelle on fit successivement et inutilement d'abord un curettage, ensuite une oophorectomie, puis une hystérectomie totale et à laquelle nous fîmes, en dernier ressort, une gastro-entérostomie qui, en la guérissant enfin, mit un terme à ses souffrances et à son coquet record d'opérations ! C'est peut-être par là qu'on aurait dû commencer, mais fidèle aux préjugés qui ont cours dans le monde, elle préféra consulter des gynécologues soit disant spécialistes plutôt qu'un chirurgien.

TRAITEMENT — En présence d'un malade hypersthénique à traiter il n'est pas paradoxal de dire que la première précaution à prendre est de ne point lui faire de mal, c'est-à-dire *d'éviter à peu près tous les traitements classiques*.

Dans l'affection qui nous occupe l'immense majorité des médecins ne voit que deux choses : la dilatation d'estomac ou l'hyperchlorhydrie. S'ils croient à la dilatation ils tomberont dans tous les errements qu'a engendrés la doctrine de Bouchard. Le régime sec sera impitoyablement institué, et l'on assistera à ce spectacle singulier de malades qui n'ont même pas le droit de diluer l'acide chlorhydrique qui attaque leur muqueuse gastrique. D'ailleurs le régime sec est toujours un régime de famine, car il est impossible de manger sans boire ; et c'est à une dénutrition rapide que l'on condamne ainsi les dyspeptiques hypersthéniques.

Nous ne parlerons que pour mémoire de l'emploi de l'HCL. C'est toujours au nom de la fameuse dilatation qu'il a été conseillé. La dilatation donne des fermentations accessoires, disait-on ; or l'acide chlorhydrique est un excellent moyen d'arrêter ces fermentations. Il est vraiment fâcheux que les faits donnent tort à une semblable théorie. Depuis longtemps A. Robin a montré que 4 à 5 p. 1.000 d'HCL libre dans le contenu de l'estomac n'empêchent pas le développement des acides de fermentation. De plus, si cet arrêt des fermentations devait se produire, pourquoi ne se produirait-il pas sous l'influence de l'hyperacidité chlorhydrique des hypersthéniques ? Singulière thérapeutique que celle qui consiste, chez un homme empoisonné, à verser une nouvelle dose de poison !

Mais de toutes les idées fausses engendrées par la doctrine de Bouchard, la plus dangereuse, celle qui a

fait le plus de victimes est certainement l'antisepsie
gastrique. Dans des estomacs irrités, qui ont un besoin
urgent de repos, on a fait pleuvoir à hautes doses le
naphtol, le benzonaphtol, le salol, que sais-je encore ;
et l'on pensait, par je ne sais quelle aberration, qu'en
supprimant l'effet, c'est-à-dire les fermentations, on
annulerait la cause, l'hypersécrétion gastrique. D'ailleurs, hâtons-nous de dire, que même vis-à-vis des fermentations la méthode antiseptique était parfaitement
impuissante. Les éructations, la dilatation, la stase,
les acides organiques continuaient de plus belle après
l'ingestion des substances toxiques prétendues curatives.

A beaucoup de médecins consciencieux tous ces traumatismes thérapeutiques de l'estomac ne suffisaient
point. On allait chez des hypersthéniques jusqu'à employer des stimulants gastriques. Il est effrayant de
penser que des milliers de malades se tordent actuellement de douleur sous l'influence des *amers*, de la
strychnine, de l'*électricité*, du massage, uniquement
parce que, quittant un instant la réalité clinique, de
grands thérapeutes se sont trompés !

Aux errements des hommes qui ne voient que la
dilatation d'estomac s'opposent ceux des médecins qui
ne connaissent que l'hyperchlorhydrie. « Vous avez
trop d'acide chlorhydrique, disent-ils aux malades, il
faut le neutraliser, et pour cela vous avez un moyen
bien simple, prenez du bicarbonate de soude. »

Eh bien ! les hypersthéniques en ont pris depuis
longtemps du bicarbonate de soude, et toujours leurs
douleurs, leurs troubles gastriques ont augmenté !

Le choix de cet alcalin est désastreux, et nous ne
pouvons mieux faire que de reproduire, à ce point de
vue, l'opinion de Robin :

« Le bicarbonate de soude, dit-il, est passible de trois objections fondamentales » :

« 1° Il a pour propriété de se transformer en chlorure de sodium dans l'estomac ; mais il est démontré que l'HCL libre du suc gastrique se forme justement aux dépens de ce chlorure ; alors, en donnant du bicarbonate de soude à un malade hyperchlorhydrique, on lui fournit tout simplement les éléments nécessaires à l'élaboration de nouvelles quantités de cet acide qui est la cause immédiate de la crise dont il souffre. »

« 2° Il est prouvé, depuis Claude Bernard, que la meilleure manière d'exciter dynamiquement une sécrétion acide, c'est de mettre un alcalin au contact de la muqueuse gastrique. Je vous demande ce que deviendra cette muqueuse quand vous l'aurez surmenée outre mesure par l'administration de doses excessives et répétées de bicarbonate de soude... »

« 3° Un autre inconvénient du bicarbonate de soude à haute dose résulte de l'énorme dégagement de gaz acide carbonique qu'il engendre dans l'estomac et qui distend le viscère d'une manière immodérée. Je sais bien que les partisans du bicarbonate de soude considèrent cela comme un avantage ; mais, quand on a vu l'action dyspeptogène des eaux gazeuses employées longtemps en boissons, il est impossible de souscrire à cette opinion. »

On ne saurait rien ajouter à la clarté de cet exposé, et l'on est forcé de conclure que, pour pratiquer la saturation de l'HCL en excès, il faudra employer un autre alcalin que le bicarbonate de soude. Cela ne veut pas dire bien entendu que le bicarbonate de soude ne produise pas un soulagement immédiat très appréciable. Ce soulagement est dû à deux causes : la saturation de l'HCL et l'action anesthésiante de l'acide carbonique. Il est malheureusement transitoire, et au bout d'un temps plus ou moins long les douleurs recommencent aussi intenses, plus intenses même, qu'auparavant.

Ajoutons que nous sommes adversaires résolus des cures hydro-minérales dont l'action est aveugle et ne peut être sérieusement surveillée.

Tout ce qui précède constitue la partie négative du traitement et pourrait être intitulé : « *De l'art de ne point faire inutilement souffrir un dyspeptique hypersthénique.* »

Passons maintenant à la partie positive. Le malade doit être soigné à deux points de vue : celui de la crise, celui de l'affection elle-même. *Contre la crise,* il n'y a qu'une technique possible : la saturation. Elle sera faite surtout à l'aide de la magnésie calcinée. Robin conseille une formule, dont nous parlons ailleurs, et que nous avons toujours employée avec succès :

Magnésie calcinée....................	1 gr. 50
Sous-nitrate de bismuth..........	0 gr. 25
Craie préparée.....................	0 gr. 50
Chlorhydrate de morphine........	0 gr. 001
Bicarbonate de soude.............	1 gr.

pour un paquet ou deux cachets, à prendre en une seule fois.

Dans la pratique on donnera un paquet ou deux cachets de cette *poudre de saturation* au moment où les premiers symptômes de la crise apparaîtront. Si au bout d'un quart d'heure ou vingt minutes les symptômes ne sont pas atténués, il faudra administrer un second paquet.

Le malade doit donc avoir toujours sur lui des

paquets ou des cachets de poudre de saturation. Quel que soit l'endroit où le mèneront ses affaires il faut, pour suivre un traitement rationnel, qu'il combatte la crise.

. Le *traitement de la dyspepsie* elle-même est beaucoup plus complexe. Au point de vue de l'hygiène on recommandera le repos *absolu* dans les cas graves. Dans tous les autres, un exercice modéré que l'on prendra soin de ne pas pratiquer immédiatement après le repas. Chacune des prises d'aliments sera suivie, si faire se peut, d'un repos d'une demi-heure dans la position allongée.

Les soins de la peau font partie du traitement hygiénique. Deux fois par semaine on prendra un grand bain tiède, d'une demi-heure de durée, avec 400 grammes de *cristaux de soude*. Tous les matins le tub tiède est de rigueur, suivi d'une friction à l'eau de Cologne ou plus simplement à l'alcool à 80°.

Le *régime alimentaire* est encore l'objet de vives controverses. Robin, partant d'un point de vue théorique excellent, la nécessité du repos de l'estomac, conseille, au début du traitement, le régime lacté absolu. Il parle d'arriver progressivement à faire prendre jusqu'à cinq litres de lait par jour aux malades. Nous avouons que dans les quelques cas où nous l'avons expérimenté ce régime ne nous a pas réussi, même en nous entourant de toutes les petites précautions particulières que conseille Robin. Il faut savoir d'ailleurs que pour des raisons, impossibles à analyser avec nos connaissances actuelles, près de la moitié des malades que nous avons vus ont un dégoût insurmontable pour le lait. Quant aux autres, quand, pour des affections diverses, ils tentent le régime lacté absolu, on ne tarde pas à les voir dépérir. Nous ne conseillons donc pas de considérer comme un principe d'introduire dans le traitement une première période de régime lacté absolu. Dans les cas où il paraît démontré qu'on peut tenter de l'imposer sans inconvénient, on est peut-être autorisé à le tenter, mais, pour notre part, nous sommes résolus à nous en abstenir désormais.

Pour établir un régime pratique nous admettrons avec Rosenheim, Fleiner, Moritz, Jürgensen, A. Robin, qu'en général l'alimentation hydro-carbonée est moins excitante pour la sécrétion gastrique que l'alimentation azotée.

En conséquence, il faut établir deux étapes dans le régime alimentaire qui doit conduire à la guérison. Dans la première on fera prédominer considérablement les hydro-carbones ; dans la seconde, tout en laissant une large place aux hydro-carbones, on introduira progressivement les aliments azotés.

1ʳᵉ *période*. — Les œufs à la coque peu cuits ; les œufs brouillés ; les jaunes d'œufs crus battus dans du bouillon ; les potages épais constitués avec du lait, des œufs, de la semoule, de l'arrow-root ou des pâtes alimentaires ; les *farines* de légumes secs, les purées de pommes de terre, de carottes, de navets ; les fruits sucrés et cuits seront le fond de l'alimentation.

Le poisson et la viande seront supprimés au moins pendant les deux premières semaines.

Comme boisson on peut recommander le lait aux malades qui le digèrent. Aux autres l'eau pure fournira un excellent moyen de se désaltérer. L'eau d'Évian sera une bonne boisson dans tous les endroits où l'on n'est pas sûr des qualités particulières de l'eau. Ni le vin, ni les alcools ne seront permis. Les bières, à *fermentation haute*, peuvent être employées, à condition qu'elles ne soient pas trop amères, pas trop acides, et faiblement chargées en alcool.

Le pain sera pris en petite quantité, et grillé.

Mathieu recommande d'ajouter au lait ou à l'eau 20 grammes de lactose par litre, afin d'augmenter les hydrates de carbone qui exercent une action d'épargne sur les matières albuminoïdes de l'organisme ; ce qui n'est pas à dédaigner chez des malades auxquels on donne en somme une alimentation insuffisamment azotée.

Cette première période du traitement alimentaire doit prendre fin avec les crises gastriques. Cela ne veut pas dire que toute douleur est alors disparue, mais que la caractéristique des crises nettes éclatant deux heures après les repas n'existe plus.

2e période. — Il est prudent de faire, à l'exemple de Robin, débuter l'alimentation azotée par le poisson, de préférence bouilli. La sole, le merlan, le turbot, la barbue, la vive, le rouget, sont à recommander. La raie, le saumon, le maquereau, l'anguille, le hareng, la sardine, la carpe, le gardon sont à proscrire.

Tous les crustacés sont interdits. Parmi les mollusques on peut permettre les huîtres.

Après quelques jours de ce régime introduisez les viandes. Toutes, sauf le porc peuvent être prises bouillies ou rôties. Le porc ne sera pris que sous la forme de jambon *fumé* cuit. Toutes les viandes salées doivent être soigneusement évitées, ainsi que les *épices* et les *sauces.*

La mastication sera aussi complète que possible, dans les cas où elle est rendue difficile par l'état de la dentition ; il faut soit manger des hachis, soit employer un des nombreux masticateurs que l'on trouve dans le commerce.

On ne changera rien au régime des boissons. Le café ou le thé léger seront permis au repas du midi.

On ne prendra naturellement ni vin, ni tabac, ni alcool.

Cette deuxième période du traitement alimentaire doit être continuée jusqu'à disparition *complète* de toute gêne gastrique, et jusqu'au retour de l'embonpoint normal.

Au point de vue de la thérapeutique proprement dite, il y a deux raisons d'intervenir.

La première est fournie par des douleurs résistant habituellement à la poudre de saturation. Vous emploierez alors la formule suivante :

<pre>
Bicarbonate de soude..........   0 gr. 75
Chlorhydrate de morphine.....   0 gr. 003
</pre>

pour un paquet qu'on prendra dissous dans un peu d'eau dix minutes avant le repas.

La seconde raison d'intervenir est donnée par ce fait qu'il y a dans la dyspepsie hypersthénique un retard de la peptonisation et quelquefois un retard de la digestion des hydro-carbones. Dans le but de porter remède à ce trouble, nous conseillons :

<pre>
Pepsine à titre 50......   o gr. 50 à 1 gr.
Maltine ....   0 gr. 10
</pre>

Pour un cachet, à prendre au milieu de chaque repas et le repas terminé, deux des pilules suivantes :

<pre>
Pancréatine ....   20 centigrammes
Excipient..............   q. s.
            pour une pilule non argentée.
</pre>

TRAITEMENT DES COMPLICATIONS. — Le traitement de l'ulcère et de ses complications (hémorrhagie, perfora-

tion, cicatrices gastriques), est exposé ailleurs. Il en
est de même de la sténose du pylore et de la dilatation
d'estomac.

Nous n'avons donc à parler ici que de l'hypersécrétion continue ou gastro-succorrhée.

Il faut avouer que quand la dyspepsie hypersthénique en est arrivée à cette phase redoutable, il n'y a
pas grand chose à attendre du traitement médical. Il
est permis cependant, dans les cas où l'on n'est pas
talonné par un état général grave d'expérimenter ce
genre de traitement. S'il échoue, *il n'y a qu'un traitement : la gastro-entérostomie.*

Cette gastro-entérostomie ne doit pas être pratiquée
par un procédé quelconque. Le deux techniques de
Wœlfler et de Von Hacker sont, comme nous le montrons ailleurs, excellentes pour pratiquer une opération d'urgence sur un estomac cancéreux, mais elles
ne sauraient d'une façon constante mettre le malade
dans des conditions physiologiques normales. Aussi
recommandons-nous dans tous les cas où le malade est
assez résistant pour supporter une opération longue et
minutieuse, la gastro-entérostomie en Y de Roux.

Dyspepsie par insuffisance gastrique ou dyspepsie hyposthénique.

Beaucoup d'auteurs, s'appuyant sur la statistique
de Riegel, ont admis que l'hyposthénie gastrique, dont
le symptôme le plus marquant est l'hypochlorhydrie,
était toujours une conséquence d'une lésion matérielle
de l'estomac. Si ces auteurs avaient entendu que tout
trouble dynamique des fonctions gastriques est théoriquement aperceptible au point de vue anatomique,

nous n'aurions aucun intérêt à protester contre leur opinion. Mais là n'est pas leur tendance; ils prétendent que l'hyposthénie gastrique est toujours consécutive à une lésion stomacale anatomiquement connue et cliniquement classée. En sorte qu'il n'y aurait jamais à traiter la dyspepsie hyposthénique en tant qu'entité morbide, mais seulement à s'occuper de la lésion causale.

Dans l'état actuel de nos connaissances, il est impossible de souscrire à une pareille opinion. Nous sommes sûrs d'avoir constaté mainte fois le tableau clinique complet de l'insuffisance gastrique, alors que rien dans les antécédents, rien dans la suite, ne permettait de rattacher *à une autre affection gastrique* le trouble observé.

On peut dire, il est vrai, qu'en un certain sens les dyspepsies hyposthéniques sont toujours secondaires, mais elles ne sont pas forcément secondaires à une autre affection gastrique. Toutes les affections chroniques, toutes les maladies générales peuvent produire l'insuffisance gastrique, c'est le cas de la neurasthénie, de la tuberculose, des affections cardiaques à la période asystolique, des néphrites chroniques, des intoxications industrielles, du morphinisme, du cocaïnisme, etc... Or il est bien certain que dans ces cas il ne faut pas se croiser les bras en face de l'affection causale, mais cela ne veut pas dire qu'il ne soit pas *indispensable* de traiter l'hyposthénie gastrique en tant qu'entité morbide.

DIAGNOSTIC POSITIF. — Nous avons déjà insisté sur l'extrême fréquence de la neurasthénie chez les dyspeptiques hyposthéniques. Cette loi nous a paru tellement vraie que nous recherchons maintenant de parti pris l'insuffisance gastrique chez tous les neurasthéniques qu'il nous est donné d'examiner. Chez ces malades la dyspepsie hyposthénique s'installe d'une façon insidieuse, sans crises de début. Peu à peu le malade perd son appétit, se sent le ventre ballonné et l'estomac gonflé après les repas. Rarement les douleurs sont aiguës, en sorte que, dans la plupart des cas, les malades consultent très tardivement. A la période d'état les symptômes principaux se présentent comme suit : Le matin au réveil, la bouche est mauvaise, l'estomac lourd. Le petit déjeuner n'amène aucune modification dans cet état. Ce premier repas est d'ailleurs très peu abondant, car les hyposthéniques n'ont pour ainsi dire, jamais faim le matin. Le repas de midi est pris avec nonchalance, sans appétit, mais de temps en temps avec un goût brusque de quelques jours pour un aliment particulier. Dès la fin du repas l'estomac est gêné, distendu. L'estomac ne se contracte pas sur les aliments dont la digestion se fait avec une extrême lenteur. Le contenu gastrique gêne comme un corps étranger. Cet état dure, en moyenne, trois heures, après lesquelles tout rentre en général dans l'ordre. Pendant cette période, que l'on peut qualifier de crise gastrique, il est rare que les douleurs soient intenses. Les acides de fermentation peuvent seuls, lorsqu'ils sont en grande abondance, produire des douleurs aiguës.

Certains malades ont des vomissements. Ceux-ci se produisent dans la première heure qui suit le repas. Ils ont comme caractéristique de ne pas apparaître tardivement comme ceux de la dyspepsie hypersthénique.

Après le repas du soir la même scène se déroule. Il n'y a donc rien de comparable aux crises gastriques nocturnes de l'hypersthénie. Il est à noter cependant que, dans des cas extrêmement rares, les acides de fer-

mentation peuvent, tard dans la nuit, donner des douleurs intenses.

L'intestin est, dans les heures qui suivent l'ingestion
des aliments, dilaté par les gaz. La tension gênante
qui en résulte ne disparaît qu'avec leur évacuation.

La constipation est beaucoup moins constante que
dans l'hypersthénie. Robin dit cependant avoir trouvé
la proportion suivante :

Constipation.....................................	78
Garde-robes normales...........................	16
Diarrhée..	6
	——
	100

Pour notre part nous l'avons trouvé dans environ
la moitié des cas ; chiffre qui n'est pas bien démons-
tratif, car les femmes entrent pour une forte part dans
notre statistique et l'on sait que la plupart d'entre elles
sont normalement constipées.

L'hypertrophie du foie se rencontre dans 50 o/o des
cas d'hyposthénie, et principalement lorsque les fermentations gastriques sont très marquées.

L'estomac est moins fréquemment dilaté que dans
l'hypersthénie ; il peut l'être par deux mécanismes : le
relâchement des tuniques gastriques ou la distension
consécutive à une sténose du pylore causée elle-même
par l'hyperacidité de fermentation. Il nous est impossible de dire actuellement lequel de ces deux mécanismes est le plus fréquent. Nous inclinons cependant à
penser que le spasme du pylore joue un rôle prépondé-
rant.

Soit à cause de leur état gastrique, soit à cause de
leur état nerveux, les hyposthéniques sont sujets aux
migraines, aux céphalalgies, aux vertiges. Ces symp-

tômes pénibles disparaissent en général des premiers quand on soigne à la fois l'état général et l'état local.

En somme le diagnostic positif de la dyspepsie hyposthénique doit reposer sur la faible intensité des crises gastriques, sur leur début immédiatement après le repas, sur la distension abdominale qui suit l'ingestion des aliments, sur la cessation des douleurs trois heures environ après le repas, enfin sur l'absence d'appétit et la constance presque absolue des symptômes cardinaux de la neurasthénie.

Exploration chimique. — On doit faire sur la valeur symptomatologique de l'examen chimique dans le cas de dyspepsie hyposthénique les mêmes réserves que nous avons faites dans le chapitre précédent à propos de l'hypersthénie.

Il est à noter cependant qu'après le repas d'épreuve s'il y a une hyposthénie caractérisée, on ne trouvera jamais une digestion normale.

Dans 86 o/o des cas on trouve des acides de fermentation en quantité notable et de l'hypochlorhydrie ; dans les 14 o/o qui restent il y a 1 fois hyperchlorhydrie avec ou sans stase et 13 fois hypochlorhydrie, plus ou moins nette, sans acide de fermentation. Ces 13 o/o se rapportent dans nos observations à des affections au début sans dilatation de l'estomac.

Si nous entrons dans le détail de l'examen chimique, nous savons qu'il faut nous placer aux cinq points de vue suivants :

a) L'acidité totale.

b) L'acide chlorhydrique libre ;

c) L'acide chlorhydrique combiné aux albuminoïdes;

d) Les acides de fermentation ;

e) Les résidus d'albumine coagulables par la chaleur.

Le repas d'épreuve sera fait dans les conditions ordinaires et l'on trouvera que :

a) L'acidité totale est diminuée dans 1/3 des cas, augmentée ou normale dans les deux autres tiers. Ce résultat s'explique par l'extrême fréquence des acides de fermentation.

b) L'acide chlorhydrique libre est absent 90 fois sur 100. Dans les 10 autres cas il est inférieur à 0.20.

c) L'acide chlorhydrique combiné aux albuminoïdes est diminué dans plus de la moitié des cas. On le trouvera alors inférieur à 0.50.

d) Les acides de fermentation sont presque constants, c'est eux qui constituent presque seuls l'acidité totale souvent élevée.

e) Les résidus d'albumine coagulable par la chaleur sont en quantité très appréciable.

En somme :

A (acidité totale) est variable.

H (acide chlorhydrique libre) est diminué ;

C (acide chlorhydrique combiné aux albuminoïdes) est également diminué ;

F (acides de fermentation) qui doit être près de 0 dans un estomac normal a presque constamment une valeur élevée.

Enfin les albumines coagulables ont une constance qui témoigne d'un trouble profond de la digestion.

COMPLICATIONS. — Les deux seules complications, dont nous avons intérêt à parler, sont la dilatation par asthénie des tuniques gastriques et le spasme du pylore, causé par l'hyperacidité de fermentation, et aboutissant à la dilatation par distension. Dans la partie de cet ouvrage qui traite de la *Dilatation de l'estomac* on trouvera toute la symptomatologie de ces affections.

Diagnostic différentiel. — Il faut toujours commencer par éliminer la dyspepsie hypersthénique. On la reconnaîtra aux crises gastriques intenses et *tardives*, à l'appétit apparaissant par fringales à la fin de la crise, à la dilatation de l'estomac avec ondulations péristaltiques, à l'augmentation de volume du foie et à la constipation.

Dans la dyspepsie hyposthénique, au contraire, la douleur gastrique est faible et précoce, l'appétit diminué, l'estomac moins constamment dilaté, et en tous cas ne donnant que rarement des ondulations péristaltiques, le foie augmenté seulement dans la moitié des cas et la constipation absente dans la même proportion.

Dès que le diagnostic de dyspepsie hypersthénique est éliminé, il faut rechercher si l'hyposthénie est sous la dépendance d'une affection gastrique ou d'une affection générale.

Les affections gastriques que l'on a à envisager sont :

1º L'ulcère, mais on a la douleur en broche, l'hémorrhagie, tous les signes de la dyspepsie hypersthénique dans les antécédents.

2º Le cancer, qu'il est impossible de distinguer dans sa période de début, et dont on ne peut affirmer l'existence qu'en présence d'une cachexie progressive, de vomissements noirs, d'une tumeur, etc...

3º Il est d'usage de faire le diagnostic différentiel avec les diverses gastrites chroniques. En se reportant à ce que nous avons dit des rapports entre les dyspepsies et les gastrites, on comprendra pourquoi nous ne nous occupons pas ici du diagnostic avec les gastrites chroniques.

Si la dyspepsie par insuffisance gastrique n'est pas

sous la dépendance d'une affection gastrique, c'est qu'elle est consécutive à une affection générale. Nous ne pouvons recommencer ici une énumération déjà faite, mais nous insisterons cependant sur trois origines qui sont de beaucoup les plus fréquentes : neurasthénie, alcoolisme, tuberculose.

TRAITEMENT. — Comme pour l'hypersthénie, il y a dans le traitement de l'insuffisance gastrique des méthodes que nous considérons comme condamnées.

L'emploi de l'acide chlorhydrique en solution qui jouit malheureusement encore d'une vogue considérable est presque absolument à retrancher de la thérapeutique. Il y a longtemps que Honigmann et Von Noorden ont démontré qu'il fallait 5o fois plus d'HCL qu'on en administrait ordinairement pour transformer les 120 grammes d'albumine de la ration normale. On a répondu, il est vrai, que l'HCL n'agissait pas dans l'estomac comme *in vitro* que par sa seule présence, indépendamment de sa quantité il augmentait la sécrétion chlorhydrique. Malheureusement pour les théoriciens, Linossier et Lemoine ont établi en juin 1893 que, loin d'activer la sécrétion chlorhydrique, l'introduction d'HCL dans l'estomac la diminuait d'une façon constante.

Il suffit d'ailleurs de réfléchir pour comprendre que l'HCL est un médicament dangereux et aveugle. Supposons-nous, par exemple, en présence d'une dilatation par spasme pylorique due à l'hyperacidité de fermentation. L'adjonction d'HCL, non seulement ne supprimera pas les fermentations, mais encore, en augmentant l'hyperacidité gastrique, maintiendra le spasme du pylore.

Si certains malades semblent avoir tiré un certain bénéfice de l'emploi d'HCL, c'est que l'on a eu affaire à des nerveux purs, chez lesquels il n'y a aucun type de dyspepsie bien définie, et que toutes les thérapeutiques soulagent momentanément.

Une thérapeutique rationnelle de la dyspepsie par insuffisance gastrique ne peut pas être aussi simpliste. C'est dans la stimulation des fonctions gastriques qu'il faut chercher la solution du problème. Les stimulants que nous connaissons sont de trois ordres. Les uns ressortissent à l'hygiène, les autres à l'alimentation, les troisièmes enfin à la thérapeutique proprement dite.

Au point de vue de l'*hygiène*, l'exercice musculaire, intense si l'homme est encore vigoureux, modéré si l'homme est faible, est à recommander. Les bains froids, le tub froid, sont de rigueur, les bains tièdes sont à éviter, car ils sont déprimants.

Au point de vue de l'*alimentation*, nous avons vu précédemment que les aliments azotés sont des excitants incontestables. de la fonction gastrique, et que, comme tels, il convient de les réduire considérablement au début du traitement de l'hypersthénie. Dans l'hyposthénie, au contraire, ils sont nécessaires et doivent être mis au premier plan.

On a souvent recommandé la viande crue; nous l'éliminerons systématiquement, car, n'étant pas aseptique, elle favorise les fermentations. Les viandes grillées ou bouillies, très cuites, sont préférables. On prendra un grand soin à bien les mâcher. Dans les cas où l'état de la dentition ne le permettrait pas, il faudrait recourir aux hachis ou à l'emploi des masticateurs de table.

Tous les poissons maigres, cuits au court-bouillon, peuvent être conseillés : merlan, sole, turbot, barbue, vive, etc...

Les légumes verts, bien cuits, ne sont pas à dédaigner. Il faut seulement éviter les salades, les choux, les concombres, l'oseille, les tomates, etc...

Les potages ne constituent pas un élément utile. Ils ont le défaut de trop diluer le suc gastrique. Ordinairement, nous recommandons à nos malades de s'en abstenir.

Le choix d'une boisson est infiniment plus facile pour un hyposthénique que pour un hypersthénique. La bière, le vin blanc mouillé d'eau, les eaux minérales bicarbonatées sodiques sont permises. Nous employons les eaux bicarbonatées, pendant les repas, parce qu'elles fournissent des éléments utiles pour la constitution de NaCL, point de départ de la sécrétion d'HCL, et parce que le bicarbonate de soude est un excitant incontestable de l'estomac.

Enfin, nous avons coutume de prescrire un apéritif qui sera, de préférence, un verre à Bordeaux de bière alcoolisée, à fermentation basse, administré une demiheure avant les repas. Schiff a montré depuis longtemps l'action peptogène de la dextrine contenue dans ce genre de bière.

Au point de vue *thérapeutique* proprement dit, on utilisera cette propriété qu'ont les alcalins d'augmenter la sécrétion chlorhydrique quand ils sont pris pendant les repas. Dans ce sens, A. Robin recommande, avec raison, le mélange suivant :

Magnésie calcinée.	} *aa* 4 gram.
Bicarbonate de soude........	
Craie préparée...............	6 gram.

Divisez en douze paquets.

On prend un paquet après le déjeuner, le dîner et en se couchant. Ces paquets sont pris pendant quatre jours, puis on cesse pendant six, pour recommencer pendant quatre, et ainsi de suite.

Pour combattre la constipation, on prendra des pilules d'aloès ou de la teinture de Cascara Sagrada.

TRAITEMENT DES COMPLICATIONS. — Nous parlons, à propos de la dilatation d'estomac, des différentes opérations qui permettent de réduire la capacité de ce viscère, dans les cas où la dilatation n'est pas causée par un spasme du pylore.

Dans les cas où il y a spasme pylorique on ne doit jamais faire, s'il y a hyposthénie, de gastro-entérostomie, car de simples lavages et une alimentation appropriée permettent de faire tomber l'hyperacidité de fermentation qui cause le spasme.

Traitement de la cause de l'insuffisance gastrique. — Il est bien entendu, et nous ne pouvons ici nous étendre sur ce point, que la cause, qu'elle soit locale ou générale, doit être traitée en même temps que l'hyposthénie elle-même.

DILATATION DE L'ESTOMAC

Nous nous trouvons ici en présence d'une affection dont la fortune dans le cadre nosologique a été des plus singulière. Avant Bouchard, et à l'exception de quelques observations isolées il n'est pour ainsi dire pas question de la dilatation de l'estomac. Les doctrines de Broussais, de Chomel, de Beau se succèdent, sans que les variations de volume de l'estomac soient nettement conçues. Après toute une période chaotique de la pathologie gastrique, où l'on vivait surtout sur la conception vague des dyspepsies qu'avait donnée Chomel, Bouchard renversa complètement l'édifice fragile de la conception classique. La dilatation de l'estomac, jadis et à juste titre considérée presque comme une curiosité anatomique, fut considérée comme le facteur le plus important de la pathologie gastrique. On admit que sa fréquence était telle que 60 o/o des individus atteints d'affections chroniques de l'estomac en étaient porteurs. Quand il y a dyspepsie, il y aurait 7 fois sur 8 dilatation de l'estomac : cette dernière est la lésion, la dyspepsie n'en est plus que le symptôme. Germain Sée et Dujardin-Beaumetz protestèrent contre une conception aussi absolue. Mais leur voix n'eut guère d'écho en France. Tout le monde suivit cette doctrine si commode et si simplificatrice de la dilatation. Le régime sec, les repas peu copieux, la poudre de viande triomphèrent sur toute la ligne ; et il ne fallut rien moins que 15 années ininterrompues d'insuccès thérapeutiques pour transformer de nouveau la conception générale des maladies de l'estomac.

Ewald, Reichmann, Léo, Boas, Leube, Gluzinski, Riegel, Hayem et Winter, Mathieu, A. Robin, s'illustrèrent dans cette tentative, en sorte qu'aujourd'hui la dilatation de l'estomac a perdu son ancienne prépondérance, et qu'il est même permis de se demander dans quelle mesure elle peut être décrite autrement que comme l'un quelconque des symptômes qui accompagnent soit les lésions de la muqueuse gastrique, soit les troubles organiques ou fonctionnels de la fonction pylorique.

Nous avons pensé cependant que les symptômes propres de la dilatation de l'estomac sont assez courants et jusqu'à un certain point indépendants de la cause qui les produit, pour qu'il nous soit permis de leur consacrer un chapitre.

Les réserves que nous avons faites précédemment veulent simplement dire que, si l'on veut instituer un traitement utile, il ne faut jamais se contenter du diagnostic de *dilatation de l'estomac*, mais qu'il est, au contraire, indispensable de remonter toujours à la cause.

DIAGNOSTIC POSITIF. — L'inspection peut montrer une voussure péri et sous-ombilicale. Cette voussure s'étend souvent vers l'hypochondre gauche, jamais vers le droit. La grande courbure peut se voir nettement chez les gens très amaigris. On ne doit admettre de dilatation que si cette grande courbure dépasse nettement l'ombilic. Encore est-il que dans la dislocation verticale de l'estomac une partie de la grande courbure correspondant à l'antre pylorique peut être très au-dessous de l'ombilic, sans qu'il y ait pour cela d'augmentation très notable de la capacité gastrique. Dans tous les cas où il y a un obstacle pylorique, la simple inspection permet de voir des *ondulations péristaltiques* qui dessinent sous la paroi abdominale les contours de l'estomac.

La palpation peut être faite soit pendant la digestion, soit à jeun.

Faite pendant la digestion, dans les cas où elle donne naissance à un clapotage très net, elle est l'indice d'une atonie gastrique marquée, car sur un estomac normal, on n'obtient qu'un clapotage très incomplet pendant l'acte digestif.

Faite à jeun, la palpation qui donne du clapotage est un indice certain à la fois de dilatation et de stase. La succussion faite en secouant vivement le tronc du patient, produit le même résultat dans les mêmes circonstances.

Par la palpation on peut, dit-on, avoir des notions sur la limite inférieure de l'estomac. Il suffirait de constater de haut en bas, puis de bas en haut, en quel point cesse le clapotage. Il y a là une erreur, car la palpation ébranle une très large portion de la paroi abdominale, et une dépression vive de la région sous-ombilicale peut donner naissance à un clapotage produit beaucoup plus haut. Leube employait un procédé plus précis, mais extrêmement dangereux ; il introduisait par l'œsophage une sonde demi-rigide dans l'estomac, puis cherchait à en sentir le bout par le palper abdominal. Nous ne saurions trop conseiller de ne pas imiter cette conduite.

L'auscultation ne constitue guère pour la dilatation de l'estomac une méthode d'exploration particulière. Ses résultats les plus utiles sont peut-être la perception du clapotage pendant la palpation. Nous devons ajouter que dans certains cas, au moment où le malade avale du liquide, l'auscultation de la paroi abdominale fait entendre un glou-glou très intense. La phonendoscopie, pratiquée sur un estomac distendu préalablement par des gaz, aurait, au dire de certains auteurs permis d'en apprécier les limites.

La percussion simple qui a été longtemps considérée comme un excellent procédé de limitation de l'estomac, donne des résultats des plus trompeurs. On a dit qu'elle révélait dans la partie supérieure du viscère une sonorité anormale, parfois tympanique, plus souvent hydro-aérique, puis dans les points déclives une matité plus ou moins étendue, modifiable suivant la position du malade et le degré de plénitude de l'estomac. Tout cela est faux en général. Dans la règle, on observe dans l'épigastre un tympanisme ou un bruit hydro-aérique très nets, mais ce tympanisme se continue sans ligne de démarcation avec celui du colon transverse. On ne saurait trop mettre les praticiens en garde contre cette cause d'erreur.

Pour que la percussion soit utile, il faut qu'elle soit pratiquée sur un estomac distendu par des gaz. Cette distension sera obtenue soit par des poudres effervescentes (Billroth), soit par l'insufflation (Augeret). C'est là un procédé qui est peut-être le meilleur de tous. Il a l'avantage d'être simple. Une sonde œsophagienne munie d'une poire de Richardson, ou bien une simple potion de Rivière suffisent.

La gastroscopie qui, il y a quelques années, avait paru à Mickulicz pleine d'avenir, n'a pas tenu ce qu'elle promettait. Malgré de nombreux perfectionnements, Kader avoue qu'à la clinique de Breslau elle est pratiquée sans succès.

La diaphanoscopie donne des renseignements très incomplets sur les limites de l'estomac, à cause de la diffusion des rayons lumineux dans l'abdomen.

La radioscopie qui, dans les mains de Becker,

Hemmeter, Roux et Balthazar, a fourni des renseignements précieux sur la motricité de l'estomac, ne peut guère servir à en apprécier exactement les limites.

D'ailleurs ces trois derniers procédés ont l'inconvénient de demander un outillage spécial, c'est-à-dire d'être inutilisables dans la pratique courante.

Le cathétérisme donne des résultats des plus utiles. En sondant à jeun un estomac, on peut acquérir d'un seul coup la certitude d'une dilatation avec stase. L'examen chimique fait soit avec le résidu obtenu par sondage, soit avec les produits d'un repas d'épreuve, pourra, comme nous le verrons plus loin, aider au diagnostic de la cause de la dilatation.

Outre les signes physiques que nous venons d'énumérer, certains signes fonctionnels peuvent aider au diagnostic positif.

La sensation de plénitude et de tension abdominale se produisant après les repas, des éructations abondantes, du pyrosis, des régurgitations, constituent des symptômes, plus ou moins marqués, mais à peu près constants.

Les vomissements n'existent guère que dans la forme de dilatation qui est liée à un obstacle pylorique, ils sont toujours abondants, mais ne réussissent pas à vider complètement l'estomac.

La constipation est constante, elle est en raison directe de la difficulté qu'ont les aliments à passer de l'estomac dans l'intestin.

Tous les autres signes que l'on trouve énumérés dans les classiques sont moins importants. Il en est ainsi du refoulement du diaphragme qui produit de la dyspnée et de la tachycardie, il en est de même des différentes ptoses viscérales, de la congestion et de l'abaissement du foie, de la peptonurie, des poussées de subictère, de l'eczéma, de l'urticaire, enfin de tous les signes d'intoxication qui sont liés aux produits toxiques causés par les fermentations gastriques anormales.

Nous mentionnerons seulement la tétanie et le coma dyspeptique qui sont des points discutés et en tous cas d'extrêmes raretés.

De tout ce qui précède, il résulte que les symptômes fonctionnels ne peuvent guère servir au diagnostic positif. Les signes physiques ont beaucoup plus d'importance ; particulièrement deux d'entre eux : la stase gastrique à jeun, et l'abaissement de la limite inférieure du foie constaté par la percussion, après distension par les gaz.

Diagnostic différentiel. — Il faut, nous avons insisté sur ce point, éviter de faire le diagnostic de dilatation de l'estomac dans les cas de dyspepsie. On pensera également toujours, pour les éliminer d'ailleurs, au simple abaissement de l'estomac, reconnaissable à la position de la petite courbure après l'insufflation, et la dislocation verticale qui se rencontre surtout chez des femmes ayant porté un corset serré, et que la percussion permettra de diagnostiquer.

Diagnostic de la cause. — La dilatation peut être due ou non à une sténose pylorique.

a) Dans le cas de sténose pylorique, on observe 4 ou 5 heures après les repas des douleurs dues aux énergiques contractions que fait la musculeuse pour évacuer à travers le pylore sténosé le contenu de l'estomac. En même temps que les douleurs apparaissent à travers la paroi des ondulations péristaltiques et le palper révèle un durcissement concomitant de l'estomac. Les vomissements sont constants; ils sont d'abord répétés plusieurs fois par jour, plus tard quand la musculeuse vaincue se laisse distendre, ils se produisent beaucoup moins fréquemment. L'estomac ne se débarrasse plus de son trop plein que tous les 3, 4 ou 5 jours. On observe alors dans les matières vomies des débris alimentaires qui remontent à 48 ou 72 heures. Jamais dans la sténose du pylore les vomissements ne sont teintés de bile ; enfin la constipation est intense.

Supposons donc que la dilatation soit due à une sténose du pylore. Quelle est la cause de cette dernière ?

On pensera à un *cancer* si le malade est âgé, s'il a subi un amaigrissement progressif, si les phénomènes ont évolué avec une certaine lenteur, s'il s'est produit des vomissements marc de café, enfin si le palper révèle une tumeur pylorique. Longtemps on a admis que dans les cas de cancer il y avait hypochlorhydrie ou même anachlorhydrie. Cette modification du suc gastrique est intéressante à connaître, mais elle n'est pas assez fréquente pour qu'on en fasse un élément de diagnostic.

On pensera à un ulcère cicatrisé ou à une sténose causée par un ulcère en évolution, s'il y a a hyperchlorhydrie, grandes hématémèses, douleurs vives « *en broche* », dans le passé ou dans le présent.

Les simples commémoratifs suffiront en général pour diagnostiquer une sténose due à l'ingestion d'un liquide corrosif, ou à l'existence d'une bride cicatricielle causée par une péritonite ancienne. Les rétrécissements congénitaux seront des trouvailles opératoires ou d'autopsie.

Les sténoses sous-pyloriques n'ont pas de symptômes bien précis, aussi les confond-on généralement avec les sténoses du pylore. On y pensera cependant s'il y a une grande quantité de bile dans les vomissements.

Des travaux récents montrent que le syndrôme de la sténose pylorique peut-être produit par un simple spasme. Cet accident semble assez fréquent dans la gastro-succhorrée.

b) Dans le cas où il y a dilatation sans sténose pylorique, on tiendra compte de ce fait que dans les ectasies très marquées on a affaire en général à l'hypersécrétion permanente. L'examen du liquide pris à jeun par sondage montrera une acidité élevée due en partie à l'acide chlorhydrique, en partie aux acides de fermentation.

Les autres causes de dilatation sans sténose sont, au dire des auteurs, la neurasthénie (?), les gastrites classiques et notamment la gastrite alcoolique, enfin la surcharge alimentaire.

TRAITEMENT.—Quand la dilatation est liée à l'existence d'une sténose on sera presque toujours conduit à une intervention chirurgicale.

Nous avons admis, il est vrai, qu'il existait des dilatations dues à un simple état spasmodique du pylore. Il est donc logique d'examiner si ces simples spasmes ne peuvent céder à un traitement médical. Nous pensons que cet essai est légitime, et beaucoup de praticiens en ont tiré un sérieux avantage. Le seul écueil est de s'obstiner dans les traitements médicaux jusqu'à dénutrition complète du patient. En conséquence nous conseillons de traiter les malades par le régime lacté et le lavage quotidien de l'estomac pendant une période de 15 jours ou trois semaines. Si passé ce temps les accidents ne s'amendent pas, il faut se résoudre à l'intervention chirurgicale.

Nous ne pouvons examiner ici les différentes techniques opératoires que l'on a dirigées contre les diverses causes de sténose pylorique. Disons seulement qu'on tend de plus en plus à pratiquer la cure radicale dans le cas de cancer, tandis que l'on pratique la gastro-entérostomie dans les autres cas.

Quand, au contraire, il s'agit de dilatation sans sténose, la part du traitement chirurgical devient extrêmement restreinte. Il est d'ailleurs facile de comprendre qu'il est plus logique de traiter médicalement l'affection de la muqueuse gastrique qui est la cause, que de remédier chirurgicalement à l'ectasie gastrique qui n'est qu'un effet.

Contre l'ectasie on a pratiqué plusieurs fois la gastrorrhaphie, opération à laquelle on a ajouté dans quelques cas d'abaissement de l'estomac ou de dislocation verticale, la gastropexie.

a) **Gastrorrhaphie.** — L'opération est due à Bircher (d'Aarau) qui l'exécuta en juillet 1891. Après lui Robert F. Weir la pratiqua en 1892. Puis toute une série de chirurgiens crurent l'inventer à leur tour. Ce furent successivement : Brandt (de Klausenburg) en 1894, William Ewart et William H. Bennett, en 1896, J.-L. Faure en 1897.

Bien que cette opération ait plus de dix ans d'existence elle a été peu pratiquée et il est impossible de se faire une opinion ferme sur sa valeur. Nous ne pensons pas que son avenir soit bien brillant, car, suivant l'expression de Terrier et Hartmann, un régime bien compris, des lavages méthodiques de l'estomac et le port d'une sangle de Glénard suffisent le plus souvent pour améliorer notablement l'état des malades.

Telle que l'ont décrite Bennett et J.-L. Faure l'opération doit se pratiquer de la manière suivante :

Après les précautions aseptiques d'usage et sous l'anesthésie par le chloroforme ou par l'éther on pratiquera la laparotomie sus-ombilicale médiane. Les deux lèvres de la plaie seront saisies dans deux fortes pinces à griffes, pour en faciliter la suture au moment de la fermeture de l'abdomen.

L'estomac sera saisi et l'on explorera soigneusement ses contours, de manière à se rendre un compte exact de sa dilatation. La paroi antérieure du viscère sera attirée dans la plaie abdominale, et maintenue dans cette position de hernie à l'aide de compresses tassées tout autour.

L'opération devant consister essentiellement dans la plicature de la face antérieure, c'est sur la portion exposée de l'estomac qu'il suffira d'agir. Dans ce but, une aiguille courbe, ronde, à châs fendu, armée d'un fil, sera passée sept ou huit fois sous la séreuse, dans la musculeuse, sans intéresser la muqueuse. Les deux chefs de chacun des fils ainsi passés seront saisis dans une pince à forcipressure, de façon à pouvoir passer tous les fils avant d'en effectuer le serrage. Cinq ou six points suffisent en général. Quand ils sont noués, on a ainsi plissé toute la face antérieure de l'estomac et rapproché l'une de l'autre les deux courbures, ce qui, dans les cas heureux, peut correspondre à la diminution de moitié de la capacité gastrique.

La fermeture de l'abdomen sera faite par les procédés ordinaires.

b) **Gastropexie.** — Il ne s'agit pas ici de la gastropexie comme premier temps de la gastrostomie. Cette technique sera exposée ailleurs.

Duret est le premier qui ait eu l'idée de la gastropexie comme traitement de la gastroptose, et c'est lui qui la pratiqua le premier en 1895. Nous en parlons ici parce que la dilatation de l'estomac est la complication forcée de la gastroptose et que dans quelques-uns des cas où l'on sera amené à faire la gastrorrhaphie on trouvera en même temps les indications d'une gastropexie.

L'incision sus-ombilicale sera faite comme plus haut. On fixera l'estomac à l'angle supérieur de la plaie abdominale par une série de 3 ou 4 points de suture exécutés sur la face antérieure le long de la petite courbure. Chacun des points, qu'il vaut mieux faire séparés, comprendra du côté stomacal la séreuse et la musculeuse, et du côté de la paroi : le péritoine, l'aponévrose et le muscle. La fermeture de l'abdomen sera faite en un plan au fil métallique.

Hartmann qui, le premier, a combiné la gastrorrhaphie et la gastropexie dans un cas de dilatation et de ptose de l'estomac, a dû à cette combinaison un succès remarquable. Les suites opératoires furent des plus simples. On alimenta peu à pe... le malade qui se mit à digérer d'une façon parfaite. L'etat général s'améliora notablement. L'estomac, examiné après insufflation, 20 jours après l'opération, avait repris sa forme et ses rapports normaux. Le poids passa du 12 octobre, veille de l'opération au 10 janvier suivant, de 32 kilog. 500 à 47 kilog.

ULCÈRE DE L'ESTOMAC

Le diagnostic positif repose sur trois symptômes cardinaux : la douleur, les vomissements, l'hémorrhagie..

Douleur. — Elle est paroxystique, intense et localisée. Les paroxysmes sont d'autant plus nets que l'ulcère est près de son début. On a alors une douleur qui n'éclate que quand l'introduction d'aliments dans l'estomac excite la secrétion acide de la muqueuse. Plus tard l'extension de l'ulcère, l'infiltration lymphangitique des parois de l'estomac, peuvent donner une douleur presque continue qui nuit beaucoup au caractère paroxystique de la douleur de l'ulcère.

Dans la règle, les symptômes douloureux apparaissent très peu de temps après l'ingestion des aliments. On a dit que le moment de leur apparition avait un rapport avec la localisation de l'ulcère. Dans cette théorie, un siège cardiaque donnerait naissance à des douleurs précoces ; la localisation à la petite courbure permettrait un intervalle d'une demi-heure entre l'arrivée des aliments dans l'estomac et l'apparition des symptômes subjectifs, enfin plus tardivement encore se produiraient les accès correspondant au développement de l'ulcère dans la région pylorique.

Rien de tout cela n'est certain. Les autopsies et les opérations montrent qu'il n'y a aucun rapport constant entre la localisation de l'ulcère et le moment où apparaissent les douleurs. La douleur elle-même est inconstante, et un ulcère cicatrisé peut être une véritable trouvaille faite pièces en main, sans que rien dans l'histoire du malade permette de soupçonner son évolution.

Ce qui est plus net, c'est l'influence de certains aliments ou condiments sur l'apparition de la douleur. Le café, le thé, les alcools, la plupart des épices rentrent dans cette catégorie. De même la position occupée par le malade après l'ingestion des aliments parait jouer un certain rôle. Il semble que, jusqu'à un certain point, le patient tende à prendre une position qui empêche le suc gastrique d'être en rapport avec l'ulcère.

Dans les cas typiques, la douleur est très intense. On la compare volontiers à l'action perforante d'une broche, transfixant le patient de l'épigastre vers le rachis. C'est la douleur dite « *en broche* ». Le maximum de la douleur peut être à droite ou à gauche, près de l'ombilic, ou au contraire près de l'appendice xyphoïde. On en a tiré des conclusions sur le point occupé par l'ulcère. Ce sont là encore des erreurs. Il y a longtemps que l'expérience des anatomo-pathologistes et des chirurgiens, devrait avoir fait justice de ces systématiques hâtives.

Ce qui est vrai, c'est que, dans la plupart des cas, on peut déterminer deux points douloureux à la pression. L'un, dit *épigastrique*, se trouve à égale distance entre l'ombilic et l'appendice xyphoïde. L'autre, dit *dorsal*, se trouve généralement entre la 7e vertèbre dorsale et la 2e lombaire, généralement sur les apophyses épineuses. Très anormalement il siègerait entre les omoplates.

La durée des paroxysmes douloureux est très variable ; en général elle est d'au moins une demi-heure et au plus de deux heures.

Vomissements. — Le vomissement est loin d'être un symptôme constant. Lorsqu'il existe, il revêt, suivant la forme d'ulcère, et suivant le stade auquel est arrivée la maladie, des aspects multiples.

Au début, c'est une simple régurgitation acide. Plus tard quand l'ulcère est parfaitement constitué et que l'ingestion d'aliments produit des douleurs intolérables, on observe de l'intolérance gastrique et conséquemment des vomissements alimentaires.

Dans les ulcères anciens qui peuvent s'entourer de toute une zone de gastrite atrophique on a des vomissements matutinaux presque purement muqueux.

Enfin, si l'ulcère siège auprès du pylore, et qu'on ait par spasme musculaire le syndrome du rétrécissement du pylore, on a affaire aux vomissements rares de la dilatation d'estomac.

Hémorrhagie. — L'hémorrhagie est, après la douleur le symptôme le plus fréquent.

La plupart des auteurs s'accordent à dire qu'elle existe dans un tiers des cas. C'est une opinion que nous ne pouvons accepter sans réserves, car nous pensons que beaucoup d'ulcères évoluent d'une façon torpide.

Les aspects que prend l'hémorrhagie, au point de vue clinique, sont variables. L'hématémèse est la règle, le melœna l'exception. Tantôt, ce qui est heureusement rare, l'hématémèse est foudroyante. Un vaisseau important s'est rompu par ulcération. Le malade meurt en quelques instants. Brinton, qui en exagère l'importance, admet que les choses se passent ainsi une fois sur vingt. Dans la règle on a d'abord les signes d'une hémorrhagie interne, pâleur, faiblesse du pouls, tendance à la syncope, refroidissement des extrémités ;

puis on observe quelques nausées, un vague chatouille-
ment de la gorge avec goût de sang, enfin l'hématémèse
se produit.

Dans l'immense majorité des cas l'hématémèse de
l'ulcère est rouge. Ce n'est que quand l'hémorrhagie est
peu importante, l'estomac dilaté, et que, par conséquent, le sang a pu séjourner quelque temps, que l'on
observe le vomissement noir comparable à celui du
cancer.

Éléments accessoires du diagnostic. — L'ulcère
simple s'accompagne toujours des troubles digestifs
banals qui sont le cortège obligé des affections gastriques. L'inappétence devient plus ou moins complète,
on observe des renvois acides, la bouche est pâteuse,
l'estomac est généralement distendu. L'hypoacidité ne se
rencontre que quand l'ulcère est cicatrisé et que l'estomac envahi peu à peu par la sclérose présente les réac-
tions de la gastrite atrophique.

La constipation et le ballonnement de l'abdomen sont
presque de règle.

Les symptômes généraux sont au début peu marqués. Plus tard, quand il y a un certain degré d'intolérance gastrique, les malades maigrissent et s'anémient.
On a dit que l'ulcère de l'estomac créait un terrain
favorable au développement de l'hystérie. Il y a là,
selon nous, un renversement du rapport de cause à
effet. Très souvent, pour ne pas dire toujours, les
grands nerveux sont atteints d'hyperchlorhydrie et d'hypersécrétion permanente ; or on sait quel rôle pathogénique important jouent, au point de vue de l'ulcère
simple, ces deux affections.

Diagnostic des complications. — Les complications
auxquelles il faut penser en examinant et en traitant un
malade atteint d'ulcère sont :

1° La perforation.

2° L'atrésie d'un des orifices.

3° La dilatation.

4° Les adhérences.

5° L'anémie grave.

9° Le cancer.

1° *Perforation.* — D'après Brinton elle se produirait dans 13 p. 100 des cas, et surtout à la face antérieure. Elle est souvent provoquée par les efforts de vomissements, par la toux, par les chocs sur la région épigastrique.

Les résultats de la perforation varient essentiellement suivant le siège et l'évolution antérieure de la lésion. Une ouverture dans les portions déclives est particulièrement dangereuse, car la grande cavité péritonéale est infectée d'emblée et il y a peu de chances d'enkystement. Au contraire une perforation siégeant sur la petite courbure ou à la face postérieure conduit les liquides provenant de l'estomac dans des régions de l'abdomen où l'enkystement est des plus aisés.

L'évolution antérieure des lésions joue également un rôle important. Si l'estomac est entouré d'adhérences péritonéales, les tractus créés par la périgastrite n'ont qu'à s'étendre et à se souder entre eux pour localiser l'infection.

De tout cela il résulte qu'il existe deux grands types cliniques : la péritonite généralisée et la péritonite enkystée. Dans le premier cas on a une douleur abdominale intense, des phénomènes de collapsus, un pouls rapide et petit, de la fièvre, du ballonnement du ventre, un faciès terreux et grippé auquel on a donné le nom de « *faciès péritonéal* ».

La mort est la terminaison fatale, si on laisse les choses évoluer.

Dans le cas de péritonite circonscrite on a d'abord pendant quelque temps une réaction péritonéale très nette ; puis peu à peu les signes s'amendent, et pendant plusieurs jours on assiste à des poussées péritonéales fébriles de moyenne intensité, qui s'accompagnent de cachexie rapide. L'affection abandonnée à elle-même évolue à peu près fatalement vers la mort.

L'ouverture de la péritonite enkystée peut se faire soit dans un des organes voisins, soit au dehors. C'est ainsi qu'on a vu une communication s'établir avec le duodénum, avec la plèvre, le poumon, le péricarde, le colon. Plus rarement l'ouverture se fait au niveau de la paroi abdominale.

Un des types les mieux connus de ces péritonites enkystées est le *propneumothorax sous-phrénique de Leyden*. La collection est en général à droite ; elle est limitée en haut par le diaphragme, en bas par le foie et l'estomac, à droite par le ligament suspenseur de la glande hépatique, à gauche par la rate et ses mésos. Le bord hépatique descend au-dessous de sa situation normale, tandis que le diaphragme remontant quelquefois jusqu'à la deuxième côte, refoule en haut le poumon et le cœur. La paroi abdominale est alors tendue et lisse ; une voussure appréciable se voit aux hypochondres et à l'épigastre. Au niveau de cette voussure on peut observer soit de la matité si l'épanchement est surtout purulent, soit de la sonorité exagérée si l'épanchement est surtout gazeux. A l'auscultation, dans les cas typiques d'abcès gazeux, on trouve tous les signes du pneumothorax partiel inférieur : bruit d'airain, tintement métallique, souffle amphorique. La mort est la règle en dehors de l'intervention.

2° *Atrésie d'un des orifices.* — La contracture du cardia est un fait extrêmement rare. Elle se diagnostiquerait grâce à la concomitance des signes fonctionnels de l'ulcère et des signes ordinaires du rétrécissement de l'œsophage.

La contracture du pylore est au contraire fréquente, elle s'accompagne de tous les signes sur lesquels nous avons insisté à propos des éléments de diagnostic de la dilatation de l'estomac et de la sténose du pylore.

3° *Dilatation de l'estomac.* — La véritable dilatation est un des effets de la contracture pylorique. Rappelons que le meilleur signe est la constatation par le sondage d'une stase gastrique à jeun.

4° *Adhérences.* — Leur diagnostic est très difficile. Il s'appuie presque uniquement sur des douleurs sourdes, persistantes, se produisant en dehors de la douleur « *en broche* » dues à l'ulcère lui-même. Ce diagnostic n'avait aucune importance quand on considérait l'ulcère d'un point de vue exclusivement médical ; mais au point de vue chirurgical il est prudent de s'en préoccuper, car les opérations dirigées contre l'ulcère deviennent singulièrement plus périlleuses quand il faut détruire préalablement des adhérences nombreuses et étendues.

5° *Anémie grave.* — Elle succède à deux causes : les grandes hémorrhagies et l'inanition due à l'intolérance gastrique. Dans le premier cas elle peut être transitoire, si de nouvelles hématémèses ne se produisent pas ; dans le second on se trouve dans une situation à peu près désespérée, car d'une part il n'y a pas de salut en dehors d'une opération, et d'autre part arrivé à ce degré de faiblesse un malade est mal placé pour supporter un grave traumatisme chirurgical.

6° *Cancer.* — Le cancer est considéré à tort par beaucoup d'auteurs comme une complication. En réalité il n'est pas du tout prouvé que la fréquence du cancer comme suite de l'ulcère simple excède en aucune façon sa fréquence dans les autres affections de l'estomac. Lebert parle de 9 cas de cancer sur 100 ulcères simples ; or, outre qu'il est difficile de savoir comment une telle statistique a été faite, il nous semble que cette proportion n'a rien d'étonnant étant donnée la fréquence des néoplasmes gastriques.

DIAGNOSTIC DIFFÉRENTIEL. — Il est rare que les trois signes capitaux : douleur en broche, vomissements, hémorrhagies, existent ensemble et avec une netteté suffisante pour ne permettre aucune hésitation dans le diagnostic. En général il faut penser à un certain nombre d'affections qui sont à éliminer logiquement.

Nous ne parlerons que pour mémoire de la gastralgie nerveuse, des crises gastriques du tabes, et de la colique hépatique. Un interrogatoire attentif du malade et l'étude des symptômes concomitants suffisent pour éviter de pareilles erreurs.

Plus difficile est le diagnostic avec la maladie de Reichmann, ou gastro-succorrhée. La difficulté vient peut-être de ce que la maladie de Reichmann est l'antécédent forcé de l'ulcère. On peut dire cependant que dans la gastro-succorrhée les douleurs bien que très vives sont moins nettement localisées, et qu'à part de très petites hémorrhagies capables de teinter les vomissements et que l'on a parfois observées dans la maladie de Reichmann, la gastrorrhagie est l'apanage de l'ulcère.

La gastrite alcoolique qui a été l'objet de nombreuses confusions s'accompagne de douleurs diffuses, éclatant à tout moment de la journée, mais principalement le matin et à jeun. L'ingestion des aliments, leur vomissement, n'ont aucune influence sur l'apparition ou la disparition de la douleur. Enfin les pituites matinales et les autres symptômes de l'alcoolisme aident puissamment au diagnostic.

Le gros diagnostic à faire paraît être dans les classiques le cancer. Dans la pratique la distinction n'offre pas en général de bien grandes difficultés. Il est bien vrai, comme on le fait partout observer, que la trilogie, douleur, vomissements, hémorrhagie, se rencontre dans les deux maladies. Mais chacun des termes de cette trilogie présente des caractères propres qui en permettent l'aisée différenciation. La douleur est diffuse dans le cancer et prend souvent le type continu avec renforcements. Les vomissements se produisent le matin au cas d'un néoplasme, et ressemblent alors beaucoup à ceux de la gastrite alcoolique. Quand ils se produisent dans la journée ils sont alimentaires ou muqueux, mais très peu acides. Enfin l'hémorrhagie dans le cancer est peu abondante, elle séjourne toujours dans l'estomac et apparaît sous forme de vomissement noir.

TRAITEMENT.— La question du mode de traitement à choisir dans les redoutables complications de l'ulcère semble aujourd'hui assez nettement tranchée en faveur du traitement chirurgical. Mais il y a une autre question pendante, autrement difficile à élucider, c'est celle de savoir dans quelle mesure le chirurgien est autorisé à s'attaquer à l'ulcère simple en dehors de toute complication. En un mot peut-on parler de cure radicale de l'ulcère ?

Il est certain qu'à cause de la durée du mal, de l'intensité des douleurs et du régime pénible qu'il faut suivre, la situation d'un malade atteint d'ulcère est des plus tristes ; et s'il était prouvé que l'opération dût être toujours suivie de la disparition de ces inconvénients, il y aurait évidemment quelque raison de s'exposer même à une intervention grave. D'autre part la seule présence de l'ulcère expose à chaque instant à des accidents des plus redoutables. La perforation, d'après Brinton, se produit dans 13,5 o/o des cas. L'hémorrhagie tue 5 o/o de tous les ulcères.

Marion dans un excellent travail sur l'*Intervention chirurgicale dans le cours et les suites de l'ulcère simple de l'Estomac* a résumé comme suit les objections que l'on a faites à la doctrine de la cure radicale :

1° On tend à considérer l'ulcère non pas comme une affection idiopathique mais comme une lésion, liée à une maladie plus générale de l'estomac, l'hypersécrétion ; dans ces conditions n'est-il pas irrationnel d'entreprendre une opération qui, au premier abord, ne supprimerait pas l'hypersécrétion ?

2° L'intervention est-elle efficace ?

3° L'opération n'est-elle pas plus grave que l'ulcère lui-même ?

a) Sur la première objection il y a bien des réserves à faire. Elle suppose établie la pathogénie de l'ulcère. Or rien n'est moins sûr. S'il est vrai que dans un grand nombre de cas l'hypersécrétion a précédé l'ulcère, il n'en est pas moins certain que la seule présence de l'ulcère entretient la gastro-succorrhée. Dans un cas de Lambotte la quantité d'HCL avant l'opération était de 4,10 o/oo, après résection de l'ulcère cette quantité tomba à 1,9 o/oo.

Il est donc trop hâtif d'appuyer sur une théorie pathogénique, encore pleine d'inconnu, un argument *a priori* contre la cure radicale.

Rien ne prouve d'ailleurs que la simple gastro-entérostomie ne soit pas le meilleur traitement de l'hypersécrétion. La bouche gastro-intestinale, tout en ne restant pas béante, permet une évacuation normale du contenu de l'estomac et empêche la rétention prolongée du liquide sécrété. D'autre part, comme c'est une règle générale que l'excitation douloureuse des filets sensitifs d'une muqueuse amène une sécrétion exagérée des glandes de cette muqueuse, la gastro-entérostomie, supprimant la douleur, supprime en même temps, dans une certaine mesure, l'hypersécrétion.

b) L'efficacité de l'opération, à condition que la technique choisie soit la gastro-entérostomie, est surabondamment prouvée. Doyen, Lambotte, Küster, Tuffier, H. Fischer, Terrier, ont constaté le fait.

Presque toujours l'hyperchlorhydrie disparaît en un temps extrêmement court, quelques jours à un mois. Beaucoup plus rarement l'amélioration se fait attendre un plus long temps ; et il y aurait lieu de chercher si, dans ce cas, ainsi que le prétend Hayem, il n'y a pas faute de l'opérateur, qui aurait placé la bouche gastro-intestinale en un point insuffisamment déclive.

Le seul point sur lequel nous ne pouvons nous engager à fond, est la possibilité d'une récidive à longue échéance. Les renseignements nous manquent à ce point de vue. La plupart des opérations pratiquées jusqu'ici sont trop récentes pour qu'il soit possible de nier toute récidive. Disons cependant que puisque l'on possède des observations avec guérison remontant à cinq ans, il est à peu près certain qu'au moins dans ces cas-là, la récidive n'est guère à craindre. (Récemment, en février 1902, nous avons eu l'occasion de revoir une jeune femme de 27 ans à laquelle nous avons pratiqué en 1895 une gastro-entérostomie pour ulcère de l'estomac et dont la santé s'est maintenue florissante depuis, son suc gastrique que nous avons analysé récemment à plusieurs reprises a une acidité absolument normale et digère n'importe quoi).

c) Quelle est maintenant la gravité de l'opération ? N'est-elle pas supérieure à celle de l'ulcère?

Si l'on prend comme type d'opération la gastro-entérostomie, que nous avons recommandée, on voit qu'elle donne une mortalité qui oscille autour de 23 o/o (chiffre donné par Marion). Mickulicz accuse une mortalité de 27 o/o, Doyen 23,8 o/o, Carle 24,5 o/o, Hartmann 20 o/o, Ricard 20 o/o. Le mauvais côté de ces chiffres globant est qu'ils viennent d'opérations faites sur des sujets très différents comme résistance et porteurs d'affections diverses. Le cancer, par exemple, alourdit considérablement de pareilles statistiques. Il est vrai que, dans le cas d'ulcère, l'opération est loin d'être toujours facile et sans danger, aussi le chiffre moyen de 23 o/o proposé par Marion, nous paraît-il assez près de la vérité, c'est d'ailleurs celui qui correspond à notre statistique personnelle.

Quelle est maintenant la proportion de mortalité de l'ulcère? Sur ce point les avis sont très partagés. Brinton parle de 5o o/o, ce qui est inadmissible. Lebert de 8 o/o. ce qui est beaucoup trop peu. A. Robin établit une distinction importante entre sa clientèle hospitalière et sa clientèle de ville. La première donnerait une mortalité de 23 5 o/o. La seconde seulement o, 25 o/o. Dans le premier cas, les malades hésitent à se soigner dès le début, ils croient avoir affaire à une maladie passagère, ils ne viennent à l'hôpital que quand ils y sont absolument forcés, et en sortent le plus vite possible pour reprendre un travail nécessaire à leur existence. ce qui leur fait quitter un régime nécessaire à leur vie, mais qui les affaiblit.

L'énorme expérience de Robin nous donne d'emblée la véritable formule des indications de la cure radicale. Si on laisse évoluer tous les ulcères on a, dans les cas mal soignés qui sont les plus nombreux, une mortalité de 23 o/o, mortalité absolument comparable à celle de la gastro-entérostomie. Est-ce à dire que l'on est dès lors autorisé à choisir systématiquement l'une ou l'autre de ces deux méthodes ? Non pas, car les chiffres de Robin montrent qu'il y a une forte proportion d'ulcères qui guérissent médicalement. Agir chirurgicalement dans ces cas-là serait transformer une mortalité nulle en une mortalité de 23 o/o. C'est contre les cas rebelles, où le traitement médical est absolument impuissant, qu'il faut diriger l'action chirurgicale. Dans ces cas-là, le chiffre de Brinton 50 o/o est vrai ; en intervenant on abaisse ce chiffre de 50 à 23 %.

« La gastro-entérosmie, disent Terrier et Hartmann, est indiquée, *après échec du traitement médical*, quand il y a des symptômes douloureux intenses et des vomissements, symptômes résultant des spasmes pyloriques et pouvant être une cause d'inanition dangereuse. »

TRAITEMENT MÉDICAL. — La base du traitement médical ordinaire est constituée par le lait et les alcalins. Le régime lacté absolu constitue un excellent moyen pour mettre au repos l'estomac, et pour réduire au minimum les excitants de la sécrétion gastrique. Touchant l'emploi des alcalins il y a quelques réserves à faire. Le bicarbonate de soude produit au moment de son ingestion un très réel soulagement puisqu'il sature l'HCL et les acides de fermentation ; mais, par sa qualité même d'alcalin, il devient l'occasion d'une nouvelle sécrétion d'HCL, en même temps que, par suite de sa transformation en chlorure de sodium, il fournit à l'organisme la matière première qui sert justement à la fabrication de l'acide. Il faut donc au moment des crises douloureuses saturer les acides gastriques par des moyens incapables d'exciter la formation du principe nocif que l'on cherche précisément à supprimer.

Pour ces raisons A. Robin préconise la formule suivante :

Magnésie calcinée ou hydratée............	1 gr. 50
Sous-nitrate de Bismuth.........	0 gr. 25
Craie préparée............................	0 gr. 50
Chlorhydrate de morphine.	0 gr. 001
Bicarbonate de soude.................. ...	1 gr.

Pour un paquet ou deux cachets, à prendre en une seule fois, tout à fait au début de l'accès.

Cette poudre de saturation n'a aucune prétention curative; il faut la considérer uniquement comme un moyen de supprimer les crises douloureuses. Le traitement curatif est tout entier dans le repos et le régime lacté absolu. Malheureusement beaucoup de malades se plaignent de ne pouvoir supporter le lait. Dans ces cas il y a lieu d'employer des adjuvants dont quelques uns nous ont rendu de précieux services.

Avant chaque prise de lait on donnera, suivant le conseil de Robin, une goutte de laudanum dans un un peu d'eau. Chaque prise de lait sera additionnée d'une à deux cuillerées d'eau de chaux. Après le lait le malade s'étendra sur une chaise longue dans l'immobilité la plus absolue.

Dans le cas où le lait produirait de la diarrhée ou de la constipation, on utiliserait la poudre de saturation de Robin, en forçant le sous-nitrate de bismuth s'il y a diarrhée, et la magnésie s'il y a constipation. On essaierait également le Koumis ou le Képhir qui sont souvent mieux supportés à la condition de les étendre de trois fois leur volume d'eau bouillie.

Le régime lacté absolu sera maintenu pendant toute la phase aiguë de l'affection. Quand les vomissements auront cessé, qu'il n'y aura aucune menace d'hématémèse et que les douleurs seront presque réduites à néant on pourra instituer le régime lacté mixte. Les œufs à la coque très peu cuits, les œufs brouillés, les potages épais au lait, les farines de haricots, les farines d'avoine, le riz, seront successivement introduit dans l'alimentation. Plus tard le poisson bouilli et la viande crue hachée seront utilisés.

Le gros écueil est de croire trop vite à une guérison complète. Il faut savoir que *des mois* sont nécessaires pour cicatriser l'ulcère et guérir l'hypersécrétion.

TRAITEMENT CHIRURGICAL. — Les interventions chirurgicales peuvent être dirigées contre : les hémorrhagies, les adhérences stomacales, la sténose cicatricielle du pylore, l'estomac biloculaire, enfin dans les cas rebelles contre l'affection elle-même en dehors de toute complication.

a) *Hémorrhagie.* — « Intervenir pour hémorrhagie artérielle, dit Marion, est un précepte formel en chirurgie, soit afin de lier le vaisseau, soit afin de le comprimer ; pourquoi y aurait-il exception en faveur de l'estomac ? Est-ce parce que la chose est dangereuse, difficile ; mais l'hémorrhagie n'est-elle pas encore plus terrible ?... En face d'une hémorrhagie qui doit être mortelle, on doit essayer de l'arrêter, quels que soient les dangers de l'intervention. »

Il ne faut évidemment intervenir que dans les hémorrhagies graves. La répétition de l'hémorrhagie, sa résistance à toute thérapeutique semblent alors de meilleures indications que son abondance.

En principe on peut admettre qu'il n'y a guère à se préoccuper, au point de vue chirurgical, d'une première hémorrhagie. Celles qui tuent du premier coup sont rares, et d'ailleurs elles agissent alors avec une rapidité tellement déconcertante qu'il n'y a guère à parler de traitement chirurgical.

Mais si malgré le repos, la diète, la glace, les hémostatiques, l'hématémèse se reproduit, il n'y a pas à hésiter, il faut intervenir.

Bien entendu nous parlons ici d'hémorrhagies sérieuses, et non pas d'un peu de sang mêlé à du mucus gastrique.

La technique à employer est la suivante :

Nous ne conseillons pas, contrairement à l'opinion de Marion, de laver l'estomac. Ce lavage ne peut que faire saigner davantage ou provoquer une nouvelle hémorrhagie, et il ne donne au point de vue de l'asepsie du contenu gastrique qu'une sécurité illusoire.

L'incision sera faite sur la ligne médiane. Il faut, pour voir clair, ne pas hésiter à dépasser en bas l'ombilic. L'estomac, attiré au niveau de la plaie, sera ouvert par une incision perpendiculaire à l'incision de la paroi ou plus exactement parallèle aux courbures, mais plus voisine de la grande que de la petite, car les vaisseaux descendants sont plus volumineux que les vaisseaux ascendants. L'hémorrhagie résultant de cette incision sera arrêtée par des pinces à forcipressure posées sans crainte de mortifier les tissus. La cavité gastrique sera vidée avec des compresses, après que l'on aura vérifié l'étanchéité absolue des champs opératoires tamponnés entre la plaie gastrique et la plaie cutanée.

L'exploration par la voie de la cavité de l'estomac n'est pas toujours facile, il faut souvent s'aider d'un doigt introduit dans la cavité péritonéale et refoulant la paroi stomacale en bonnet de coton vers l'opérateur.

Souvent ce moyen réussit et l'on arrive à avoir une notion exacte de la localisation et de la constitution du point qui saigne. Malheureusement il n'en est pas toujours ainsi ; un suintement abondant peut venir d'artérioles presque microscopiques, ou bien la paroi postérieure de l'estomac, adhérente profondément, n'est pas accessible à l'exploration. Dans ces cas nous pensons qu'il faut faire la gastro-entérostomie. Non pas que cette opération ait grande chance d'agir sur l'hémorrhagie, mais parce qu'en refermant le ventre on aura placé l'estomac dans les meilleures conditions possibles pour la cicatrisation de l'ulcère.

Plus souvent, avons-nous dit, on trouvera le point qui saigne. S'il saigne en nappe, il suffira de rapprocher par quelques points au catgut les bords de l'ulcère, et de disposer tout autour une collerette de points profonds comprenant la muqueuse et la musculeuse. S'il saigne en jet c'est sur l'artère afférente, ou même sur un segment de la coronaire correspondante, qu'il faut poser soit une, soit deux ligatures.

La fermeture de l'estomac sera faite en deux plans de sutures. Le premier prenant toute l'épaisseur des tuniques. Le second purement séro-séreux.

b) Adhérences stomacales. — Dans la plupart des cas la rupture des adhérences sera faite au cours d'une laparotomie exploratrice, ou à la faveur d'une erreur de diagnostic. Quoi qu'il en soit, le bénéfice que l'on retire de cette opération n'est pas discutable. L'intervention ne présente pas une gravité extrême, puisque sur 11 cas rassemblés par Marion, il n'y a pas un seul cas de mort, même quand, à cause de difficultés particulières, il y a eu pendant l'opération, ouverture de l'estomac. Les résultats éloignés, sauf dans deux cas, ont été parfaits.

Il convient, à l'exemple de Terrier et Hartmann, de séparer les adhérences localisées des adhérences étendues. Aux adhérences localisées convient la simple section. Celle-ci est impossible dans les adhérences étendues ; il faut alors réséquer l'ulcère avec les parties infiltrées, ce qui a quelquefois conduit à des résections étendues de l'estomac. L'opération présente alors de sérieuses difficultés. L'une des moins connues est l'élargissement subit de la brèche gastrique après la résection de l'ulcère. Il semble que, dans ces cas d'ulcère avec périgastrite, la lésion ulcéreuse par un travail cicatriciel particulier attire autour d'elle, en la rétractant, toute une portion de la paroi de l'estomac. Quand l'ulcère est réséqué, les tuniques stomacales, grâce à leur élasticité, agrandissent la brèche.

c) Sténose cicatricielle du pylore. — Il n'y a là aucun doute sur la nécessité de l'intervention. La seule question est de savoir quelle opération il convient de pratiquer.

L'opération de Loreta (*dilatation digitale du pylore*) est aujourd'hui jugée et condamnée. C'est une opération inutile la plupart du temps, et en tous cas fort dangereuse.

La pyloroplastie doit être également abandonnée. Elle consiste dans un élargissement du pylore obtenu en suturant transversalement une incision longitudinale gastro-duodénale. Sur des pylores très adhérents elle est impossible. Sur des pylores mobiles voyons ce qu'elle vaut. La statistique de Marion donne une mortalité de 25 o/o, celle de Kochlev une mortalité de 26,6 o/o ; ce qui est déjà peu engageant en comparaison des 23 o/o et même des 20 o/o de la gastro-entérostomie. Mais le grave inconvénient est la possibilité de la reproduction de la sténose. La statistique de Marion montre que cet accident se produit 4 fois sur 33 cas guéris opératoirement, ce qui le conduit à conclure, en additionnant les cas de mort et les insuccès, que 12 fois sur 41 la pyloroplastie donne des résultats déplorables, soit parce qu'elle cause la mort, soit parce qu'elle nécessite ultérieurement une autre opération.

La pylorectomie a donné des résultats également mauvais. Elle est pénible à cause des adhérences, surtout des adhérences pancréatiques. On ne peut guère la terminer par l'abouchement gastro-duodénal, car les sutures auraient bien des chances de porter sur des tissus malades, et l'estomac et le duodénum, rendus peu mobiles par leurs adhérences, se laissent difficilement attirer.

Quant à faire la gastro-entérostomie après pylorectomie (Billroth, 2e manière), c'est un luxe bien dangereux et bien inutile. Pourquoi ne pas se contenter de la gastro-entérostomie ?

La véritable opération de choix est donc la gastro-entérostomie, que l'on fera postérieure si l'estomac est mobile, antérieure s'il est adhérent.

d) ESTOMAC BILOCULAIRE. — L'estomac biloculaire consiste dans une déformation permanente de l'organe produit par un rétrécissement de la partie moyenne.

L'ulcère est la cause par excellence de cette déformation. Des interventions très simples permettent d'y remédier, du moins dans les cas où l'opinion est justifiée par des phénomènes de dénutrition ou des signes de sténose.

Deux méthodes de traitement ont été proposées.

1° Un procédé identique à celui de la pyloroplastie ; incision dans le sens du canal d'union et réunion transversale. C'est ce qu'on appelle la *gastroplastie*. Doyen,

Jaboulay, Langenbuch, Watson-Cheyne s'en sont servi.

2° La constitution d'une anastomose entre les deux poches, suivant un procédé analogue à la gastro-entérostomie. C'est la *gastro-gastrostomie* de Keen (de Philadelphie).

Il est difficile de choisir entre ces deux procédés. *A priori* ils semblent également praticables et également bons. Nous pouvons remarquer cependant que la gastro gastrostomie demande une mobilité parfaite des deux poches, et doit assez notablement modifier les rapports de l'estomac. Aussi nous serions assez disposés à nous contenter de la gastroplastie.

On peut reprocher à cette dernière opération d'être faite sur des tissus malades et d'exposer ainsi à la récidive. Mais il ne semble pas, dans les cas publiés, qu'il en ait résulté aucun inconvénient.

Une objection plus sérieuse est de soulever la possibilité de la concomitance d'une sténose pylorique. Il est bien certain que le diagnostic de cette complication est malaisé, même le ventre ouvert, et qu'il vaudrait mieux dans le cas de doute pratiquer la gastro-entérostomie au niveau de la poche supérieure.

Triconic conseille systématiquement cette conduite, toutes les fois du moins que la poche cardiaque est assez grande.

e) CURE RADICALE. — Nous avons dit que pour la cure radicale la gastro-entérostomie nous paraissait l'opération de choix, il s'agit de légitimer cette opinion.

Tout d'abord la gastro-entérostomie est applicable à tous les cas, et il n'en est pas de même de la résection de l'ulcère.

« Evidemment, dit Marion, rien de plus simple pour un ulcère de la face antérieure, de petite dimension, d'exciser la portion de la paroi atteinte ; il s'agit, en somme, d'une gastrotomie, analogue, comme le dit Lambotte, à celle qu'on pratique pour un corps étranger de l'estomac, et par conséquent sans plus de gravité. Mais les ulcères de la face antérieure sont, il faut bien le dire, les moins fréquents, et déjà quand ils siègent sur la petite courbure la résection en est moins facile, surtout si, comme cela arrive si fréquemment, des adhérences réunissent la petite courbure au foie, à plus forte raison quand il s'agira d'ulcère de la face postérieure, et d'ulcère adhérent au pancréas. Qu'il s'agisse d'un ulcère du pylore : mais l'opération n'est plus qu'une pylorectomie, et nous avons vu quels résultats cette opération donnait. »

La gastro-entérostomie, au contraire, est toujours possible, toujours à peu près aussi facile, quel que soit le point occupé par l'ulcère.

D'ailleurs la gastro-entérostomie est au moins aussi efficace que la résection. Elle agit, en effet, en mettant l'estomac au repos, ce que ne fait pas la résection.

Nous avons vu que dans un grand nombre de cas l'ulcère était une conséquence de la gastro-succorrhée ; or on ne voit pas de quelle façon la résection remédierait à cette cause. Les fonc... as de l'estomac restent identiques, et dans les mêmes circonstances la gastro-succorrhée doit logiquement produire les mêmes effets.

On doit donc, dans tous les cas, choisir la gastro-entérostomie, car, en moyenne, elle sera moins grave, et elle donnera le maximum de chances de guérison.

CANCER DE L'ESTOMAC

Dans la plupart des ouvrages classiques l'histoire du cancer de l'estomac est présentée d'une façon inexacte car on ne tient pas compte de la localisation très fréquente du cancer sur le pylore. Parmi les signes que l'on décrit, beaucoup, la plupart même, sont surtout en rapport avec une obstruction pylorique. En sorte que c'est presque toujours une localisation spéciale du cancer qui sert de schème aux descriptions.

Il faut que médecins et chirurgiens se pénètrent bien de cette idée que le cancer des faces et des courbures a une évolution torpide et *est décelé très difficilement.*

Au contraire, le cancer du pylore a des signes précoces très nets. C'est donc à ce dernier qu'il faut s'attaquer dans la plupart des cas cliniques susceptibles de tentatives thérapeutiques sérieuses.

On ne peut fixer à notre époque d'une manière bien précise la fréquence relative du cancer du pylore.

Les statistiques classiques admettent 60 o/o ; notre expérience personnelle, ainsi que celle des chirurgiens qui se sont occupés de l'estomac, semble démontrer que la fréquence du cancer du pylore, au moins chez les malades que l'on nous montre, excède de beaucoup ce chiffre que l'on peut considérer comme une réalité clinique 75 o/o.

Le cadre exclusivement pratique de cet ouvrage nous fait donc un devoir de nous placer surtout au point de vue du cancer du pylore.

Diagnostic positif. — La *douleur* est à peu près

constante. Brinton a décrit qu'elle existe dans 90 o/o des cas. Elle manque dans quelques circonstances par exemple dans les cancers apparaissant de bonne heure, et dans le cas de localisation du cancer aux faces.

Cette douleur est moins nettement localisée que dans l'ulcère, on la trouve dans l'épigastre, dans l'hypochondre gauche, exceptionnellement dans la région dorso-lombaire. Elle s'irradie souvent dans tout l'abdomen, y provoquant un vague sentiment de malaise, surtout lorsqu'on exerce une pression.

Elle est en général continue sans paroxysmes, l'ingestion des aliments, sauf des cas exceptionnels, ne la modifie pas. Dans l'hypothèse d'un cancer du pylore, elle s'accompagne de contractions péristaltiques. Il est à noter que dans des formes rares, dites « douloureuses », elle peut devenir très intense.

Les *vomissements* existent dans 80 o/o des cas pour Lebert. On ne les trouve d'ailleurs fréquents que dans les cancers pyloriques. Ils peuvent prendre des aspects divers.

a) Les vomissements *alimentaires* surviennent très tôt dans les cancers de la portion cardiaque de l'estomac. Dans ceux de la portion pylorique ils se produisent au contraire très tard. L'estomac dilaté ne rejette que de temps en temps son trop-plein, et l'on trouve dans les matières vomies des aliments qui remontent à plusieurs jours. Ces vomissements sont hyperacides, à cause des acides de fermentation. On les trouve souvent mélangées de bile ou de mucosités.

b) Les vomissements *pituitaires* sont surtout matutinaux. Ils sont absolument comparables à ceux de la dyspepsie des alcooliques, et il est très difficile de les en distinguer.

c) Les vomissements *hémorrhagiques* existent pour

Brinton dans 42 o/o des cas. Exceptionnellement ils sont rouges et abondants, on peut alors admettre qu'ils sont dûs à l'ouverture d'une artère importante.

Plus souvent on a affaire au vomissement noir, au vomissement « *marc de café* » dû à un suintement lent qui a permis au sang de séjourner dans l'estomac et de s'altérer au contact du suc gastrique.

La *dyspepsie* des cancéreux de l'estomac n'a rien de bien caractéristique, c'est dans les grandes lignes, à quelques exceptions près, une dyspepsie par insuffisance gastrique ou dyspepsie nyposthénique.

L'appétit manque dans 85 o/o des cas. Arnotan, Hanot, Mathieu admettent cependant que le cancer des jeunes évolue sans diminuer l'appétit, et qu'il y aurait même parfois de la boulimie. Les graisses et la viande dégoûtent et fatiguent particulièrement les malades.

On trouve tous les petits signes de l'insuffisance gastrique : langue chargée, bouche amère, régurgitations, gêne épigastrique immédiatement après l'ingestion des aliments. La constipation existe dans 50 o/o des cas. Elle n'est remplacée par 'a diarrhée que quand le cancer verse en quantité notable des produits toxiques dans l'intestin.

L'examen physique de l'estomac lui-même montre qu'il est dilaté dans 75 o/o des cas, ce qui est en rapport avec un cancer du pylore.

Dans les cancers de la portion cardiaque l'estomac est au contraire rétracté. Les néoplasmes de la région pylorique s'accompagnent, nous l'avons déjà dit, d'un péristaltisme très net.

Le cathétérisme ramène presque toujours, à jeun, des liquides de stase. Il est classique d'admettre, qu'après un repas d'épreuve, on constate de l'hypochlorhydrie et même de l'anachlorhydrie. Le fait est vrai, car, en général, nous l'avons vu, les cancéreux de l'estomac sont des dyspeptiques hyposthéniques. Mais il n'a pas une fréquence suffisante pour que l'on puisse, sur sa simple constatation asseoir un diagnostic. En effet Rosenheim, sur 47 cas de carcinome, constate de l'HCL libre en proportion notable dans 27 o/o des cas. Schule obtient le même résultat 20 fois sur 100 malades. Mündler rapporte que dans la clinique de Ozerny 66,66 p. o/o seulement des cancéreux ont été trouvés anachlorhydriques. Sur 105 cancéreux Carle et Fantino rencontrent 19 fois de l'HCL libre. On voit par ces faits que rien n'est moins constant et moins précis.

Les signes qui précèdent : douleurs vomissements alimentaires, pituitaires ou hémorrhagiques, troubles dyspeptiques, constituent ce que les classiques nomment actuellement les symptômes de la *période initiale*, par opposition à ceux de la *période de cachexie et de tumeur*. Cette division, commode pour un exposé didactique, est absolument artificielle en clinique.

Il n'est pas vrai qu'un cancéreux de l'estomac doive débuter par des douleurs, des hémorrhagies, des troubles dyspeptiques. Très souvent c'est la cachexie progressive qui ouvre la scène donnant ainsi un démenti formel aux faiseurs de classifications rigoureuses.

La seule chose évidemment vraie c'est que la *tumeur* est un signe tardif.

On la trouve en des points très différents. Elle est en général très nette quand elle dépend de la face antérieure et de la grande courbure. Les classiques disent qu'une tumeur pylorique ne se sent guère. C'est là une erreur contre laquelle peuvent protester tous les chirurgiens. Ce qui est vrai c'est que le pylore est beaucoup plus mobile que ne le disent les anatomistes. Cette mobilité s'exagère au cas d'une tumeur, et la région pylorique profonde et enfouie sous le foie devient alors accessible à la palpation.

Il n'y a en général aucune conclusion bien précise à tirer, au point de vue de la localisation de la tumeur, de son siège apparent. Répétons-le, les ectopies du pylore cancéreux sont tellement fréquentes et tellement étendues qu'on peut s'attendre à trouver une tumeur de la région pylorique dans toutes les parties de l'abdomen. Rokitansky, Hyrtl, Roux, Billroth ont insisté à plusieurs reprises sur ce point.

A la période de tumeur on trouve, sauf de rares exceptions, un état général gravement atteint. Les malades maigrissent et s'affaiblissent progressivement, les muqueuses sont décolorées, les téguments prennent cette teinte jaune paille qu'il est encore classique de considérer comme caractéristique du cancer, les membres inférieurs sont œdématiés, le pouls est faible, petit, sans que l'on puisse trouver de souffles cardiaques imputables à de l'anémie.

On a souvent cherché une source de renseignements dans l'examen des *urines*. Rommelœre a signalé l'hypoazoturie, et a essayé d'en faire un signe caractéristique. Cette proposition a d'ailleurs été rapidement détruite par des faits d'une valeur incontestable, de même on a montré qu'il y avait fréquemment de l'hypophosphaturie et de l'hypochlorurie. Mais, à vrai dire, ces signes sont uniquement en rapport avec la dénutrition générale des malades.

Nous devons faire cependant une mention spéciale à l'urobilinurie qui, d'après Hayem et Tissier, indiquerait une atteinte du foie.

Du côté de l'examen du *sang*, le même critérium a été en vain cherché.

Hayem avait montré depuis longtemps que chez les cancéreux on trouvait, d'une manière presque constante, une diminution du nombre des globules rouges et de leur richesse en hémoglobine, une tendance marquée chez eux à se réunir en « plaques cachectiques », des déformations intenses des hématies, la présence de globules nains, enfin une augmentation du nombre des hématoblastes.

Quand on les constate, ces caractères doivent faire incliner l'observateur vers l'hypothèse d'un cancer. Hartmann a voulu perfectionner la formule d'Hayem et donner une méthode précise de diagnostic, reposant non pas sur l'état des hématies, mais sur l'existence d'une leucocytose et sur les caractères spéciaux de cette leucocytose. L'excellente thèse d'Alexandre sur « La leucocytose dans les cancers » (Paris, 1887) montrait déjà qu'il n'y avait pas à chercher dans ce sens. Plus récemment notre savant ami Maurice Guillot, chirurgien des hôpitaux du Hâvre, dans un travail sur « *Le traitement chirurgical du cancer du pylore* » faisait, par des exemples bien choisis, complètement justice de cette hypothèse.

On voit donc qu'il n'y a aucun signe précis sur lequel on puisse asseoir d'une façon ferme le diagnostic de cancer de l'estomac. Ni la douleur, ni les vomissements, ni les hématémèses, ni les troubles dyspeptiques, ni l'anorexie, ni l'hypoacidité du suc gastrique, ni les troubles urinaires, ni la cachexie, ni la coloration des téguments, ni la tumeur elle-même, n'ont une allure particulière. C'est seulement la réunion de plusieurs de ces signes qui peut, dans des circonstances particulières, créer une présomption en faveur du cancer.

DIAGNOSTIC DIFFÉRENTIEL. — Deux cas peuvent se présenter suivant qu'il y a absence ou présence d'une tumeur.

a) S'il n'y a pas de tumeur, il faut faire le diagnostic avec une dyspepsie hyposthénique de cause banale. On devra tenir un grand compte de l'affaiblissement et de l'amaigrissement progressifs, de l'existence des vomissements noirs, de l'âge du malade, etc... On doit avoir toujours présente à l'esprit cette vérité que la plupart des cancers gastriques méconnus sont traités comme des dyspepsies.

L'ulcère rond, bien que ce diagnostic soit classique, n'est pas une cause fréquente d'erreur. L'ulcère se rencontre chez des jeunes gens, plus fréquemment chez la femme ; il y a souvent des tares névropathiques, la douleur est discontinue et très vive, le vomissement noir est rare, le vomissement rouge fréquent, les antécedents sont ceux d'une dyspepsie hypersthénique, enfin les troubles de cachexie vraie sont absents.

b) S'il y a tumeur, il faut penser aux tumeurs du foie, de la vésicule biliaire, du duodénum, du côlon transverse ou de ses angles, du pancréas, de l'épiploon, du mésentère, etc... Quand on a de sérieuses raisons de croire que la tumeur dépend de l'estomac, à part de rares cas de linita plastique, d'ulcère cicatrisé et de tumeur bénigne, on peut faire le diagnostic ferme de cancer. Exceptionnellement, en cas de doute, avant de poser son diagnostic, on pourrait essayer, quand on sera en présence d'un malade ayant eu des signes non équivoques de vérole, le traitement anti-syphilitique très énergique, injections mercurielles et iodure de potassium à haute dose. Nous avons ainsi, en 1893, guéri en six semaines une dame du Point-du-Jour, de 56 ans, qui présentait une tumeur pylorique manifeste avec tous les signes classiques du cancer et à laquelle de savants cliniciens avaient diagnostiqué un épithélioma gastrique.

DIAGNOSTIC DU SIÈGE. — Il est des cas qui sont nets. Par exemple un cancer du cardia donne de la dysphagie, des vomissements œsophagiens, pas d'hématémèse et pas d'anorexie.

Au contraire, un cancer du pylore donne le syndrome de la sténose pylorique. On trouvera de la dilatation de l'estomac, des vomissements séparés par de longs intervalles et contenant des aliments ingérés depuis longtemps, les fermentations intra-stomacales seront exagérées, enfin le péristaltisme sera souvent très net.

On peut admettre également qu'une tumeur facilement accessible doit faire penser à un cancer de la face antérieure ou de la grande courbure. Mais il ne faut pas perdre de vue que ce qu'il faut savoir dépister surtout, c'est la sténose pylorique, car, nous l'avons déjà dit, la localisation à la portion pylorique de l'estomac se rencontre dans 75 o/o des cas.

DIAGNOSTIC DES COMPLICATIONS. — La *perforation* donnera une péritonite généralisée ou localisée suivant l'extension des adhérences.

La *propagation* aux parties voisines, foie, épiploon, péritoine, se reconnaîtra soit par la seule palpation, soit par un examen clinique complet (foie).

La *généralisation* sera redoutée si la cachexie est avancée. C'est surtout la présence de ganglions sus-claviculaires qui permettra d'en faire le diagnostic.

La *phlegmatia alba dolens* se reconnaîtra aux signes classiques sur lesquels nous ne pouvons nous étendre ici.

TRAITEMENT. – On peut désormais poser en principe que le seul traitement rationnel du cancer de l'estomac est le traitement chirurgical. Malheureusement cette notion, qui est évidente pour quelques-uns, ne l'est pas pour l'ensemble des médecins. La plupart de ceux-ci, convaincus que le cancer est une affection à évolution fatale, n'essaient même point de lutter. Quelques autres l'ont essayé, mais comme ils ont le plus souvent présenté au chirurgien des malades arrivés au terme de leur maladie et incapables de résister à un sérieux traumatisme opératoire, ils sont enclins au même pessimisme.

Il faut bien reconnaître que trop souvent les chirurgiens eux-mêmes ont été responsables de véritables mouvements en arrière de leur clientèle de médecins. Des hommes, même éminents, ont voulu trop prouver et surtout trop tenter. Le résultat de leurs efforts intempestifs a été le plus généralement une série de désastres tels que la chirurgie de l'estomac n'a pu faire ce pas décisif que nous appelons de tous nos vœux et qui reste encore à faire.

Il faut être d'une extrême prudence quand on se fait l'apôtre d'une chirurgie nouvelle. Choisir ses cas n'est pas alors une habileté, c'est un *devoir*. Si, en tant que chirurgien, vous avez l'intention d'être utile en creusant un nouveau sillon, n'opérez que des cas exceptionnellement favorables, et déclinez impitoyablement toutes les opérations hasardeuses où vous engagez non seulement votre responsabilité personnelle, mais tout l'avenir d'une méthode qui ne vous appartient pas et que vous devez respecter d'autant plus que ses débuts seront plus pénibles et plus incertains.

L'avantage de l'introduction de la chirurgie comme méthode de traitement du cancer de l'estomac demande d'ailleurs quelque attention pour être démontré. C'est un terrain sur lequel de simples affirmations, dénuées de preuves, n'ont jamais rien valu.

Si, conformément au calcul de Krönlein, on admet qu'un cancéreux reconnu réséquable vit encore 209 jours quand on l'abandonne à lui-même (chiffre qui d'ailleurs nous paraît excessif) et s'il nous est démontré que la survie moyenne par pylorectomie dépasse ces 209 jours, tout en gardant pour une fraction des opérés l'espoir de vivre 3, 4, 5 ans et même 8 ans, il en résultera que l'opération a donné un bénéfice palpable.

Remarquons d'ailleurs qu'il est des cas, et ils sont nombreux, où cette façon de raisonner ne peut être employée. Nous voulons parler des malades qui sont porteurs d'une sténose pylorique. Ceux-là sont évidemment condamnés à une mort prochaine, et c'est une véritable opération d'urgence que sans hésitation on doit pratiquer.

Mais revenons aux 209 jours dont parle Krönlein et voyons les survies moyennes données par les statistiques de gastrectomie les plus connues :

Dreydorff (1894) donne comme survie moyenne 11 mois et 4 jours.

Mickulicz (1895), 16 mois, 8 jours.

Krönlein (1896), 1 an et 8 mois.

Wöfler (1896), 1 an et 6 mois.

Ricard, plus de 2 ans.

H. Fischer (1902) a des malades opérés qui survivent depuis 4 et 3 ans, par contre, il a des malades qui n'ont survécu à l'opération que 10 mois et un autre 4 mois seulement.

Nous reconnaissons qu'il est impossible de faire une moyenne arithmétique avec ces chiffres. Cette façon de procéder serait entachée de trop nombreuses causes d'erreur, car tous les cas ne sont pas comparables entre eux.

On doit cependant admettre comme démontré, d'après ces chiffres, que la survie moyenne doit dépasser 1 an et 5 mois, soit 515 jours. Nous sommes loin alors des 209 jours dont parlait Krönlein. D'ailleurs, hâtons-nous de le dire, ce bénéfice de 306 jours ne nous satisfait pas. Ce qu'il nous faut, ce sont les longues survies de plusieurs années. Si nous ne les obtenons pas plus souvent, c'est qu'on nous envoie des malades trop avancés ou que notre technique est individuellement insuffisamment perfectionnée.

C'est de ce dernier point, c'est-à-dire de la technique, que nous allons parler maintenant.

En présence d'un cancer de l'estomac le médecin peut se trouver en face de quatre positions différentes :

1° Il n'y a pas de signes de sténose, et le malade n'est plus opérable radicalement ;

2° Il y a des signes de sténose, et le malade est à la limite de l'opérabilité ;

3° Il y a un cancer sans signes de sténose, et le malade peut supporter une opération sérieuse ;

4° Il y a un cancer avec signes de sténose sur un malade opérable radicalement.

Examinons successivement chacune de ces hypothèses.

a) Il n'y a pas de signes de sténose, et le malade n'est plus opérable radicalement. — C'est là une hypothèse assez rarement réalisée à cause de la fréquence de la localisation du cancer à la région pylorique. On peut cependant, d'après nos propres chiffres, la rencontrer dans 25 o/o des cas.

Dans ces conditions le malade succombe bien plus

aux progrès de la cachexie cancéreuse qu'à l'inanition due au mauvais état de son estomac. Les aliments passent aisément dans le duodénum, et puisqu'il est trop tard pour tenter une cure radicale, que, d'autre part on ne tirerait aucun bénéfice d'une opération d'urgence telle que la gastro-entérostomie, il faut laisser le malade à lui-même en se contentant de lui faire le traitement de la dyspepsie par insuffisance gastrique, dans les cas du moins où il peut le supporter.

C'est là le seul cas où le traitement médical ait lieu d'exister.

On pourrait en rapprocher le cas d'une sténose chez un malade dont l'état général ne permet pas une opération. Mais un tel malade est un agonisant; ce ne sont pas des semaines, ce ne sont pas des jours, ce sont des heures qui lui restent à vivre. Il n'y a pas à parler de traitement médical, mais d'une bonne dose de morphine qui noie dans un demi-sommeil les dernières douleurs. *Divinum est opus sedare dolorem !*

Quoi qu'il en soit, on peut formuler comme suit les indications du traitement médical.

Le traitement médical n'est applicable qu'aux malades qui ne tireraient aucun bénéfice d'une gastro-entérostomie et dont l'état général ne permet plus de tenter une cure radicale.

b) Il y a des signes de sténose et le malade est à la limite de l'opérabilité.

Quand nous parlons de « limite de l'opérabilité » nous voulons dire que le sujet est incapable de supporter une opération prolongée, mais qu'il est permis de tenter sur lui une intervention rapide qui lui donnera un soulagement temporaire, il est vrai, mais immédiat.

Dans ces conditions, il n'y a aucune raison d'hésiter ; le malade est condamné à mourir par inanition rapide, il faut lui faire une gastro-entérostomie, qui devient dès lors une opération d'urgence.

On objectera qu'on fait courir un certain risque au malade puisque la gastro-entérostomie donne encore 33 pour 100 de mortalité chez les cancéreux. Il est aisé de répondre que le malade est perdu, qu'abandonné à lui-même il mourra en quelques jours, mais que gastro-entérostomisé, il vivra en moyenne de 7 à 8 mois. C'est là un gain qui en vaut la peine.

c) Il y a un cancer sans signes de sténose, et le malade peut supporter une opération sérieuse.

Dans ce cas la gastrectomie s'impose. Elle sera atypique, si l'on a affaire à un cancer de la grande courbure, annulaire si une partie importante des parois du corps de l'estomac est envahie ; ce sera une pylorectomie, 73 fois sur 100, quand la portion pylorique sera envahie ; enfin on pourra même avoir à faire une résection totale dans les cancers très étendus. Il est bien entendu que la gastrectomie a d'autres contre-indications que l'état général du sujet. Comme nous le verrons tout à l'heure, certaines adhérences, certaines propagations peuvent la contre-indiquer.

d) Il y a un cancer avec signes de sténose chez un malade opérable radicalement.

On doit dans ce cas pratiquer la pylorectomie toutes les fois qu'elle sera reconnue possible après laparotomie. Dans les cas où la pylorectomie paraîtra impossible, il faut pratiquer la gastro-entérostomie.

PYLORECTOMIE. — Il existe encore à notre époque des chirurgiens qui sont les adversaires déclarés de cette opération. Ils lui préfèrent, dans tous les

cas de sténose cancéreuse du pylore, la gastro-entérostomie. Voyons rapidement leurs arguments :

1° *La mortalité de l'opération radicale est plus
grande.*

M. Guinard avait déjà protesté contre cette affirmation. Maurice Guillot, dans un travail plus récent,
arrive (en ne réunissant que des statistiques globales
et en laissant de côté les observations isolées,
qui, par le mécanisme même de leur publication,
sont à peu près forcément favorables) à une mortalité
de 29 o/o pour la pylorectomie. Terrier et Hartmann,
de leur côté, donnent le chiffre de 26 o/o. Or Chlumskij,
dans une statistique de gastro-entérostomie portant
sur 401 cas, établit que la mortalité est de 33,91 o/o.
De même Desfosses, cité par M. Guillot, accuse dans
les observations de sténose cancéreuse réunies dans sa
thèse une mortalité de 33,87 o/o par gastro-entérostomie.

La comparaison des chiffres qui précèdent montre
que si l'on veut se servir de la statistique, celle-ci
donne raison aux défenseurs de la pylorectomie.

2° *La longueur de la survie est sensiblement la
même dans les deux opérations.*

M. Guillot, en comparant les stastistiques globales
actuellement publiées, montre que la survie moyenne
donnée par la pylorectomie est de 1 an 1/2, tandis que
la gastro-entérostomie donne une survie de moins de
7 mois.

3° *La cure radicale n'est pas possible à cause du
mode d'extension du néoplasme.*

L'extension rapide, très précoce, du cancer du pylore
vers la petite courbure ; la possibilité de voir, dans
quelques cas et contre toute attente, le duodénum envahi ; l'extension précoce, parfois observée (Guillot),

à toute la lame épiploïque, sont des faits qui montrent que très souvent on ne doit faire que l'apparence d'une cure radicale. Nous le reconnaissons volontiers, mais nous prétendons, à l'exemple de Ricard, que même si la pylorectomie n'est dans un certain nombre de cas, qu'une opération palliative, c'est de toutes la meilleure.

D'ailleurs Ricard n'a pas hésité, dans un cas où il y avait une généralisation évidente, mais où le pylore était mobile et assez facilement extirpable, à pratiquer la pylorectomie.

4° Au point de vue de la digestion les résultats de la gastro-entérostomie sont aussi bons que ceux de la pylorectomie.

C'est là une erreur qui prend sa source dans une analyse imparfaite des observations publiées. Hartmann et Soupault, que l'on cite souvent comme des défenseurs de la gastro-entérostomie, disent au contraire que sous le rapport de la digestion et du rétablissement des forces, elle donne des résultats peu brillants chez les cancéreux,

D'autre part, Hayem, Mathieu, Guedj ont observé le reflux de bile. Mathieu et Hayem ont remarqué qu'après la gastro-entérostomie, la digestion stomacale se prolonge au-delà des limites normales, et souvent ils ont pu retirer les restes d'un repas d'Ewald au bout de 2 heures et 2 h. 1/2. Enfin dans de nombreuses observations la rétraction de l'estomac a manqué ou s'est produite d'unefaçon incomplète.

Reste un dernier point : le *circulus viciosus*, dont la cause n'est pas bien connue, mais qui n'en constitue pas moins une des suites les plus fâcheuses de la gastro-entérostomie.

SOINS PRÉ-OPÉRATOIRES. — Le lavage préalable de l'estomac est une question encore discutée. Billroth, Rydygier, Kocher, Novaro, Jaboulay, Walther s'en sont déclarés partisans. Trendelenburg, Reclus, Roux, le proscrivent dans toutes les opérations sur l'estomac. Terrier et Hartmann le réservent aux malades habitués. Ricard ne le pratique que sur ceux qui ont une stase évidente ; encore ne le fait-il que la veille et jamais le matin même de l'opération.

La question des purgatifs, qui ne se pose pas en chirurgie gastrique d'une façon générale, se pose encore moins quand il s'agit du sténose cancéreuse du pylore. Au contraire, le lavement d'eau bouillie, en favorisant l'évacuation de l'intestin, assurera dans la limite du possible son asepsie ultérieure. On fera bien cependant de ne pas le donner le matin même de l'opération, car on doit éviter, à ce moment, tout ce qui fatigue ou dérange le malade.

L'emploi des lavements nutritifs peptonisés dans les jours qui précèdent, a le double avantage de sustenter le malade et de l'habituer à un mode d'alimentation qui, dans les premiers jours après l'intervention, lui rendra les plus grands services.

Il est bon, de plus, de pratiquer, chez tous les malades affaiblis, de grandes injections de sérum artificiel.

Anesthésie. — Le choix d'un anesthésique n'a pas l'importance que lui ont accordée quelques auteurs. Cependant, toutes les fois que cela est possible, il vaut mieux employer l'éther qui relève le pouls des malades au lieu de le déprimer.

L'emploi de la cocaïne lombaire ne nous paraît pas recommandable.

Incision. — Elle sera absolument médiane selon la pratique de Czerny, Kronlein, Kocher, etc. Elle sera longue, car il faut voir clair, et pouvoir manœuvrer facilement dans le ventre ; c'est pourquoi très souvent elle descendra au-dessous de l'ombilic.

Examen des connexions de la tumeur. — Examinez alors si la tumeur est extirpable. Parfois la réponse est des plus simples, le pylore cancéreux se laisse, pour ainsi dire, énucléer en dehors du ventre. D'autres fois sa mobilité est moins apparente et il faut se livrer à un examen méthodique.

Les adhérences à la paroi abdominale antérieure sont rares, peu à redouter, et en général on peut les sacrifier sans difficulté particulière. Mais quand le pylore tient d'une façon intime à la face inférieure du foie, à la vésicule biliaire, au méso-colon transverse, et surtout au pancréas, le pronostic d'une extirpation est considérablement assombri. Pour bien se rendre compte des connexions du pylore, on explorera sa face postérieure avec un ou deux doigts passés dans un espace avasculaire du grand épiploon.

Il vaut mieux, en règle générale, s'abstenir, quand les adhérences au foie, au méso-colon et au pancréas sont solides ou étendues.

Libération de la tumeur. — Le doigt, après avoir effondré l'épiploon gastro-hépatique dans sa partie mince, sortira à travers le grand épiploon en deçà et au-delà de la tumeur. Dès ce moment, il est souvent possible de mettre des pinces d'occlusion. Dans les cas d'adhérence pancréatique, la pose des pinces du côté duodénal ne pourra être faite qu'après la section gastrique, en faisant basculer la tumeur autour du pylore.

L'occlusion sera faite du côté sain avec les pinces à mors souples de Doyen qui sont incontestablement les meilleures. Du côté de la tumeur l'occlusion sera faite avec des clamps qui peuvent impunément contusionner les tissus. Il faut avoir soin de comprendre entre les pinces la plus grande partie possible de la petite courbure.

C'est seulement alors qu'on complètera la libération des deux courbures. Du côté de la petite, le doigt suffit et l'on a rarement des ligatures à faire. Il est indispensable cependant, dans les résections larges, de penser au ligament profond de l'estomac et de pincer à part son bord libre pour mettre une bonne ligature sur la coronaire stomachique.

Au niveau de la grande courbure, l'épiploon sera ramassé en petits paquets étreints du côté stomacal par des pinces, du côté distal par du catgut. La section sera faite entre les pinces et les ligatures.

Hartmann et Cunéo recommandent deux ligatures préventives, celle de la coronaire stomachique et celle de la gastro-duodénale. Nous reconnaissons que la première est indispensable si l'on fait une large résection de la petite courbure. Quant à la seconde, elle ne nous paraît pas nécessaire. Tantôt, en effet, le pylore est très mobile, sa libération du côté duodénal peut être faite sans hémorrhagie, et l'on ne voit pas bien à quoi sert dans ce cas la ligature de la gastro-duodénale.

Tantôt, au contraire, les ganglions rétro-pyloriques envahis adhèrent solidement au pancréas, et il est aussi impossible de voir la gastro-duodénale que de l'empêcher d'ailleurs de saigner au cours de la rupture des adhérences du paquet ganglionnaire.

Extirpation proprement dite. — La libération étant terminée, on doit protéger la cavité péritonéale contre l'infection par les tranches muqueuses de section.

Dans ce but des compresses stérilisées seront tassées tout autour du néoplasme, et seront glissées puis étalées derrière l'organe de manière à bien protéger l'arrière-cavité des épiploons.

Du côté duodénal la section doit être faite à deux centimètres et demi ou trois centimètres du bord induré du néoplasme, du côté gastrique la section doit passer au moins à cinq ou six centimètres de la limite du cancer.

On peut indifféremment commencer la section d'un côté ou de l'autre. La règle sera de débuter par le côté le plus commode.

Après chacune des sections, il faudra se protéger contre l'infection par les tranches muqueuses, en les essuyant avec un tampon stérilisé sec et en les recouvrant pendant les manœuvres accessoires avec des compresses.

Au cours de l'extirpation on a détruit une à une les diverses adhérences qui peuvent exister et dont nous avons parlé. Après l'extirpation on recherchera derrière le pylore, sur la petite courbure, et enfin sur la grande s'il ne reste pas de ganglions cancéreux.

Reconstitution du tractus gastro-intestinal. — Si, les pinces d'occlusion étant tordues on peut adosser, sans traction, les faces postérieures de l'estomac et du duodénum on *doit* aboucher la tranche gastrique à la tranche duodénale, c'est-à-dire employer le procédé de Billroth (1re manière). Ce procédé, abandonné pendant plusieurs années, vient d'être remis en faveur grâce aux travaux de Ricard et de son élève Guillot. Tous deux ont démontré qu'il est plus facile à éxécuter et qu'il donne une mortalité moindre que le procédé de Kocher, qui consiste dans l'abouchement du duodénum à la face postérieure de l'estomac.

Dans le cas où l'adossement du duodénum et de l'estomac ne peut être fait sans traction, on fermera complètement la tranche duodénale et la tranche gastrique puis on pratiquera une gastro-entérostomie antérieure ou postérieure.

Billroth (1re *manière*). — Pour faire le Billroth (1re manière) on commencera par faire la suture d'occlusion de la partie supérieure de la tranche gastrique. Cette suture sera faite en deux plans, comme les autres d'ailleurs, l'un des plans comprenant toute l'épaisseur des tuniques gastriques, l'autre étant séro-séreux (*suture d'Albert*). On emploiera le catgut ou la soie fine en surjets arrêtés tous les trois ou quatre points.

Le temps délicat est la suture séro-séreuse postérieure d'abouchement gastro-duodénal. On doit la faire immédiatement après la suture d'occlusion de la partie supérieure de la tranche gastrique. Il faut la parfaire dès le début, car il est souvent impossible de la compléter plus tard en faisant basculer la bouche duodénale.

Le reste se fera comme un abouchement ordinaire de deux cavités muqueuses, savoir :

Suture postérieure comprenant toute l'épaisseur des deux tranches.

Suture antérieure comprenant toute l'épaisseur.

Suture séro-séreuse antérieure.

On terminera en enfouissant les points d'union des suture d'occlusion et d'abouchement dans un bon pli séro-séreux fait avec deux ou trois points séparés. Il n'y a là, contrairement au dire des auteurs, aucune difficulté particulière.

Billroth (2e *manière*). — Ce procédé peut cliniquement être pratiqué soit en un temps, soit en deux temps.

Le premier sera, bien entendu, la gastro-entérostomie.

Mais il est à noter que les malades soulagés par la

gastro-entérostomie refusent d'une façon constante de se laisser opérer une seconde fois.

Il n'y a donc lieu de parler que de l'opération en un temps. On a quelquefois commencé par la gastro-entérostomie. Terrier et Hartmann ont fait remarquer avec raison que cette manière de faire expose à créer l'anastomose en plein tissu à réséquer et fait courir le risque de déchirer les sutures d'abouchement pendant les manœuvres parfois pénibles de l'extirpation.

On doit donc commencer par occlure, en deux plans, la tranche duodénale et la tranche gastrique, puis on anastomosera le jéjunum soit en avant, soit en arrière. Les boutons sont à rejeter pour cette anastomose ; on emploiera les sutures en ayant soin de fixer longuement le jéjunum et d'exécuter la ligne de fixation de haut en bas et de gauche à droite.

Fermeture de la paroi. — Il faut drainer aussi rarement que possible. On ne sera autorisé à le faire que s'il y a un suintement persistant dû à la destruction d'adhérences hépatiques ou pancréatiques.

La suture sera faite en un seul plan au fil métallique.

Pansement aseptique.

Soins post-opératoires. — Quand les malades semblent nettement affaiblis par l'opération, on devra employer concurremment les linges chauds, l'éther, la caféine, les injections massives de sérum artificiel.

Dès le soir même on peut donner quelques cuillerées à café de grog glacé. Le deuxième et le troisième jour, le grog, le lait, le bouillon, constitueront l'alimentation. Pendant ce temps on répète les injections de sérum et les lavements nutritifs.

A partir du cinquième jour on peut reprendre progressivement l'alimentation normale.

Les fils seront ôtés le septième jour.

GASTRECTOMIE PARTIELLE ANNULAIRE. — Il est rare qu'on ait à pratiquer une gastrectomie annulaire. La seule indication en est donnée par un cancer du corps largement étendu aux parois. De plus, comme cette variété de cancer ne s'accompagne pas de symptômes fonctionnels graves, les malades *ne réclament par l'intervention et les médecins ont beau jeu pour continuer leurs traitements illusoires.* (Terrier et Hartmann.)

Il est inutile d'entrer dans les redites inutiles sur la libération des deux courbures, la pose des pinces d'occlusion et la double section. On peut toujours rétablir la continuité de l'estomac en réunissant les deux tranches, mais on est le plus souvent obligé d'occlure pour en diminuer le calibre à la partie supérieure de la section qui correspond au côté cardiaque.

Von Hacker, Lengenbuch, Lanenstein, Hartmann, etc..., ont pratiqué cette opération. La mortalité n'en serait que de 14,2 p. 100.

GASTRECTOMIES ATYPIQUES. — On appelle gastrectomies atypiques celles qui portent isolément sur l'une des deux courbures ou sur l'une des faces. Quand on opère sur la face postérieure, on l'expose largement en effondrant le ligament gastro-colique.

Tout se borne dans ce genre d'opération à une limitation exacte de la portion à enlever avec les pinces à mors flexibles de Doyen. Du côté de la tumeur on pose des clamps courbes fortement serrés. On résèque et on suture les lèvres de la plaie gastrique comme dans une simple gastrotomie.

RÉSECTION CARDIO-GASTRIQUE. — La résection de la portion cardiaque de l'estomac n'est guère à conseiller. Mickulicz, Summa et Bernays la tentèrent avec des insuccès. Il faut cependant reconnaître que dans les

7 observations de gastrectomie totale actuellement connues il est à peu près certain que le cardia lui-même fut toujours enlevé sans grand inconvénient pour l'évolution ultérieure de l'opération.

Lévy, en 1894 puis en 1898, dans deux travaux purement théoriques, conseillait d'ouvrir l'abdomen par une incision en équerre, d'attirer fortement en bas l'estomac, de repérer avec soin l'œsophage pour ne point le laisser filer en haut, de réséquer la portion cardiaque de l'estomac, de fermer la brèche gastrique, enfin de pratiquer à l'aide du bouton de Murphy une anastomose œsophago-gastrique.

EXCLUSION DU PYLORE. — Pour pratiquer l'exclusion du pylore on fait une section de l'estomac passant en dehors et à gauche d'une tumeur pylorique, les deux tranches gastriques sont complètement fermées, enfin on pratique une anastomose entre le jéjunum et la portion cardiaque saine de l'estomac.

Nous ne conseillons pas de faire systématiquement une pareille opération. Il faut la réserver aux cas où après avoir pratiqué, dans l'intention de faire une pylorectomie, la section du côté gastrique, on s'aperçoit que l'extirpation de la tumeur est dangereuse ou impossible. C'est donc une méthode d'exception.

Elle aurait l'avantage de mettre la région pylorique à l'abri du contenu gastrique, en cas de douleurs vives et d'hémorrhagies tenaces. D'autre part la suppression absolue et définitive de toute continuité entre le segment sain et le segment malade de l'estomac peut rendre au segment sain sa motricité normale, supprimer les douleurs qui résultent du tiraillement des adhérences par la portion de l'estomac qui fonctionne encore, et protéger la bouche anastomotique contre un envahissement par le néoplasme.

GASTRO-ENTÉROSTOMIE ANTÉRIEURE PRÉCOLIQUE OU DE WÖLFLER. — Elle consiste à anastomoser à une partie déclive de la paroi antérieure de l'estomac une portion du jéjunum prise à 40 ou 50 centimètres de l'angle duodéno-jéjunal.

L'incision de la paroi abdominale sera médiane et grande pour donner beaucoup de jour. Après examen de la tumeur et choix d'une portion de la paroi antérieure située près de la grande courbure, on ira avec la main droite reconnaître l'angle duodéno-jéjunal. A partir de ce point on comptera 40 à 50 centimètres, afin que l'anse jéjunale n'étrangle en aucun cas le colon transverse. Le jéjunum sera alors accolé à la portion choisie de l'estomac soit avec des pinces ne prenant que la séreuse, soit par les mains de l'aide. Préalablement on aura retourné l'anse jéjunale de manière à ce que la partie afférente soit à gauche, et la partie efférente à droite, afin que la progression des matières dans l'intestin suive la même direction que dans l'estomac.

La ligne d'abouchement gastro-jéjunale sera oblique de haut en bas et de gauche à droite. Il est très important que les sutures séro-séreuses réunissent les deux viscères sur une longueur d'au moins 12 centimètres. On évite ainsi la coudure du jéjunum et la formation d'un éperon occlusif.

Le chirurgien débutera par la suture séro-séreuse postérieure, puis après avoir assuré la coprostase et la protection du péritoine, il ouvrira l'estomac d'abord, l'intestin ensuite, sur une longueur de 5 centimètres. Quelques chirurgiens se servent du thermo-cautère, nous conseillons de commencer avec le bistouri et de continuer avec les ciseaux. Les deux orifices muqueux seront nettoyés avec le plus grand soin à l'aide de tampons stérilisés.

La réunion des lèvres des ouvertures gastrique et duodénale sera faite en un surjet à points arrêtés comprenant toute l'épaisseur des tuniques. On terminera par la suture séro-séreuse antérieure.

GASTRO-ENTÉROSTOMIE POSTÉRIEURE TRANSMÉSOCOLIQUE OU DE VON HACKER. — La même incision de laparotomie et le même examen de la tumeur seront faits comme précédemment. Si la paroi postérieure de l'estomac semble libre d'adhérences et d'infiltration cancéreuse, on saisira le colon transverse, on le relèvera en haut en étalant largement le mésocolon. Un des espaces avasculaires de celui-ci sera effondré. À travers cette ouverture la paroi postérieure de l'estomac sera attirée. On en choisira pour l'anastomose un point déclive, c'est-à-dire très près de la grande courbure.

Reconnaissant alors l'angle duodéno-jéjunal on choisira une anse grêle située à 20 centimètres environ de cet angle. L'anse sera orientée de manière à ce que, revenue en position, elle soit orientée de gauche à droite et de haut en bas.

Pour la constitution de la bouche anastomotique elle-même on suivra les règles exposées à propos de la gastro-entérostomie antérieure.

Avant de refermer le ventre on prendra la précaution de fixer les bords de la déchirure méso-colique à l'estomac par 6 ou 8 points de suture. On empêche ainsi l'étranglement de l'intestin grêle dans l'ouverture.

Au dire des classiques, l'opération de Von Hacker aurait sur celle de Wölfler l'avantage de placer l'anastomose en un point plus déclive, de supprimer la trop longue anse intermédiaire au pylore et à l'anastomose, de faciliter l'évacuation de l'estomac dans le décubitus dorsal, d'empêcher enfin l'étranglement du colon transverse dans l'anse jéjunale.

Nous ne sommes pas bien persuadés que tous ces avantages soient réels. La gastro-entérostomie antérieure et la postérieure nous semblent donner dans la pratique des résultats absolument comparables.

GASTRO-ENTÉROSTOMIE PAR IMPLANTATION DE ROUX. — C'est un procédé qui ne nous semble guère applicable au cancer de l'estomac. Il est excellent, mais il est long, et il est bien entendu, par tout ce qui précède, que quand on tente une gastro-entérostomie, c'est une opération d'urgence que l'on fait, pour parer à une sténose, et sur un malade qui n'est pas capable de supporter une pylorectomie.

Toutefois, comme Roux l'applique couramment à la cure chirurgicale des accidents de la sténose pylorique, nous sommes obligés de le décrire ici. Il nous suffit de répéter qu'il nous paraît excellent surtout pour les *spasmes* ou les obstructions *non-néoplasiques* du pylore.

Pour appliquer le procédé de Roux on attire la face postérieure de l'estomac par la voie transmésocolique. On sectionne ensuite le jéjunum à 15 centimètres de l'angle duodéno-jéjunal ; le moignon intestinal est fermé par une pince de Doyen.

Le bout efférent de l'intestin est alors fixé par implantation dans l'estomac. C'est un mode d'anastomose difficile à faire ; les résultats excellents de Roux prouvent cependant qu'il est possible.

Après cette première anastomose par implantation, il reste à en pratiquer une seconde en anastomosant par le même procédé le bout libre du jéjunum dans la partie de l'intestin grêle qui descend de l'estomac.

En somme, l'ensemble de l'opération est difficile à exécuter, mais au point de vue fonctionnel le résultat est excellent ; la bile et le suc pancréatique se déversent sans reflux possible dans l'intestin grêle, tout près de l'estomac.

EMBARRAS GASTRIQUE

Rien n'est plus difficile à déterminer que le sens exact du terme « *Embarras gastrique* ». Pour les uns il recouvre la dyspepsie hypersthénique aiguë, pour les autres il s'applique à un complexus symptomatique qui est très voisin de la fièvre typhoïde. Entre ces deux opinions il nous est impossible de choisir.

Tout d'abord il ne peut être question d'appliquer à telle ou telle modalité de la dyspsepsie hypersthénique aiguë le terme d' « *Embarras gastrique* », car, outre l'inconvénient de créer ainsi une véritable synonymie, on s'expose à voir la nouvelle désignation entraîner avec elle les sens multiples et imprécis dont nous avons parlé.

On ne peut penser davantage à créer, comme l'ont essayé plusieurs auteurs, une entité morbide voisine de la fièvre typhoïde et à laquelle le terme d' « *Embarras gastrique* » s'appliquerait. Ce dernier point mérite d'être développé.

En 1885, Kiener considéra l'embarras gastrique comme une *fièvre typhoïde véritable*, mais atténuée. La même opinion fut défendue par Chantemesse (Semaine médicale, 1889) et par Courtet son élève (Th. Paris, 1889). Leur argumentation reposait sur la grande ressemblance entre les signes cliniques des deux affections, sur la coexistence fréquente des deux affections au moment des épidémies typhiques, enfin sur l'apparition brusque d'une épidémie d'embarras gastrique au moment de la distribution d'eau de Seine. On a objecté, avec quelque apparence de raison, que l'embarras gastrique ne coïncide pas seulement avec la fièvre typhoïde, mais encore avec le choléra asiatique, le choléra nostras, les diarrhées d'été, etc... La découverte de l'agglutination du bacille d'Eberth par le sérum typhique, a montré que si beaucoup d'embarras gastriques agglutinaient, en revanche un plus grand nombre encore ne donnaient point la réaction. En sorte que les éléments cliniques, épidémiologiques, bactériologiques même, conduisent à admettre que l'embarras gastrique est, dans un grand nombre de cas, la forme atténuée, non pas d'une, mais de plusieurs infections bactériologiquement définies du tube digestif.

Est-ce à dire que le syndrome « *Embarras gastrique* » ne se rencontre que dans un certain nombre d'affections à bacille spécifique ? Telle n'est pas notre opinion.

Au début de l'ictère catarrhal on observe une période que Chauffard a appelée *phase préictérique*. Cette phase est caractérisée par les signes suivants : Gonflement et tension épigastriques, enduit saburral de la langue, anorexie, quelquefois nausées et vomissements, courbature générale, céphalalgie légère, apathie intellectuelle et musculaire, léger mouvement fébrile. Or ne voit-on pas que c'est là le propre tableau de l'embarras gastrique.

Dans les intoxications alimentaires, qu'on ait affaire à une simple indigestion, ou qu'il s'agisse au contraire d'un véritable cas de *botulisme*, le tableau clinique sera encore à peu près le même. Le début sera souvent masqué par l'intensité des vomissements et de la diarrhée, mais, au bout de quelques heures, on retombera le plus souvent dans le syndrome décrit plus haut.

Enfin il est fréquent, au cours des crises aiguës de

dyspepsie, de voir apparaître de la diarrhée, une courbature générale, une légère ascension thermique, signes qui, joints à ceux de la dyspepsie causale, reproduisent encore le syndrome de l'embarras gastrique. En dehors des affections précédentes qui peuvent, soit à leur début, soit à leur période d'état, présenter le syndrome de l'embarras gastrique, il existe certainement tout un ensemble d'infections banales et passagères du tractus gastro-intestinal susceptibles de réaliser le même complexus symptomatique. La fréquence relative de ces infections banales, la constance assez remarquable de leurs manifestations morbides, n'impliquent pas qu'il y ait avantage à les réunir sous le terme impropre d'embarras gastrique. La diversité même des noms donnés aux diverses modalités cliniques de ces gastro-entérites (*fièvre gastrique rémittente, fièvre rémittente climatique, fièvre synoque, fièvre muqueuse, fièvre gastrite bilieuse*) montre que ce qu'il y a de moins important dans leur histoire est précisément ce complexus symptomatique d'apparence constante qui frappe les esprits superficiels. Ce qui est constant, ce sont les phénomènes réactionnels communs à toutes les infections gastro-intestinales ; or, ce qu'il serait *utile* de systématiser, ce sont les facteurs étiologiques, la spécificité bactérienne, l'évolution ultérieure de l'infection, les éléments d'un sérieux pronostic. Qui ne voit qu'aucun de ces desiderata n'est satisfait quand on s'est contenté de prononcer ce mot banal : « *Embarras gastrique ?* »

Si d'avance l'on se déclare content d'un pareil cadre nosologique, il faut revenir à la médecine stigmatisée par Molière, la *médecine des mots*.

Après cette critique, comment parler de traitement ? N'est-il pas évident qu'en présence d'une infection gastro-intestinale, quelle que puisse être d'ailleurs son évolution ultérieure, les purgatifs salins et la diète lactée sont seuls à conseiller? Encore faudra-t-il tenir compte des données épidémiologiques, des antécédents pathologiques du sujet, et des symptômes particuliers qui, dans l'affection présente, peut faire sortir le malade des limites mal tracées de l' « *Embarras gastrique* ».

GASTRALGIE

Il est étonnant qu'à notre époque le terme de « *Gastralgie* » ait encore cours en pathologie gastrique, car il est difficile de trouver un terme plus vague et un cadre nosologique où l'on ait systématiquement mis plus de phénomènes hétéroclites. Définir la gastralgie : une névralgie des nerfs de l'estomac, c'est proprement renoncer à toute espèce de définition. Une névralgie, quelle qu'elle soit, a toujours une cause traumatique ou infectieuse, et pour faire une classification thérapeutiquement utile, il faut que cette cause soit un élément, l'élément essentiel de la définition. Faute de cette précaution logique, toute douleur stomacale sera une gastralgie, et l'on aura le droit d'employer le même terme pour désigner les crises gastriques du tabes, ou les douleurs consécutives à l'introduction d'un corps étranger volumineux dans l'estomac.

Ouvrez un ouvrage classique à l'article « *Gastralgie* », vous trouverez une description symptomatique vraiment décourageante, une de ces pages qui sentent le tirage à la ligne et l'épreuve de concours, où l'auteur essaie de résoudre ce problème monstrueux : énumérer et coordonner des symptômes en dehors de toute conception d'une maladie particulière.

Il faut reconnaître que certains auteurs ont courageusement pêché dans l'eau trouble de la gastralgie, pour en retrancher telle ou telle série de phénomènes appartenant à un autre cadre nosologique. En sorte que le domaine de la gastralgie diminue chaque jour sensiblement.

En bonne logique, et si l'on tient au terme, on devrait entendre par gastralgie toute douleur de l'estomac ne correspondant pas à une dyspepsie nettement systématisée au point de vue clinique ou chimique.

Ainsi défini, le terme gastralgie recouvre deux grands groupes de faits :

1° Les gastralgies d'origine névrosique ;

2° Les gastralgies d'origine nerveuse centrale.

Il est à noter que nous ne pouvons placer ici ces deux séries de phénomènes, qu'à la condition que le *trouble de la fonction gastrique* correspondant ne revête pas d'une manière constante l'un des deux types : hypersthénie ou hyposthénie.

L'un des hommes qui ont le mieux étudié cette question, A. Robin, range parmi les dyspepsies hypersthéniques aiguës, les deux formes de gastralgie dont nous parlons. Les faits de Sahli, Rosenthal, Simonin, Hoffmann, lui donnent raison. D'après ses propres expériences, il trouve en 1893 que sur sept tabétiques, six fois l'HCL était en excès dans les vomissements au moment des crises. Depuis lors sa statistique s'est étendue ; elle porte sur 13 malades, dont 9 étaient hyperchlorhydriques au moment des crises. Les quatre autres avaient de l'hypersécrétion avec HCL normal ou faiblement diminué.

D'autres auteurs sont arrivés à des conclusions diamétralement opposées. C'est le cas de Boas et de Von Noordens. Bouveret dans son « Traité des maladies de l'estomac », 1893, conclut que, de l'examen des faits actuellement connus, on est autorisé à admettre que la crise gastrique tabétique est plus souvent un accès de gastralgie qu'un accès d'hypersécrétion. La contradiction que nous relevons entre les différents auteurs et que nous ne pouvons trancher ici, nous fait un devoir de choisir la solution la moins affirmative, celle de Bouveret.

En agissant ainsi nous ne préjugeons rien de précis sur l'état de la sécrétion gastrique ; nous nous contentons de laisser dans le domaine de la gastralgie un ensemble de phénomènes qui, nous en sommes bien convaincus, en sortira un jour.

a) GASTRALGIE D'ORIGINE NÉVROSIQUE (1). — Le *diagnostic positif* repose sur deux symptômes dominants :

Un accès céphalalgique d'apparence migraineuse ;

Une violente crise gastralgique.

Il n'y a aucun ordre dans l'apparition de ces phénomènes, mais ils sont toujours l'un et l'autre présents.

Ordinairement on trouve dans les antécédents immédiats un surmenage intellectuel, une émotion, une fatigue. Presque toujours il s'agit de sujets jeunes. Brusquement, sans prodromes la céphalée et la gastralgie apparaissent ; le sujet se sent dans un état d'éréthisme nerveux particulier, des vomissements souvent violents et abondants se produisent. Cet état dure un temps variable puis cesse brusquement à la suite d'un sommeil réparateur. Ce qu'il y a de caractéristique dans cette crise c'est que ni la douleur ni les vomissements n'ont de rapport avec l'alimentation, et qu'il y a coexistence de deux phénomènes : céphalalgie et gastralgie.

Comme *diagnostic différentiel* il n'y a qu'une difficulté, le diagnostic avec la migraine.

Mais dans la migraine c'est la céphalée qui domine et non la douleur gastrique. Dans la migraine on trouve toute une série de troubles nerveux ; paresthésie,

(1) Synonymie : Dyspepsie hypersthénique aiguë paroxystique d'origine névrosique (A. Robin). Maladie de Rossbach (Gastroxynsis).

anesthésie, hyperesthésie de certaines régions, spasmes de la face, hémiplégie, amnésie, aphasie, constriction ou dilatation vasculaire cutanée. Or ces troubles n'existent point dans la gastralgie d'origine névrosique. Enfin une dernière différence se trouve dans l'action du traitement prophylactique. Il réussit presque toujours dans la gastralgie. jamais dans la migraine.

Le traitement de la gastralgie d'origine névrosique est absolument impuissant pendant la crise. On se contentera alors d'apaiser la douleur avec de la morphine ou de l'eau chloroformée. En revanche le traitement est souverain s'il est appliqué pendant les périodes de repos. Il suffit alors de prescrire le repos intellectuel le plus absolu. de conseiller les exercices de plein air, et, si les sujets sont particulièrement excitables, un séjour de plusieurs mois en montagne à une altitude moyenne.

b) GASTRALGIE D'ORIGINE NERVEUSE CENTRALE. — Dans cette forme il n'y a pas de céphalée. Brusquement, sans qu'il soit possible d'invoquer, comme plus haut, le surmenage et la fatigue, la douleur et les vomissements apparaissent. La crise débute très souvent à jeun, et, tout le temps qu'elle dure, on observe une intolérance gastrique absolue. Cette intolérance dure, en général, de vingt-quatre à quarante-huit heures.

Le diagnostic avec les dyspepsies hypersthéniques et hyposthéniques se fera par la soudaineté et l'irrégularité des crises, par leur manque de rapport avec un moment particulier de digestion, enfin par l'examen du système nerveux du malade, chez lequel on trouvera soit les signes du tabes, soit les signes de la paralysie générale.

TRAITEMENT. — Il faut reconnaître que le médecin

est à peu près impuissant pendant les crises, et que cette impuissance continue dans leur intervalle, puisqu'il n'y a rien à faire contre la lésion causale.

On essaiera cependant de neutraliser le contenu gastrique (1), car les vomissements sont presque toujours hyperacides. Enfin on recourera à l'éternelle injection de morphine ou de son succédané, l'héroïne.

(1) On trouvera les formules nécessaires au chapitre de la Dyspepsie hypersthénique.

PHLEGMON DE L'ESTOMAC

Nous préférons le terme de phlegmon de l'estomac à celui de gastrite phlegmoneuse, car dans l'état actuel de la nomenclature des affections de l'estomac, l'emploi du terme « *gastrite* » implique généralement la double prénotion d'une lésion systématisée des tuniques de l'estomac et d'un retentissement typique sur le fondement de la muqueuse. Or, à s'en rapporter aux quarante-deux observations publiées actuellement, le phlegmon de l'estomac ne répondrait aucunement à cette double prénotion.

Tantôt, en effet, l'évolution en est extrêmement rapide, et au milieu d'un cortège de symptômes excessivement graves, il est impossible de discerner s'il s'agit ou non d'une affection de l'estomac. Tantôt, au contraire, l'évolution en est plus lente et l'ensemble des signes est tel que l'on est porté à croire à une gastrite catarrhale aiguë.

La même difficulté existe au point de vue anatomopathologique. Tantôt on trouve sous la muqueuse une véritable nappe purulente qui, dans certaines observations, ne reste pas limitée à l'estomac mais empiète même sur la sous-muqueuse duodénale. Tantôt on trouve des abcès multiples, de petite dimension respective, que l'on a appelés « *aphthes gastriques* » d'un terme assez impropre proposé par North. Il n'est pas jusqu'à la constitution même de la paroi de l'abcès qui n'offre, suivant les cas, des différences considérables. On a signalé un amincissement marqué du côté de la muqueuse, avec hypertrophie de la paroi sous-séreuse pouvant aller jusqu'à plusieurs centimètres. Mais on a rencontré dans un nombre égal de cas l'évolution naturelle de la collection vers la cavité péritonéale.

En somme, il n'y a rien là qui puisse faire penser à une affection autonome. Tout se passe comme s'il s'agissait d'une affection banale du tissu cellulaire sous muqueux de l'estomac, comme il peut s'en produire dans toutes les solutions de continuité infectées de la muqueuse.

La variabilité des étiologies invoquées, marque d'ailleurs mieux que tous les raisonnements, combien cette façon de concevoir les faits est justifiée. Les ulcérations cancéreuses, celles de l'ulcus rotundum, celles des formes graves de gastrites alcooliques ont produit des suppurations de ce genre.

On a parlé de certaines conditions prédisposantes. Comme toujours l'alcoolisme et le tabagisme ont été invoqués. On ne peut évidemment nier *à priori* que des facteurs de ce genre ne puissent avoir une action, mais de là à admettre leur intervention causale, il y a un abîme que nous ne nous chargeons pas de franchir.

Les éléments positifs du diagnostic sont dans l'état actuel de nos connaissances à peu près impossibles à poser. L'intolérance gastrique est la règle, mais elle peut manquer. La douleur semble absolument constante, mais ses modalités sont indéfiniment variables. Le mieux est d'ailleurs d'avouer que toute énumération symptomatique sérieuse est actuellement impossible. Dans toutes les observations publiées, le phlegmon de l'estomac a été une trouvaille d'autopsie.

Faut-il, après une aussi décourageante conclusion, parler d'un traitement rationnel? Nous ne le pensons pas. Un traitement ne peut être proposé que s'il est exactement superposable à une modalité clinique déterminée, et surtout si dans des expériences antérieures il a donné d'heureux résultats. Mais que penser du traitement d'une affection que l'on n'a jamais su reconnaître, et contre laquelle aucun traitement logique n'a été tenté ?

CORPS ÉTRANGERS DE L'ESTOMAC

Il est rare de se trouver en présence de corps étrangers de l'estomac assez volumineux pour faire renoncer à tout espoir d'expulsion. Cela arrive toutefois.

En présence d'un corps étranger, tel qu'une fourchette, susceptible d'ulcérer et de perforer en fort peu de temps les parois stomacales, il ne faut pas que le médecin soit désarmé. En quelques mots nous allons montrer comment il doit intervenir et presque à coup sûr sauver son opéré.

Remarquons tout d'abord que le malade peut se présenter sous deux aspects : avec un estomac encore intact, ou porteur d'une péritonite partielle par perforation, dans le foyer de laquelle le corps étranger se promène.

Dans cette seconde hypothèse, l'ouverture pure et simple du foyer, l'extraction du corps étranger, le tamponnement à la gaze stérilisée de la cavité, *sans aucune tentative de suture* de l'estomac, seront les manœuvres les plus sages, car toute tentative de suture du viscère exposerait à rompre les fausses membranes qui limitent le foyer. D'ailleurs dans les jours qui suivront la fermeture de la plaie gastrique sera rapide et le foyer péritonéal à son tour se collera parfaitement.

Mais c'est la première hypothèse, celle d'un estomac encore intact, qui doit surtout nous intéresser ici. C'est à elle que répond la *gastrotomie*.

On discutait autrefois la question de savoir si la laparotomie doit être médiane ou faite parallèlement au rebord costal dans le triangle de Labbé. Cette discussion n'a plus d'intérêt aujourd'hui où tout le monde est d'accord pour faire la laparotomie médiane sus-ombilicale. L'incision sera longue (12 centimètres) pour pouvoir tirer largement l'estomac au dehors, ce qui est une sécurité. Le côlon transverse se présentera tout d'abord et sera reconnu aisément à ses bosselures, à ses bandes musculaires et à ses franges épiploïques, on le récliuera en bas. Et insinuant les doigts entre le bord tranchant du foie et le côlon transverse que l'on vient d'abaisser, on saisira la paroi stomacale, épaisse, lisse, facile à attirer au dehors dans la majorité des cas. A ce moment, pendant qu'un aide tient l'estomac, on entoure l'organe de compresses aseptiques qui plongent dans la cavité abdominale refoulant les unes le foie, les autres l'intestin, et isolant ainsi du reste de la cavité péritonéale le viscère que l'on va ouvrir. Chacune de ces compresses est comme d'habitude repérée avec une pince.

Il est à ce moment indispensable de rappeler à l'aide qu'il doit *penser uniquement* à maintenir l'estomac en dehors du ventre et ne se laisser distraire par aucun des incidents opératoires.

L'ouverture de l'estomac sera faite en un point peu vasculaire de manière à ne point sectionner de gros troncs sur lesquels il faudrait poser des ligatures.

L'emploi du thermo-cautère est indiqué afin de réduire au minimum l'hémorrhagie. Au moment d'ouvrir la muqueuse on tiendra tout près un tampon aseptique pour éponger rapidement les quelques gouttes de liquide qui pourraient s'épancher du dehors.

Par la plaie ainsi faite l'extraction du corps étranger est des plus aisées. On procédera, aussitôt après, à la suture de la muqueuse faite en un surjet à la soie fine. On se trouvera bien de renforcer le surjet tous les trois points en passant l'extrémité libre du fil dans la boucle que l'on vient de faire et que l'on n'a pas encore serrée. Ce surjet « à points renforcés » constitue une suture complètement hémostatique et incapable de se desserrer même après section d'une portion du fil.

Cette suture muco-muqueuse achevée, on procédera à un nettoyage sérieux des mains infectées par le contact de la muqueuse. Les compresses les plus superficielles seront changées. Ces précautions permettront de faire une suture musculo-séreuse exécutée également avec de la soie en un surjet à points renforcés. L'opérateur devra surveiller ce plan de sutures avec un soin tout particulier. Le surjet doit être bien serré pour être bien occlusif. Il faut que dans les mains de l'aide le fil subisse une tension constante, sans relâchement au moment de la reprise du fil ou du serrage nouveau d'un point.

Il ne reste plus, après un dernier coup d'œil à la ligne de suture, qu'à exprimer et l'essuyer avec des tampons aseptiques.

L'estomac est alors réduit dans l'abdomen, et l'on procède à la suture de la paroi.

Celle-ci sera faite de préférence en trois plans :

1° Surjet au catgut sur le péritoine ;

2° Points séparés au catgut ou au crin sur les grands droits de l'abdomen ;

3° Suture de la peau au crin.

Beaucoup d'opérateurs se contentent d'une suture pariétale en un seul plan. Mais il faut avoir présent à l'esprit ce fait que dans les laparotomies sus-ombilicales, les éventrations sont particulièrement fréquentes. C'est pourquoi nous conseillons dans ce cas particulier la suture en trois plans.

Les soins consécutifs consisteront en une diète de trois jours, aussi absolue que possible, pendant laquelle on permettra seulement, si la soif est trop vive, quelques cuillerées à café d'eau bouillie glacée. Il est utile de se souvenir qu'un moyen excellent de calmer une soif très ardente, est de recourir à de larges injections de sérum artificiel.

INTESTINS

INTESTINS

HERNIE INGUINALE

Ce n'est pas ici le lieu d'entrer dans des détails oiseux sur l'anatomie pathologique et la pathogénie des hernies inguinales. Des considérations de ce genre n'influent aucunement sur le diagnostic clinique et sur le traitement.

D'une manière très générale, la hernie inguinale est constituée par une tumeur de consistance molle, le plus souvent réductible, et cette réduction s'accompagne d'un gargouillement dû à l'intestin ou d'un froissement doux dû à l'épiploon. Le volume et la tension de cette tumeur augmentent par les efforts et la toux. Quand elle contient de l'intestin, elle est sonore, ce qui correspond au cas le plus général. Elle est pédiculisée au niveau de l'anneau inguinal externe et s'enfonce soit dans les bourses, soit dans les grandes lèvres. Les signes fonctionnels sont ceux communs à toutes les hernies : douleurs, coliques, troubles digestifs.

Le diagnostic différentiel doit être considéré d'abord chez les enfants, ensuite chez les adultes.

Chez les enfants, trois affections peuvent être confondues : l'hydrocèle congénitale, le kyste du cordon, l'ectopie testiculaire.

L'hydrocèle congénitale est réductible comme la hernie, mais elle est d'une matité absolue, transparente et fluctuante. Disons tout de suite que les deux lésions peuvent coexister, c'est-à-dire que dans le conduit vagino-péritonéal non oblitéré, l'intestin peut à son tour s'engager.

Le kyste du cordon n'est qu'un des modes d'obturation incomplète du tractus vagino-péritonéal. La fermeture s'est effectuée au-dessus et au-dessous, laissant entre elles une portion où le liquide s'est accumulé. La tumeur ainsi constituée est rénitente, la plupart du temps trop tendue pour être fluctuante, sa mobilité est extrême, et l'on peut quelquefois la repousser jusque dans le canal inguinal. Mais il n'y a rien là qui rappelle la réductibilité de la hernie ni aucun de ses autres symptômes habituels.

L'ectopie testiculaire ne prête guère en général à des confusions sérieuses. Le testicule se reconnaît à sa dureté spéciale, à sa forme. Il est réductible en masse dans l'abdomen, mais non progressivement comme une hernie. Il faut cependant se souvenir que, dans un grand nombre de cas, l'ectopie testiculaire s'accompagne de hernie inguinale, et que l'on doit dans tous les cas ou l'une de ces lésions est constatée chercher si la seconde n'existe pas.

Chez l'adulte, l'hydrocèle congénitale peut donner lieu aux mêmes confusions que chez l'enfant. C'est la transparence qui constituera le meilleur signe distinctif. Le varicocèle volumineux crée des difficultés plus sérieuses. Il est, en effet, progressivement réductible comme la hernie, mat comme l'épiplocèle, et non transparent. La distinction se fera sur la sensation spéciale que le varicocèle donne au toucher, celle d'un « amas de lombrics » ou d'un paquet « d'intestins de poulet ». De plus, on peut constater que les varices du cordon peuvent, après réduction, reprendre leur volume primitif, alors même que le doigt comprime fortement la région inguinale, de manière à empêcher toute descente des viscères dans les bourses. La réplétion du réseau veineux se produit alors par les anastomoses entre les veines du cordon et les veines périnéales superficielles, honteuses externes, tégumenteuses abdominales. C'est là *le signe de Curling* qui seul est pathognomonique.

Certaines épiplocèles adhérentes peuvent donner lieu à des confusions avec les lipomes du cordon (tumeur d'ailleurs très rare), avec l'hématome et l'œdème du cordon, avec les funiculites chroniques, mais presque toujours les anamnestiques ou les signes fonctionnels pénibles toujours liés aux adhérences épiploïques permettront de trancher le diagnostic.

Le diagnostic avec le kyste du cordon et le testicule ectopié ne présentent pas là de difficulté particulière. Nous dirons seulement, en nous réservant de revenir plus tard sur ce point, que la hernie inguinale étranglée est particulièrement facile à confondre avec l'orchi-épididymite qui frappe un testicule ectopié.

Chez des individus à paroi abdominale très flasque, retombant comme un tablier sur la racine des cuisses, ou encore chez ceux dont l'anneau inguinal a atteint des dimensions énormes, il peut être difficile de distinguer à première vue une hernie inguinale d'une hernie crurale. Il faut savoir que les hernies crurales atteignent rarement un volume considérable, et que, d'autre part, les deux pédicules herniaires sont, quand on a pris la précaution de relever la paroi abdominale, séparés par une ligne étendue de l'épine iliaque antéro-supérieure à l'épine pubienne.

Le diagnostic de la variété est, en général, très facile, du moins si l'on se borne à rechercher ce qui est pratiquement utile. Dans la règle, au moment où l'on examine un malade, il vient à peine d'ôter son bandage et sa hernie est complètement réduite dans l'abdomen. Le doigt introduit dans l'anneau inguinal permet alors de sentir l'impulsion au moment des efforts de toux. Cela établit le diagnostic de hernie mais n'apprend rien sur la variété.

Il faut, pour obtenir de nouveaux renseignements, faire apparaître la tumeur herniaire dans tout son volume, ce que l'on obtient par des efforts, par la marche, par la toux, par la position debout les jambes écartées.

La pointe de hernie se reconnaîtra à une saillie située au-dessus de la ligne étendue de l'épine iliaque antéro-supérieure à l'épine du pubis, si en ce point le malade localise une douleur au moment des efforts, et si par le trajet inguinal on sent nettement de l'impulsion.

La hernie interstitielle n'est que l'exagération des symptômes précédents, sans qu'il y ait cependant de saillie au niveau de l'orifice externe du trajet inguinal.

Quant au bubonocèle, à la hernie funiculaire et à la hernie scrotale elles se définissent d'elles-mêmes et se distinguent l'une de l'autre avec la plus grande facilité.

Il est complètement inutile de parler longuement de la distinction en hernie congénitale et hernie acquise. D'une manière générale, on peut admettre que toutes les hernies qui apparaissent soit dans la première enfance, soit plus tard, et, dans cette seconde hypothèse, d'un seul coup, à l'occasion d'un effort, sont des hernies congénitales. Les hernies acquises se rencontrent seulement chez des gens amaigris aux parois abdominales cédant de toutes parts.

A notre sens, il est inutile encore de rechercher,

quand il s'agit d'une hernie acquise, par quelle fossette inguinale elle s'est fait jour. Outre que cette distinction est en général impossible, il est constant qu'elle n'intéresse en aucune façon l'opérateur.

DIAGNOSTIC DES COMPLICATIONS. — Si l'on met de côté la tuberculose herniaire, qui est une rareté, on n'a dans la pratique à s'occuper que de trois complications : l'étranglement, l'inflammation et l'irréductibilité.

De ces accidents, le plus fréquent de beaucoup est l'étranglement. Tantôt il se produit brusquement à l'occasion d'un effort, tantôt il se produit plus lentement, sans cause connue. Les signes physiques sont, au niveau de la hernie, la production d'une tumeur tendue, irréductible, l'arrêt des matières et des gaz, et, après une courte période d'affaissement de l'abdomen, l'augmentation de volume du ventre. Au point de vue fonctionnel, le malade ressent une douleur d'intensité variable qu'il localise au niveau de l'anneau inguinal. Plus tard, il se plaint de coliques dont l'intensité va croissant. Des nausées puis des vomissements apparaissent. Ces vomissements sont d'abord alimentaires puis bilieux, enfin fécaloïdes. Le pouls, d'abord régulier et plein, devient vite petit et rapide, les extrémités se refroidissent, la température du sujet tombe au dessous de la normale. Pour peu que cet état se prolonge sans intervention pendant quarante-huit heures, on observe d'une manière constante un certain degré de congestion pulmonaire, due probablement à l'infection par le coli-bacille.

On a essayé de trouver une caractéristique de certaines variétés de hernie étranglée et notamment du pincement latéral. Malheureusement, toutes les tentatives de ce genre ont été régulièrement démenties par l'expérience des opérateurs, et l'on doit se borner dans la pratique au seul diagnostic de « hernie étranglée ».

L'inflammation dans le sac herniaire peut porter sur tous les éléments contenus dans le sac. A la suite de petites poussées inflammatoires de la séreuse, l'intestin peut devenir adhérent. Le plus souvent, cependant, il s'agit de poussées d'épiploïte, et il n'est pas rare de voir coexister dans la même hernie un intestin parfaitement réductible et un épiploon adhérent. C'est d'ailleurs là la cause la plus habituelle de l'irréductilité des hernies, complication qui s'explique bien plus souvent par des adhérences de ce genre que par le volume de la portion d'intestin herniée.

L'irréductibilité est un facteur dont il faut tenir le plus grand compte au point de vue opératoire, car tout en donnant à l'intervention un caractère d'urgence absolue, elle rend la cure radicale beaucoup plus difficile et nécessite des précautions particulières.

TRAITEMENT. — Il doit être envisagé à deux points de vue principaux, celui de la hernie normale sans complications et celui de la hernie étranglée.

Nous indiquerons au fur et à mesure les conduites opératoires particulières qu'il est nécessaire de connaître suivant que l'on rencontre tel ou tel viscère dans la cavité du sac.

Il y a 15 ans, Trélat disait que l'on doit opérer une hernie inguinale quand elle n'est pas complètement, facilement et habituellement réductible et maintenue par un bandage.

Depuis lors (1), ce point de vue a été dépassé, et la cure radicale doit s'appliquer à tous les cas de hernie,

(1) Voir notre *Vade-Mecum de thérapeutique chirurgicale des médecins praticiens* à l'article « Hernies ».

sauf ceux que l'on rencontre chez des individus d'un âge avancé ou porteurs de lésions respiratoires ou cardiaques incompatibles avec l'anesthésie.

Est-ce à dire que dans tous les cas on obtiendra une guérison parfaite, à savoir : la contention de la hernie sans bandage ni plaque compressive ? Certes non, car il faut distinguer avec soin au point de vue des résultats, les hernies congénitales des hernies acquises. Dans le premier cas, la paroi est bonne, tout dépend d'une malformation anatomique facile à supprimer, et quel que soit le procédé employé, pourvu qu'il y ait résection du canal vagino-péritonéal et rétrécissement de l'orifice herniaire, la contention sera parfaite sans bandage. Dans le second cas, au contraire, c'est la faiblesse même de la paroi qui est la cause, et quelle que soit la réfection anatomique tentée, la hernie aura toujours tendance à se reproduire, sinon au niveau des sutures, du moins à côté.

De là la multiplicité des procédés opératoires, tous également bons pour les hernies congénitales, tous également suspects pour les hernies acquises.

Toutefois le *devoir* du médecin est de prévenir le malade que sa hernie doit être constamment maintenue dans le ventre sous peine de voir éclater les accidents les plus graves, et que la seule manière d'obtenir cette contention permanente est la cure radicale, suivie, dans le cas de hernie acquise, du port au moins transitoire, d'un bandage léger.

Quel procédé opératoire choisir ?

Tout d'abord nous devons rejeter complètement les méthodes indirectes, telles que les injections péri-herniaires de Luton, et les injections sclérogènes de Lannelongue. Rien n'est évidemment plus illogique et plus contraire aux tendances de la chirurgie moderne que ces

procédés aveugles d'un autre âge qui respectent presque
toujours la hernie, mais qui, en revanche, sont gravement offensants pour le tissu cellulaire et le cordon.

Nous considérons de même comme une technique à
abandonner le traitement systématique des hernies par
la laparotomie. Annendale est le premier auteur qui
en ait eu l'idée à propos d'un cas particulier. Lawson
Tait pratiqua plus tard plusieurs fois cette opération,
mais il ne semble pas que dans aucun cas il l'ait fait
d'une manière systématique à titre d'opération de choix
Il s'agissait toujours de cures radicales faites au cours
d'une laparotomie ayant une autre indication.

En somme les chirurgiens ne semblent devoir conserver que les méthodes directes, dans lesquelles on
attaque la hernie au niveau de l'anneau inguinal externe.

On trouve d'ailleurs, pour l'exécution de cette dernière opération, une grande variété de techniques opératoires.

Les uns respectent le trajet inguinal et se contentent
d'attirer le plus possible le sac au dehors pour le réséquer, certains rapprochent les piliers après ce premier
temps opératoire à l'aide de quelques points de sutures,
d'autres enfin ouvrent largement le canal pour pouvoir
réséquer complètement le cul-de-sac séreux, puis re-
constituent avec soin la paroi abdominale en laissant
juste la place nécessaire au passage du cordon. Plusieurs opérateurs, et non des moindres, ne croient pas
nécessaire de se débarrasser du sac. Ils préfèrent s'en
servir pour renforcer la paroi abdominale recons-
tituée.

Nous ne pouvons nous attarder à décrire ici l'immense variété de ces procédés. Aussi bien le choix
entre eux est-il au fond très simple. L'expérience de

tous les chirurgiens aseptiques montre en effet que la guérison des hernies congénitales est toujours parfaite toutes les fois qu'il n'y a pas eu d'infection et que le trajet inguinal a été largement ouvert pour être reconstitué ensuite. La recherche de procédés compliqués n'a été la plupart du temps que la conséquence d'insuccès habituels dus à des précautions aseptiques insuffisantes. Tout démontre aujourd'hui que les procédés les plus simples doivent être préférés. Il n'est pas plus nécessaire pour faire une bonne cure radicale, de faire chevaucher les deux lèvres de l'incision faite au petit oblique, que d'attirer très haut sous la paroi abdominale le sac lié simplement à sa base, ou au contraire plissé sur lui-même.

Pour notre part, que nous opérions un adulte ou un enfant, nous employons un procédé toujours le même qui ne se recommande bien évidemment par aucune innovation, dont tous les éléments sont empruntés aux divers auteurs qui ont traité de la question, mais qui tel quel, à cause de sa grande simplicité sans doute, nous a donné des succès constants. Nous ne modifions, encore que très légèrement, notre procédé, que dans les cas où l'anneau est particulièrement large et la paroi particulièrement faible. On trouvera plus loin quelques détails sur ce point.

Notre technique se limite aux temps suivants :

1° Incision de la peau ;
2° Incision de la paroi antérieure du trajet inguinal :
3° Libération et excision du sac ;
4° Reconstitution de la paroi abdominale.

Rappelons ici que le malade doit avoir été soigneusement rasé la veille de l'opération, qu'un brossage énergique au savon, étendu, d'une part jusqu'à l'ombilic, d'autre part jusqu'au périnée, doit avoir été fait, enfin qu'après lavage au sublimé, à l'alcool et à l'éther, la région devra être recouverte d'un pansement aseptique.

Le jour même de l'intervention, on insistera au moment du savonnage sur le gland et la verge qui doivent être considérés comme une menace continuelle d'infection.

1° *Incision de la peau.* — Repérer exactement l'orifice inguinal en l'explorant avec le doigt coiffé de la peau du scrotum. Marquer le point correspondant sur la peau de la région inguinale. Faire une incision oblique en bas et en dedans, d'une longueur de 10 centimètres, dont le milieu correspondra au centre de l'anneau. Dès que le tissu cellulaire paraît assez divisé pour toucher presque l'aponévrose du grand oblique, il faut faire avec soin l'hémostase des lèvres cutanées. Ce temps est indispensable, et c'est faute de l'observer que nombre d'opérateurs arrivent à ne plus rien distinguer nettement au milieu d'un tissu cellulaire uniformément teint en rouge.

Cette précaution prise, mobilisez les lèvres de la plaie avec les index des deux mains et reconnaissez : le grand oblique, l'anneau, le cordon.

2° *Incision de la paroi du trajet inguinal.* — Quoi qu'en aient dit certains chirurgiens d'enfants et notamment Félizet, on ne doit pas s'abstenir de ce temps opératoire chez les jeunes sujets. Nous-mêmes avons pensé et écrit, il n'y a pas longtemps encore, que dans ce cas, le péritoine était assez mobile pour laisser attirer hors de l'anneau le pédicule du sac. Depuis lors nous pensons autrement, car des recherches personnelles faites sur des cadavres d'enfants porteurs de hernies nous ont montré que dans plusieurs cas, même après une résection du sac, faite aussi loin que possible, il persiste, en regardant par la cavité abdominale, une véritable amorce pour la hernie.

Chez l'adulte il n'y a plus sur ce point de discussion possible. Il est indispensable de détruire les adhérences du collet au pourtour de l'anneau, et cette manœuvre ne peut se faire qu'après incision de la paroi.

Pour faire cette incision sans danger pour le sac et pour l'intestin, glisser l'index de la main gauche dans l'anneau, entre le cordon et la paroi antérieure, la pulpe tournée en avant. Saisir ensuite le bord de l'anneau avec deux pinces de Kocher dont on fait glisser le mors profond sur le doigt et sous la paroi. Enfin inciser celle-ci entre les deux pinces en protégeant toujours les plans profonds avec un doigt. Cela fait vous avez sous les yeux toute la partie supérieure du cordon.

3° *Libération et excision du sac.* — Mobilisez le cordon du bout de l'index et saisissez-le pour en analyser les éléments. Si le sac est épais ou superficiel, il transparaît dès l'abord ; il est d'un blanc mat, il a des bords appréciables au toucher, il est suivant les cas tantôt immédiatement sous les doigts, tantôt séparé de vous par le crémaster et la fibreuse commune. Dans les deux hypothèses vous mettez facilement à nu un point quelconque de sa surface.

Si au contraire le sac est mince, il faut procéder avec plus de méthode. Égrenez sur vos doigts les éléments du cordon, reconnaissez vos paquets veineux, votre canal déférent. Entre eux vous verrez un tractus blanchâtre qui, étalé sur le doigt, prendra une teinte bleutée : c'est le sac.

Le sac trouvé, qu'il soit mince ou épais, conduisez-vous de la même façon. Étalez-le sur votre index étendu transversalement sous lui. Assurez-vous qu'il n'y a ni canal déférent, ni vaisseau appliqué en même temps sur votre doigt. Puis agissant transversalement de la pointe du bistouri, c'est-à-dire parallèlement à l'axe de l'index, incisez.

Vous n'ouvrirez pas toujours du premier coup la cavité du sac. Souvent vous aurez affaire à de faux sacs. Relevez-en les lèvres de la pointe du bistouri et regardez. Leur cavité vous apparaîtra cloisonnée de tractus celluleux. Ce n'est point là le vrai sac. Continuez votre incision, et gardez-vous surtout de changer la position de votre index gauche, car le sac que vous cherchez est certainement entre lui et la pointe du bistouri.

Enfin la cavité lisse du vrai sac est ouverte. Repérez les lèvres de l'incision avec deux pinces, mais posez ces pinces aussi près que possible de la surface séreuse, car le plan de clivage qui permet aisément la décortication du sac, est très près de cette surface dans la majorité des cas.

La libération du sac est chose aisée, à condition qu'on agisse sans violence pour ne pas produire de déchirures, et, autant que possible, sans instrument tranchant, à cause des vaisseaux et surtout du déférent.

Par en bas, le sac sera simplement sectionné tout autour du testicule si la hernie est testiculaire, ou décortiqué complètement dans les autres cas.

Par en haut, la décortication sera poussée jusqu'à la graisse sous-péritonéale. En ce point, la ligature sera posée pendant que l'aide exerce sur le sac une traction ferme mais sans violence, et après que l'opérateur se sera assuré une dernière fois que le sac est complètement vide.

Quelle ligature faut-il préférer? Une ligature faite à

la soie ou au catgut traversant le sac et le fermant en deux fois avec un seul lieu. C'est la ligature dite par Felizet « nœud de meunier ». Le temps important est le passage de l'aiguille qui doit raser la pulpe du doigt introduit dans le sac.

Dès que l'on est sûr que la ligature est bien faite, un coup de ciseaux sectionne le sac et le moignon libéré disparaît.

Reconstitution de la paroi abdominale. — Dans l'immense majorité des cas, cette reconstitution sera faite en un seul plan au devant du cordon.

Il est commode d'employer pour les sutures des crins de Florence qui ont l'avantage de n'être pas résorbables et de s'infecter très difficilement. La pratique quotidienne montre que leur élimination est très rare. Ils n'y a d'ailleurs aucune raison d'exclure complètement aucun des fils employés actuellement pour les sutures.

La seule condition indispensable est que le temps de résorption des fils ne soit pas inférieur à dix ou douze jours. Pour notre part, nous préférons les fils non résorbables, toutes les fois que leur emploi est possible.

Le points doivent être passés en U de manière à faire un bon capitonnage. On chargera sur l'aiguille, en même temps que la lèvre interne du grand oblique, les bords inférieurs des muscles petit oblique et transverse préalablement mobilisés et attirés en bas.

Trois ou quatre points en U suffiront pour ne plus laisser en bas qu'un très petit espace pour le cordon. Dans le cas où l'on aura employé des crins, on les coupera très près du nœud afin que leurs extrémités libres ne viennent pas piquer la peau par sa face profonde.

Cette manière de reconstituer la paroi s'applique à

11.

tous les cas ordinaires ; il y a cependant des circonstances où la grandeur de l'anneau et l'inconsistance de
la paroi commandent une autre conduite. Nous nous
attachons alors à reconstituer dans son intégrité le
canal inguinal, de manière à opposer une double barrière à la poussée intestinale.

Bassini est le premier auteur qui ait montré l'importance de cette manière de procéder. Il n'est pas nécessaire de l'imiter en appliquant son opération à tous les
cas de hernie inguinale ; mais il faut reconnaître que
beaucoup de cas bénéficient d'une manière certaine de
cette technique.

Nous ne pratiquons pas l'opération de Bassini d'une
manière absolument conforme à la description de son
auteur. Quand le sac est réséqué, nous constituons une
paroi postérieure en réunissant par des points de suture
l'arcade fémorale et le bord externe du grand droit. Il
est inutile de rechercher si de cette façon le tendon
conjoint des Anglais se trouve ou non compris dans les
sutures. L'important est d'avoir en dedans, comme en
dehors, un bon point d'appui. L'arcade fémorale en est
un, le bord externe du grand droit en est un autre infiniment plus sûr pour faire une autoplastie pariétale que
la mince lame du tendon conjoint. Ce premier plan de
sutures étant fait on couche sur lui le cordon, puis on
forme une paroi antérieure en réunissant les deux
lèvres du grand oblique.

Quel que soit le procédé de reconstitution de la
paroi employé, avant de suturer la peau, on révisera
son hémostase, surtout si, comme cela doit être la
règle, on n'a pas l'intention de drainer. La peau sera
fermée avec les fils que l'on aura sous la main, de préférence avec des crins.

Le pansement doit être un spica *double* de l'aine très

serré, englobant les bourses et prenant tout le périnée antérieur. Le pourtour de la verge sera garni d'un imperméable pour protéger le pansement contre l'urine.

Incidents opératoires. — Quand on trouve de l'intestin adhérent, on éprouve parfois des difficultés sérieuses. Il faut le décoller avec des précautions infinies, de manière à ne le point déchirer. Si ce malheur arrive, malgré toutes les précautions prises, on suturera en deux plans la plaie viscérale ainsi faite.

L'épiploon adhérent sera libéré du côté de l'abdomen, puis sectionné en deçà d'une ligature en chaîne. Doyen, avant de poser sa ligature, écrase le pédicule épiploïque dans sa puissante pince.

C'est une question de savoir s'il y a intérêt à réséquer systématiquement l'épiploon rencontré dans une entéro-épiplocèle. Il y a dix ans, ce point ne faisait aucun doute, tous les auteurs étaient d'accord pour admettre que la portion d'épiploon réduite pouvait par son volume et sa masse, peser sur le péritoine de l'anneau et reproduire la hernie. Aujourd'hui l'expérience des chirurgiens a fait justice de cette théorie un peu enfantine. On sait que ce ne sont pas les viscères intraabdominaux qui provoquent la hernie, mais que celle-ci ne reconnaît que deux causes : la persistance du conduit vagino-péritonéal, et la faiblesse acquise de la paroi. Dès lors il importe peu que l'épiploon soit ou non réséqué, et comme le plus simple et le plus rapide est de s'abstenir, on se contentera de réduire dans le ventre l'épiploon toutes les fois que son volume et les dimensions de l'anneau rendront cette manœuvre possible.

Certains auteurs insistent longuement sur les diverses conduites à tenir lorsque d'autres organes abdominaux que les éléments ordinaires des hernies se trouvent dans le sac. Il n'y a pas lieu de les suivre dans une série de détails qui se rapportent plutôt aux principes généraux de la chirurgie abdominale qu'à la technique proprement dite des hernies.

Il faut savoir cependant que la vessie se rencontre assez fréquemment, et qu'il faut se méfier d'avoir affaire à elle toutes les fois qu'on a entre les doigts l'apparence d'un sac anormalement épais. La vessie est alors presque toujours extra-péritonéale. On la réduira en décollant le péritoine et le sac qui sera ainsi libéré sera traité suivant la méthode habituelle.

Le cœcum peut se trouver dans les hernies en dehors du sac. On le réduira en réséquant tout ce qu'il est possible de libérer de séreuse, et l'ouverture péritonéale sera fermée par une suture en bourse. Plus fréquemment le cœcum a glissé par locomotion avec son méso dans le sac ; c'est ce que Scarpa appelait l'adhérence charnue. Il faut bien se garder d'essayer de décoller le cœcum de la paroi séreuse, car en sectionnant les artères nourricières on aurait sûrement de la gangrène de l'intestin. Le cœcum et la séreuse attenante seront réduits en masse, et le péritoine sera fermé en bourse comme devant.

Traitement de la hernie inguinale étranglée.

Le taxis d'une hernie étranglée est souvent beaucoup plus dangereux pour le malade que l'opération. En recourant à cette manœuvre d'un autre âge, on s'expose à réduire en masse la hernie et à changer en étranglement interne, plus difficile à contrôler et à guérir, un étranglement qui était primitivement externe. D'autre part, on

fait quelquefois rentrer dans le ventre des masses intestinales gangrenées qui ne tarderont pas à se rompre, si
même on ne les a pas rompues soi-même pendant les
manipulations plutôt brutales du taxis.

L'expérience montre qu'après un temps très court,
des lésions sérieuses de l'intestin peuvent être consta-
tées, en sorte qu'il n'y a pas à conclure du temps
écoulé depuis l'étranglement à l'étendue des lésions de
l'intestin.

Le mieux est donc de s'abstenir du taxis d'une façon
absolue, et de recourir d'emblée à l'intervention sanglante.

Si le malade est déjà très déprimé, ou s'il est d'un
grand âge, on se méfiera de l'anesthésie générale et l'on
emploiera la cocaïne locale, qui personnellement nous
a rendu de grands services. Il est possible que dans
l'avenir la cocaïne lombaire puisse donner des résultats
plus parfaits encore, mais nous avouons que ce mode
d'anesthésie chez des sujets très affaiblis et au pouls
petit et rapide nous tente peu.

Dans les cas ordinaires la narcose chloroformique
qui expose moins aux complications pulmonaires est
indiquée.

Pour ce qui est des détails de la technique elle-même
nous ne saurions rien changer à ce que nous en disions
il y a deux ans :

« Inciser en bas et en dedans suivant le grand axe de
la tumeur. Il faut que l'incision soit longue et qu'elle
dépasse largement en haut l'orifice herniaire. La couche profonde du tissu cellulaire est divisée prudemment avec le plat du bistouri jusqu'à ce' qu'on arrive
sur le sac, qui apparaît comme une tumeur ovoïde,
rénitente, de couleur grisâtre. On ne peut guère le
confondre avec la paroi même de l'intestin, car géné-

ralement celui-ci est d'une couleur plus foncée et d'autre part, sauf le cas de hernie du cœcum, on n'arrive guère sur la paroi intestinale sans avoir rencontré préalablement le liquide contenu dans le sac.

« Avant d'ouvrir le sac, il faut profiter de sa tension pour le libérer complètement jusqu'au niveau de l'orifice herniaire, opération facile avec une sonde cannelée ou mieux avec l'extrémité d'un doigt. L'ouverture du sac se fera en soulevant un point de la paroi avec une pince à griffes. En deux ou trois coups prudents la ponction sera faite et un flot de liquide sérosanguin brunâtre jaillira.

« L'intestin apparaît fortement congestionné, souvent d'un noir violet, mais tant qu'il n'apparaît pas parsemé de taches couleur feuille-morte, ou que l'ensemble ne prend pas une coloration vert-brunâtre irisée, on ne doit pas craindre pour sa vitalité.

« Le liquide séro-sanguin ayant été enlevé et l'intestin lavé à l'eau bouillie chaude, on s'occupe de lever l'agent de l'étranglement.

« Une simple lame de ciseaux suffira pour le débridement, à condition de *mal couper*. Il faut débrider en haut et en dehors pour éviter l'épigastrique, en ayant soin de faire plusieurs incisions superficielles, et non une seule incision, qui, nécessairement profonde, serait dangereuse.

« On doit commencer par mettre la pulpe de l'index gauche sur le point à débrider, puis glisser en la couchant la lame de ciseaux entre la bride et le doigt, enfin la redresser, puis peser sur elle de manière à produire plutôt une déchirure qu'une section. L'amorce de la déchirure ainsi faite sera complétée par effondrement avec l'index.

« La possibilité de la réduction étant assurée, il importe d'examiner l'état de l'intestin avant de le refouler dans l'abdomen. L'anse herniée doit être tirée au dehors ainsi que la portion attenante de l'intestin. On examinera la profondeur du sillon d'étranglement qui sera enfoui par des sutures séroséreuses si l'intestin paraît trop aminci à son niveau.

« Quant au reste de l'intestin, il pourra présenter des lésions de gangrène et nous verrons plus loin la conduite à tenir; ou bien il sera sain et l'on procédera immédiatement à sa réintégration dans l'abdomen après un nouveau lavage à l'eau stérilisée chaude.

« L'excision du sac se pratiquera comme dans la cure radicale. Quant à la réfection de la paroi, il est inutile de s'en préoccuper si le malade est très affaibli ou d'un âge avancé; car, dans ce cas, plus l'opération sera courte, plus l'opéré aura des chances de survie. Dans tous les autres cas, il faudra faire une sérieuse reconstitution de la paroi en s'inspirant des règles posées plus haut.

« Nous avons jusqu'ici systématiquement laissé de côté la gangrène de l'anse herniée. Voyons les différentes indications opératoires posées par cette complication.

« Deux éventualités se présentent : la vitalité de l'intestin est douteuse, le sphacèle est évident.

« a) *Vitalité douteuse.* — Dans cette première hypothèse il convient de fixer l'anse intestinale à la paroi abdominale au niveau de l'orifice herniaire. Si le sphacèle se produit les matières de l'intestin trouveront une voie toute faite, et l'anus sera constitué.

« b) *Sphacèle évident.* — Le sphacèle peut consister en quelques plaques couleur feuille-morte, d'une longueur ne dépassant pas un ou deux centimètres, ou bien il est plus considérable et s'étend à une partie notable de l'anse herniée.

« Dans le premier cas, l'enfouissement par quelques points de suture suffira à éviter la perforation, mais cet enfouissement ne devra dans aucun cas être étendu à des surfaces un peu considérables, car il a l'inconvénient de rétrécir l'intestin et de produire une véritable saillie valvulaire dans son intérieur.

« En présence de la seconde éventualité, le sphacèle étendu à une portion notable de l'intestin, deux conduites peuvent être tenues : l'anus contre-nature, l'entérectomie avec fistule de sûreté. L'anus contre-nature est au point de vue de la survie du malade, la méthode la plus simple et la plus sûre, et si on la comparait à l'entérectomie pure et simple, il n'y aurait aucun doute sur le choix de l'intervention.

« Toutefois, comme l'anus contre-nature constitue une infirmité dégoûtante, et qu'il est permis peut-être de sacrifier quelques chances de survie à l'intégrité des fonctions, on peut recourir à la méthode mixte préconisée par Bouilly. Elle consiste dans une entérectomie avec réunion presque complète des deux bouts, en réservant une petite ouverture que l'on fixe par ses bords aux parois du trajet inguinal. De là résulte une fistule stercorale temporaire que l'on peut traiter plus tard si besoin est. »

HERNIE CRURALE

Les signes de la hernie crurale sont en général beaucoup moins nets que ceux de la hernie inguinale. Les troubles fonctionnels se bornent à une gêne au niveau du pli de l'aine. L'extension de la cuisse sur le bassin est parfois empêchée par une douleur qui n'a d'ailleurs rien de pathognomonique.

Les signes physiques sont la présence d'une tumeur de petit volume, correspondant à la partie interne de l'artère fémorale, au-dessous d'une ligne étendue de l'épine iliaque antéro-supérieure à l'épine du pubis. Cette tumeur est dure, contrairement à ce que l'on trouve d'ailleurs dans la plupart des ouvrages classiques.

La sonorité est difficile à constater à cause du faible volume de la lésion, le gargouillement est rarement perçu, peut-être du fait des nombreuses couches de tissu cellulaire qui entourent de toutes parts cette variété de hernie. Très souvent la réduction est impossible, non à cause du volume de la hernie qui est presque toujours marronnée et petite, mais du fait d'adhérences entre les viscères et le sac.

On comprend qu'avec des signes positifs aussi peu nets, rien ne soit plus aisé qu'une erreur de diagnostic.

Les ganglions inguinaux appartenant au groupe interne sont difficiles à différencier de la hernie crurale. C'est en recherchant le point d'inoculation qui leur a donné naissance, en remarquant qu'ils ne sont pas exactement en rapport avec l'anneau crural, en étudiant avec le plus grand soin les commémoratifs, que l'on arrivera dans un grand nombre de cas à éclairer le problème.

Une hernie crurale réductible a pu donner lieu à la confusion avec un abcès froid. La rénitence spéciale de l'abcès froid peut être un indice. D'autre part on constatera, au cas d'une collection bacillaire, une poche siégeant dans la fosse iliaque du même côté, poche dans laquelle on percevra le reflux produit par la compression de la collection crurale. Enfin l'examen de la colonne vertébrale procurera souvent d'utiles renseignements.

La dilatation de l'embouchure de la saphène est citée par tous les auteurs. A notre sens l'erreur n'est guère à craindre. L'ampoule veineuse est molle, très aisément réductible sans gargouillement, et tout le long du tronc de la veine on trouve des traces non douteuses de dilatation.

A tout prendre, c'est peut-être la confusion avec une hernie inguinale que l'on commet le plus souvent. Nous avons dit ailleurs que la ligne étendue de l'épine iliaque antéro-supérieure à l'épine du pubis servait de démarcation. En principe c'est là un repère assez commode si l'on a la précaution de relever la paroi abdominale. Il faut reconnaître cependant que dans certains cas le fond d'une hernie crurale peut remonter assez haut pour que la distinction ne soit pas aisée. On devra alors, par une palpation attentive, reconnaître le pédicule de la hernie et examiner avec quel orifice il est exactement en rapport.

COMPLICATIONS. — La fréquence de l'irréductibilité des hernies crurales montre que l'inflammation du contenu du sac est une complication presque banale.

Nous venons de dire quels éléments pouvaient dans cette hypothèse servir au diagnostic.

L'étranglement est la complication importante, celle qui doit attirer surtout l'attention du chirurgien. Elle est d'une fréquence extrême. Berger a montré que dans les hernies inguinales on n'observe que 1,43 o/o d'étranglements, tandis que dans la hernie crurale ce chiffre monte à 6,45 o/o. Étant donné que les hernies crurales sont environ six ou sept fois moins fréquentes que les hernies inguinales, il en résulte que dans la pratique l'étranglement par hernie inguinale n'est pas plus fréquent que l'étranglement par la seconde variété de hernie.

Il n'y a rien de particulier à dire de cette variété d'étranglement. Dans la région crurale, on sent une tumeur marronnée, dure, non réductible, et l'on constate en même temps les signes fonctionnels de l'occlusion aiguë de l'intestin.

TRAITEMENT. — Nous venons de montrer que la hernie crurale est la plus dangereuse des hernies. Elle est en même temps la plus difficile à maintenir réduite avec un bandage. Elle est donc à tous égards justiciable de la cure radicale, toute réserve étant faite cependant pour les sujets avancés en âge ou porteurs de lésions contre-indiquant l'anesthésie.

L'intervention est des plus simples, car nous n'allons pas nous trouver en présence d'un organe aussi délicat que le cordon. Les mêmes temps que pour la hernie inguinale seront observés :

a) Incision de la peau.
b) Libération et excision du sac.
c) Fermeture de l'anneau.

Nous n'avons bien entendu aucun temps qui corresponde à l'incision de la paroi antérieure du trajet inguinal, car dans la région crurale nous pouvons aisément attirer le péritoine à travers l'anneau peu épais, et pédiculiser le sac au ras de la graisse sous-péritonéale. D'autre part toute incision pour se donner du jour, porterait sur des ligaments puissants servant de point d'appui aux muscles de l'abdomen, et par cela même compromettrait gravement l'intégrité de la paroi.

a) *Incision de la peau.* — Repérer avec le doigt l'orifice crural. Le marquer sur la peau de la racine du membre. Mener une incision verticale dont le milieu correspondra à l'anneau et dont les deux moitiés seront respectivement, l'une abdominale, l'autre crurale.

Mettre des pinces sur les honteuses qui saignent toujours. Puis mobiliser les deux lèvres de la plaie avec les indicateurs, et chercher ses points de repère. Pour cela, sous l'arcade de Fallope mettre un doigt dans l'anneau limité en dedans par le bord tranchant du ligament de Gimbernat. Au-dessous on sent et on voit une masse graisseuse : elle contient le sac. Souvent la face antérieure de cette masse est croisée de bas en haut, et de dedans en dehors par une grosse veine : c'est la saphène interne. Inutile de la couper, on peut la récliner en bas et en dehors.

Se rappeler qu'*en dehors, verticalement, immédiatement contre la hernie* descend la *veine fémorale.* Aucun instrument tranchant ne doit aller dans cette direction, et surtout aucune aiguille ne doit y plonger.

b) *Libération et excision du sac.* — Mobilisez du bout du doigt ou de la sonde cannelée, toute la masse adipeuse qui contient le sac. On obtiendra ainsi un véritable lipome pédiculisé du côté de l'anneau crural. Ainsi sera bien délimitée la masse sur laquelle il faut agir, et la pointe du bistouri ne s'égarera pas dans le tissu cellulaire de la racine de la cuisse.

Cela fait, plan par plan, soulever avec la pince à griffes les différentes couches cellulo-adipeuses qui enveloppent le sac. Souvent on trouvera un véritable lipome pré-herniaire. Beaucoup plus rarement on trouvera un hygroma pré-sacculaire développé à la faveur de changements de volume du sac.

Le sac étant ouvert, le repérer avec des pinces et regarder s'il est vide. S'il contient de l'épiploon adhérent, le réséquer.

Enfin décortiquer le sac en quelques coups d'ongle, en agissant rapidement, car on n'a pas d'éléments du cordon à ménager.

La ligature et l'excision du sac se font comme dans la hernie inguinale.

c) *Fermeture de l'anneau.* — Beaucoup d'opérateurs bornent encore leur intervention à l'excision du sac. A notre sens, il est indispensable de fermer l'anneau.

On le peut très aisément par le procédé de Barker-Berger, qui consiste à passer un fil transversalement de dehors en dedans (à cause de la veine) à travers l'aponévrose pectinéale et les couches superficielles du pectiné. Les deux chefs du fil sont repris et passés l'un du côté externe, l'autre du côté interne de l'anneau crural à travers l'arcade de Fallope, puis noués fortement de manière à appliquer contre le bord de l'arcade l'aponévrose pectinéale soulevée par le milieu du fil.

La peau sera réunie au crin sans drainage.

Tel que nous la décrivons, la cure radicale de la hernie inguinale est extrêmement simple. Il n'en est pas de même de tous les procédés proposés.

C'est ainsi que Kocher tord le sac et le fait passer

par une petite ouverture au dessus de l'arcade fémorale. Mac-Ewen conserve le sac et le suspend après l'avoir pelotonné. Cheyne, puis Schwartz font une véritable autoplastie aux dépens du pectiné. Trendelenburg obture avec un fragment pubien, Chaput résèque des fragments costaux qu'il introduit dans le trajet crural. Ruggi puis Tuffier ont utilisé la voie inguinale, etc...

L'usage a montré qu'il n'y avait rien à retenir de ces diverses techniques. Les greffes osseuses sont résorbées ou s'éliminent. Les lambeaux pectinéaux, relevés dans un but d'autoplastie, s'atrophient au point de ne laisser à leur place qu'une mince lame de tissu fibreux. Certaines méthodes, par exemple celle de Chaput, sont particulièrement dangereuses. A la faveur de la résection costale on a vu un pneumothorax se produire, pneumothorax qui mit en danger les jours de l'opérée.

Le mieux sera de toujours pratiquer la cure radicale telle que nous l'avons décrite. Notre expérience personnelle nous a d'ailleurs prouvé que cette technique suffit à tous les cas.

Traitement de la hernie crurale étranglée.

L'étranglement des hernies crurales devra attirer toute l'attention du praticien, car c'est dans ce cas que la gangrène intestinale marche le plus rapidement. Il est encore moins permis d'attendre dans une hernie crurale que dans une hernie inguinale.

Le taxis doit être proscrit car il expose à malaxer un intestin déjà gravement lésé, ou à réduire dans l'abdomen des perforations imminentes et même déjà établies.

L'opération se rapproche beaucoup de ce que nous avons décrit pour la hernie inguinale étranglée. En voici les temps essentiels :

a) *Incision verticale de la peau*, prolongée plus ou moins bas suivant la longueur de l'axe de la tumeur herniaire.

b) *Ouverture du sac.* — Avant de pratiquer cette ouverture on profitera de la tension du sac pour le décortiquer complètement, cela permettra en même temps d'en bien voir les rapports et d'éviter d'omettre un diverticule. L'ouverture sera faite par ponction avec précaution.

c) *Débridement.* — On le fera sur le ligament de Gimbernat, par conséquent en dehors, mais en même temps un peu en bas. Dans un grand nombre de cas l'effondrement par le doigt suffira.

d) *Examen des viscères et réduction.* — Les viscères seront alors largement attirés au dehors et suivant l'état du sillon d'étranglement, suivant le degré de vitalité de l'intestin, on emploiera une des méthodes décrites à propos de l'étranglement inguinal. Enfin l'intestin sera réduit après lavage à l'eau stérilisée.

L'anneau sera fermé comme dans le procédé de Barker-Berger.

HERNIES OMBILICALES

Les hernies ombilicales peuvent apparaître au chirurgien sous trois aspects :

1° Hernie ombilicale congénitale, c'est-à-dire produite pendant la vie intra-utérine par arrêt de développement de la paroi abdominale. Ces hernies sont elles-mêmes distinguées par les anatomistes en hernies embryonnaires et fœtales, suivant que la communication entre la cavité abdominale et l'extérieur est fermée ou non par un revêtement péritonéal pariétal ou que ce revêtement manque.

2° Hernie ombilicale des nouveau-nés ou des enfants, résultant de l'élargissement progressif de l'anneau ombilical, correspondant à une paroi normalement conformée, bien qu'affaiblie en un point.

3° Hernie des adolescents et des adultes, qui peut elle-même se présenter sous des aspects bien divers, depuis la petite hernie du volume d'une noisette, jusqu'à la volumineuse tumeur irréductible des femmes grasses.

HERNIE CONGÉNITALE. — Nous n'avons pas à nous occuper ici du mécanisme de sa production. Quelle qu'en soit la cause, c'est une malformation grave. Une partie des viscères abdominaux, partie souvent considérable, fait saillie hors du ventre, à travers une mince paroi formée par la membrane amniotique, et, si l'on a affaire à une hernie fœtale, formée par le péritoine, on aperçoit une portion de l'intestin, un lobe du foie, assez souvent la partie inférieure de l'estomac. Abandonnées à elles-mêmes, les enveloppes de la hernie se dessèchent. Quand le cordon tombe, la cavité abdominale s'ouvre, et, en un temps très court, une péritonite mortelle enlève le sujet.

Depuis longtemps, on s'est attaché à connaître la meilleure conduite à tenir en pareille occurrence. Avant la période antiseptique, des chirurgiens éminents se sont prononcés pour l'abstention. Il ne semble pas qu'une pareille conduite ait actuellement beaucoup de chances d'être suivie. Willis Macdonald montre, en effet, que sur douze hernies congénitales abandonnées à elles-mêmes, il y eut neuf morts rapides et seulement trois guérisons.

Le même auteur montre que sur dix-neuf observations d'exomphales congénitales opérées, il y eut dix-sept guérisons et seulement deux morts. Toutes les statistiques publiées plaident d'ailleurs dans le même sens. En sorte qu'il n'y a pas possibilité d'hésiter à l'époque actuelle.

Il est cependant deux cas dans lesquels l'intervention sera inutile. Le premier est une fissure trop large pour que la réunion soit possible. Le second est le cas d'une hernie petite, aisément et complètement réductible, que l'on se contentera d'enfermer sous un pansement compressif aseptique.

L'intervention, si elle est décidée, comprendra les temps suivants :

1° Ouverture du sac.

2° Libération du contenu et réduction.

3° Excision du sac.

4° Reconstitution de la paroi.

1° *Ouverture du sac.* — Elle se fera verticalement, aussi près que possible de la ligne médiane, et avec la plus extrême prudence, pour ne pas blesser les viscères. Par l'ouverture ainsi créée, on s'assurera qu'il n'y a pas d'adhérences sous-jacentes au pédicule du cordon, et l'on se débarrassera rapidement de celui-ci par une incision elliptique. On aura ainsi éloigné ce moignon toujours septique, dont la désinfection est toujours douteuse.

2° *Libération du contenu et réduction.* — Dans la hernie, on peut, nous l'avons dit plus haut, trouver de l'intestin, l'estomac, un lobule du foie, la rate, etc..... tout cela sera réduit après rupture et hémostase des adhérences. Il faut prendre dans le cas d'exomphale hépatique une attention particulière à l'hémostase de la veine ombilicale. Dans un fait personnel, elle avait un volume considérable, et sa prise au milieu de tissus particulièrement mous présentait des difficultés sérieuses.

3° *Excision du sac.* — En faisant bien protéger par un aide, muni de compresses, les parties profondes, on circonscrira alors en quelques coups de ciseaux toute la partie parcheminée qui constituait le sac. Dépassez-la même un peu pour avoir un bon avivement. Puis repérant, avec quelques pinces, le péritoine que l'on aperçoit sur la tranche, allez sous la peau à la recherche des muscles droits qui vont vous servir pour reconstituer la paroi.

4° *Reconstitution de la paroi.* — Souvent, à cause de l'arrêt de développement, les droits sont trop écartés ou trop faibles. Si vous ne pouvez les attirer, vous avez cependant, en les cherchant, dédoublé en deux plans chacune des lèvres de la plaie. Profitez-en pour faire deux plans de sutures en vous servant de points en U qui, en capitonnant la cicatrice, la rendront plus épaisse.

Si vous pouvez attirer les droits, faites trois plans de sutures : un plan profond péritonéal au catgut, un plan musculaire au catgut fort, enfin un plan superficiel au crin.

Comme pansement, employez une bande de gaze stérilisée appliquée sur la ligne de sutures et maintenue par de l'adhésol. Cette précaution est indispensable pour que la plaie ne soit pas baignée par l'urine. Mettez par-dessus de l'ouate stérilisée et un bandage de corps en flanelle, ou mieux quelques tours de bande de crêpe élastique.

HERNIE OMBILICALE DES NOUVEAU-NÉS ET DES ENFANTS. — Ces hernies sont une véritable singularité clinique. Au point de vue anatomo-pathologique, elles ont exactement la même constitution que les hernies des adultes, et cependant, pour des raisons qu'il est encore malaisé d'élucider, la plupart guérissent spontanément.

Très souvent, elles apparaissent en même temps que des hernies inguinales, ce qui tendrait à prouver qu'elles se font comme ces dernières dans un trajet préformé.

La plupart du temps, c'est peu de temps après la chute du cordon que l'on s'aperçoit de la présence d'une hernie ombilicale. La saillie herniaire est d'abord très petite. Elle croît peu à peu, mais il est rare qu'elle atteigne un volume considérable.

Au bout d'un temps variable, l'affection rétrocède, et dès la seconde enfance, presque toujours, toute trace de la hernie est disparue.

Certaines races semblent plus particulièrement prédisposées à cette infirmité. C'est ainsi que beaucoup de tribus noires africaines ont des enfants qui présentent des hernies ombilicales comme phénomène constant. Sans aucun traitement ces hernies rétrocèdent.

Il ne faudrait pas, dans nos races, avoir la même confiance dans les forces naturelles. Les exemples ne manquent pas de hernies de la première enfance qui, non soignées, ont passé à l'état adulte.

Il faut donc les soigner, mais ces soins seront très simples.

Il suffira de faire porter à l'enfant, d'une façon continue, une pelote d'ouate appliquée sur le ventre par une bande élastique. Cette pelote devra être plus grande que l'anneau ombilical, car sans cette précaution, elle y pénètrerait et le forcerait de dehors en dedans : résultat tout contraire au résultat cherché.

HERNIE OMBILICALE DES ADULTES. — Il est difficile de se faire une idée bien précise de la fréquence de ces hernies. Berger, dans sa statistique générale, admet qu'elles représentent 11 o/o de la totalité des hernies. La Société des bandages de Londres prétend de son côté qu'elles ne représentent que 3,20 o/o de l'ensemble.

La plupart des statistiques sont d'accord pour admettre une fréquence beaucoup plus grande chez la femme que chez l'homme. C'est ce que confirme d'ailleurs l'expérience de tous les chirurgiens. Dans la plupart des cas les hernies ombilicales se rencontrent chez des femmes grasses, à paroi abdominale relâchée, et retombant sur la racine des cuisses.

L'intensité des signes fonctionnels est indépendante du volume de la hernie ; on peut même poser en principe que ce sont surtout les hernies très petites qui s'accompagnent d'un cortège de signes fonctionnels des plus gênants : troubles digestifs, sensation de pincement et de tiraillement au niveau de la cicatrice ombilicale, crises de vomissements quelques instants après les repas, etc... Les signes physiques sont ceux de toutes les hernies. On trouve une tumeur plus ou moins volumineuse au niveau de l'anneau ombilical.

Cette tumeur est sonore dans la plupart des cas. Quand elle est réductible, sa réduction s'accompagne d'un gargouillement caractéristique ; les efforts, la toux, reproduisent la tumeur après réduction. Enfin, le doigt, introduit dans l'anneau, sent une impulsion très nette dès que, pour une raison quelconque, la paroi abdominale se contracte.

Souvent ces signes manquent à cause de l'épaisseur de la paroi abdominale ou du petit volume de la hernie. Ce n'est alors que par un examen attentif que l'on peut reconnaître au fond de la dépression ombilicale la cicatrice déplissée et une légère voussure de cette cicatrice au moment des efforts.

L'irréductibilité des hernies ombilicales est une complication très fréquente. Elle s'établit grâce à des poussées successives d'épiploïte ; plus tard, l'intestin lui-même contracte des adhérences, ou se trouve emprisonné par les brides inflammatoires qui cloisonnent le sac. Ces hernies irréductibles s'étalent peu à peu sous la peau de l'abdomen, descendant en général vers l'hypogastre, et donnant ainsi aux malades une sensation intolérable de pesanteur au moindre effort.

L'étranglement est fréquent, mais contrairement à ce que l'on observe pour les autres hernies, il ne se produit pas d'un coup. Presque toujours il est précédé par une période d'engouement qui dure plusieurs jours, et ce n'est que progressivement que l'occlusion complète apparaît. Cette lenteur d'évolution donne malheureusement une sécurité trompeuse au malade, et *trop souvent* au médecin. On épuise, pour rétablir la circulation des matières, toute la gamme des purgatifs et des lavements. Pendant ce temps, l'état général s'altère, l'infection, d'abord intra-sacculaire, s'étend à tout le péritoine, la congestion pulmonaire s'installe, et le malade, au moment où on l'opère, n'est plus qu'un moribond.

De là viennent trop souvent les mauvais résultats que donne trop souvent le traitement chirurgical des hernies ombilicales étranglées. La faute en est, non à la constitution anatomique de la hernie, mais à la temporisation excessive du malade ou du praticien.

La cure radicale est le seul traitement logique des hernies ombilicales, sous réserve des contre-indications communes à tous les cas de chirurgie abdominale. Il s'en faut cependant que cette cure radicale soit, dans la règle, aussi commode que pour les autres hernies, car la cure radicale d'une hernie ombilicale volumineuse constitue le plus souvent une laparotomie longue, minutieuse et pénible, au cour de laquelle peuvent surgir mille difficultés.

Suivant le volume de la hernie, on peut faire une incision longitudinale, passant par le sommet du sac (petites et moyennes hernies), ou une incision elliptique à grand axe longitudinal et dont le contour passera latéralement au niveau du collet du sac (grosse hernie). Quand la hernie est habituellement réductible, on peut, après découverte du sac, ouvrir celui-ci au niveau de son sommet. Mais s'il y a des adhérences épiploïques, la ponction faite au sommet du sac conduirait au milieu des adhérences, en sorte qu'il serait impossible sans danger pour l'épiploon, et surtout pour l'intestin, d'atteindre la cavité du sac jusqu'au niveau de son collet, de le ponctionner très près de celui-ci. Si malgré cette précaution on tombe encore sur des adhérences inextricables, on devra pratiquer une large laparotomie et attaquer le sac en partant de la cavité abdominale, ouverte au-dessus ou au-dessous de lui.

Quel que soit le procédé employé, on parvient toujours avec de la méthode à pénétrer dans la cavité du sac. Dès lors, pour se donner du jour, on le fendra aussi largement que possible, et l'on passera à la libération de son contenu. Cette libération est souvent pénible si l'on procède sans ordre ; elle est au contraire rapide et aisée si l'on débute par la destruction des adhérences au collet, destruction qui permet d'attirer en un seul bloc, hors du ventre, le contenu du sac, et de traiter sans difficulté les organes ainsi extériorisés.

Pour faire cette libération annulaire, nous introduisons l'index dans la cavité abdominale, au ras du collet. Le doigt, recourbé en crochet, chemine tout autour du collet en chargeant les diverses adhérences et en les présentant au chirurgien. En huit ou dix prises on peut faire ainsi le tour des plus volumineuses hernies.

Chaque paquet d'adhérences est traité suivant sa constitution. Si l'on a affaire à de l'intestin, on le décolle avec précaution de la paroi, si au contraire, et c'est la règle, on a affaire à de l'épiploon, on le coupe entre deux ligatures au catgut.

Quand le tour complet est effectué, on attire hors du ventre tout le contenu du sac, et rien n'est plus facile que de libérer sans se presser les parties adhérentes.

Il est à noter que dans les hernies ombilicales il est le plus souvent nécessaire de réséquer toute lame épiploïque adhérente. En agissant autrement on s'expose à avoir des adhérences secondaires très douloureuses et surtout dangereuses par la création de brides sur lesquelles l'intestin peut s'étrangler ultérieurement.

A lire la plupart des auteurs, le point capital paraît être, après l'extirpation du sac, la reconstitution de la paroi. Les procédés les plus inutilement compliqués ont été proposés dans ce but.

Le seul temps important, à notre point de vue, est l'*omphalectomie*, c'est-à-dire la résection de l'anneau. Les divers chirurgiens n'y attachent pas une importance égale. Terrier, Lucas Championnière, Schwartz, Berger, ne pensent pas que l'omphalectomie soit indispensable. L'expérience nous a conduits à des conclusions différentes. Sans omphalectomie on n'obtient qu'un rapprochement temporaire des bords de l'anneau, et, dans la suite, au moindre effort, les accidents se reproduisent. Il faut convenir d'ailleurs que l'omphalectomie ne complique guère l'opération, et qu'en bonne logique elle seule permet d'obtenir un bon avivement favorable à une réunion aponévrotique parfaite.

On la pratiquera donc dans tous les cas. Avec des ciseaux à pointe mousse la chose est des plus aisée.

Pour ce qui est de la reconstitution de la paroi musculo-aponévrotique, voilà comment nous procédons :

Après une suture péritonéale au catgut faite après résection des bords de l'anneau, nous allons latéralement sous la peau à la recherche des muscles droits. Quand ils sont trouvés, nous ouvrons leur gaîne et nous les mobilisons en employant aussi peu que possible l'instrument tranchant, pour éviter les hématomes. Il est cependant nécessaire d'employer le bistouri si l'on tombe sur une intersection aponévrotique.

Dès que la mobilisation paraît suffisante, on s'assure que les bords des droits peuvent être rapprochés sans traction. Il ne reste plus qu'à prendre dans un seul plan de sutures, fait avec des fils métalliques, les éléments anatomiques suivants : paroi profonde de la gaîne des droits, muscle, paroi antérieure de la gaîne, peau.

Il est complètement inutile de tenter, comme l'a fait Dauriac, une suture entrecroisée de deux faisceaux des droits, en avant de l'ombilic, car les faisceaux musculaires ainsi entrecroisés s'atrophient le plus souvent sans aucun bénéfice pour la reconstitution de la paroi.

TRAITEMENT DE LA HERNIE OMBILICALE ÉTRANGLÉE. — La conduite à tenir dans l'étranglement des hernies ombilicales sera différente suivant le volume de la hernie. Si elle est petite, il faut intervenir sans retard, et, sauf le débridement de l'anneau, on n'aura affaire, après examen attentif de l'intestin hernié, que la cure radicale ordinaire. Mais si l'on est en présence d'une grosse hernie, chez un sujet âgé, il sera permis en quelques cas de temporiser. Il est bien entendu que cette temporisation doit être très limitée, et qu'aux premiers symptômes menaçants on interviendra. Le droit de temporiser vient de ce que l'on peut tomber sur une de ces hernies qui périodiquement présentent des signes d'engouement. Dans ce cas la glace et le repos absolu tentés pendant vingt-quatre ou trente-six heures ont pu amener la sédation des accidents.

Dès que l'intervention est décidée la conduite à tenir n'est pas très différente de celle que nous avons recommandée pour la cure ordinaire des hernies ombilicales. Il faudra se rappeler seulement que l'agent de l'étranglement peut être contenu dans la hernie elle-même, et par conséquent ne rentrer dans le ventre que ce qui aura été complètement libéré de toute adhérence. Il pourra arriver que dans de vieilles hernies on doive renoncer à cette libération. Dans ce cas l'entérectomie n'est guère à conseiller et on doit faire l'anus contre-nature, en sachant bien que le pronostic de cet anus dans la région ombilicale est toujours grave.

HERNIES RARES

Les hernies autres que celles que nous venons de décrire ne tiennent en pathologie chirurgicale qu'un rôle très effacé. Parmi elles, les plus fréquentes sont *les hernies de la ligne blanche*, et notamment les hernies adombilicales, c'est-à-dire se produisant dans le voisinage immédiat de l'ombilic.

Ces dernières sont justiciables d'interventions chirurgicales absolument analogues à celles dont nous venons de parler à propos des hernies ombilicales. Nous renvoyons donc au chapitre précédent pour tout ce qui se rapporte à cette variété de hernies.

Les autres hernies dites *rares* ne sont pas justiciables de techniques actuellement bien systématisées. Leurs signes eux-mêmes ne se présentent pas d'une manière suffisamment constante pour qu'on puisse en faire sûrement le diagnostic.

Il faut, au dire d'Annequin, examiner avec soin la possibilité d'une *hernie diaphragmatique* lorsqu'on constate l'existence d'un étranglement interne à la partie supérieure de l'abdomen. Il y a surtout lieu d'y songer lorsque la dyspnée est précoce et que le type respiratoire est exclusivement costal supérieur. La douleur épigastrique est un symptôme assez constant. On signale la soif vive, le hoquet. Mais il n'y a de réellement probants que les signes objectifs tirés de la percussion et de l'auscultation de la poitrine. La relation chronologique entre un étranglement interne et l'apparition de symptômes thoraciques unilatéraux est presque pathognomonique. (?)

Ce qu'il faut bien savoir c'est qu'en dehors de ces accidents d'étranglement. le diagnostic est impossible.

Il n'y a pas de technique ferme pour le traitement des hernies diaphragmatiques étranglées. Les uns passent par l'abdomen, les autres par le thorax. Au dire de Schwartz et de Rochard il semble que la voie thoracique soit la plus logique. Nous avouons n'avoir pas d'opinion ferme sur ce point, et nous nous réservons, le cas échéant, de nous conduire suivant les circonstances.

Les hernies lombaires par le triangle de J.-L. Petit, n'offrent rien de particulier. On les reconnaît aux caractères ordinaires des hernies. Leur cure radicale serait faite suivant les règles ordinaires, en procédant plan par plan, avec prudence, pour la découverte du sac.

Les hernies obturatrices ont été l'objet d'études sérieuses dans ces dernières années. Il est rare cependant que le diagnostic en soit fait en dehors des accidents d'étranglement.

Toutefois, il sera bon, en présence d'une occlusion intestinale de cause inconnue, de rechercher *le signe de Romberg*, c'est-à-dire les irradiations douloureuses dans le territoire du nerf obturateur. Si par impossible le diagnostic est fait, on suivra la technique que Trélat décrit comme suit :

1° Faire à 25 millimètres en dedans de l'artère fémorale et parallèlement à cette artère une incision de 5 à 6 centimètres de long. On arrive ainsi sur l'aponévrose pectinéale sans rencontrer ni ganglions, ni vaisseaux.

2° Pénétrer successivement avec une sonde cannelée dans les interstices qui séparent le pectiné du premier puis du second adducteur.

3° Couper au cas où cela serait nécessaire quelques-unes des fibres du pectiné en ayant soin que la section porte sur l'insertion supérieure et non sur le corps du muscle.

4° Explorer avec le doigt la région obturatrice.

5° Le sac découvert, rechercher avec soin la position des nerfs et des vaisseaux.

6° Opérer s'il y a lieu le débridement en se rappelant que c'est la membrane obturatrice qui forme l'obstacle, et qu'elle doit être incisée très légèrement en un point quelconque, selon la position des vaisseaux, mais principalement en bas.

ULCÈRE DU DUODÉNUM

Les signes de l'ulcère du duodénum se confondent presque complètement avec ceux de l'ulcère de l'estomac. Dans la pratique, tout se ramène à faire le diagnostic différentiel de l'ulcère gastrique, puis à se demander dans un second temps s'il n'y a pas lieu de penser à la localisation de l'ulcère sur le duodénum.

C'est ce second point seulement qui nous intéresse ici. Pour le surplus, on se reportera au chapitre où il est traité de l'ulcère de l'estomac.

D'une manière générale, on peut admettre que souvent la *douleur* de l'ulcère duodénal est moins intense que celle de l'ulcère gastrique. Son maximum d'intensité est plus tardif que celui de l'ulcère de l'estomac ; il est atteint 3 ou 4 heures après l'ingestion des aliments.

La douleur est la plupart du temps localisée à droite, au bord externe du muscle droit de l'abdomen, entre le bord des fausses côtes et l'ombilic. Cette localisation correspond à la première portion du duodénum qui est le point le plus exposé à l'ulcère, ainsi que nous le verrons plus loin.

Ordinairement, on ne trouve ni point xyphoïdien, ni point dorsal, ni point lombaire.

Les *vomissements*, plus rares que dans l'ulcère de l'estomac, sont plutôt dus à une dyspepsie concomitante qu'à l'ulcère lui-même. Il est logique de penser que certains vomissements peuvent être liés à une sténose pylorique par contracture, dans les cas où l'ulcère siège très près du pylore.

L'hématémèse est l'exception, et *le melæna* la règle ; situation inverse de celle de l'ulcère gastrique.

On en a noté dans quelques observations de *l'ictère*. Il s'agissait là, évidemment, soit d'une affection biliaire concomitante, soit d'une localisation de l'ulcère dans la deuxième portion du duodénum, au voisinage de l'ampoule de Vater.

On voit que les éléments du diagnostic différentiel avec l'ulcère de l'estomac sont assez insuffisants. Il est heureux que le traitement soit presque identiquement le même et que de plus l'ulcère duodénal soit une affection assez rare.

Perry et Shaw trouvent 70 cas d'ulcère du duodénum sur 17,052 opérations pratiquées à Guy's-Hospital. Collin, sur 655 autopsies de malades porteurs d'un ulcère, trouve que 41 seulement ont une localisation duodénale. Il est difficile, d'après ces chiffres, de se faire une idée bien nette de la fréquence précise de cette lésion.

Ce qui paraît mieux établi, c'est la localisation habituelle au niveau de la première portion du duodénum. Perry, sur 149 cas, trouve 123 ulcères dans la 1re portion, 16 dans la 2e, 2 dans la 3e. Oppenheimer, sur 81 cas, 69 dans la 1re, 8 dans la 2e, 4 dans la 3e. Collin, sur 257 cas, 242 dans la 1re, 14 dans la 2e, 6 dans la 3e portion du duodénum.

Ajoutons, enfin (mais ceci, pas plus d'ailleurs que les considérations précédentes, ne peut servir d'élément de diagnostic), que l'ulcère du duodénum est plus fréquent chez l'homme que chez la femme, contrairement à ce qui arrive pour l'ulcère de l'estomac. Pagenstecher (1901) admet que la fréquence de l'artério-sclérose chez l'homme explique cette prédilection. La prédisposition particulière de la femme à l'ulcère de l'estomac serait due à la chlorose, aux troubles nerveux profonds, à l'habitude qu'ont les cuisinières de goûter les aliments très chauds. Tout cela nous paraît être du domaine de la pure hypothèse, et nous ne nous arrêterons point à discuter de pareilles affirmations.

Les *complications* habituelles de l'ulcère du duodénum sont les hémorrhagies graves et la perforation. Les hémorrhagies graves se produisent dans 13 o/o des cas. La perforation est beaucoup plus fréquente ; elle serait, pour beaucoup d'auteurs, la terminaison habituelle de l'affection.

On trouvera tout ce qui se rapporte au diagnostic de l'hémorrhagie et de la perforation dans les deux chapitres qui traitent des « *Hémorrhagies intestinales* » et des « *Perforations intestinales* ».

Mentionnons cependant une forme spéciale de péritonite par perforation du duodénum, sur laquelle Lennander a attiré l'attention. Le pus laisse intact la partie moyenne libre de l'abdomen ; il fuse entre le colon transverse et le foie, descend le long du colon ascendant dans la fosse iliaque et dans le petit bassin, et remonte le long du colon ilio-pelvien. Ces localisations du pus donnent lieu à des erreurs de diagnostic ; on pense à un ulcère de l'estomac, à une appendicite, à une pelvi-péritonite, à une perforation de la vésicule biliaire. La laparotomie seule permet le diagnostic.

TRAITEMENT. — Le *traitement médical* est simple ; le régime lacté en constituera la base dans la plupart des cas. Il faut savoir cependant que le régime lacté est loin d'avoir ici la même importance que dans l'ulcère gastrique. Lorsqu'il s'agit de l'estomac, il est évident que le lait constitue un excellent moyen de combattre la dyspepsie hyperpeptique dont l'ulcère n'est qu'une conséquence. Quand on a, au contraire, affaire à un ulcère duodénal, le traitement de l'estomac n'a pas la moindre importance, et pour peu que le malade ait de la répugnance pour le lait, il suffit de prescrire des aliments peu irritants pour l'intestin. C'est ainsi que dans un cas diagnostiqué par plusieurs médecins : ulcère duodénal, et dans lequel des hémorrhagies fréquentes s'étaient produites, nous avons obtenu un succès durable par une alimentation lactée mixte dans laquelle entraient les jaunes d'œufs, les purées de légumes secs, la farine d'avoine, le poisson maigre bouilli, les huitres, etc.

Le *traitement chirurgical* peut se proposer deux buts très différents : la résection de l'ulcère ou la constitution d'une bouche gastro-intestinale permettant aux aliments de ne point passer par le duodénum.

La résection de l'ulcère est une opération qui, sauf des cas exceptionnels, est impraticable, à cause de la difficulté d'atteindre la partie postérieure des portions fixes du duodénum. Les techniques proposées sont trop peu encourageantes pour que des interventions de ce genre aient un bien grand avenir.

Il en est tout autrement de la gastro-entérostomie. Nous avons vu ailleurs qu'elle était d'un emploi logique au cas d'ulcère de l'estomac, car elle supprime fonctionnellement cet organe. Malheureusement, nous avons constaté qu'elle avait le défaut de permettre encore des contacts entre les aliments et l'ulcère.

Or, cet inconvénient n'existe plus ici. La première portion du duodénum reste dans un repos total qui en permet la complète cicatrisation. On ne peut dire encore si, dans les portions du duodénum où coulent la bile et le suc pancréatique, la gastro-entérostomie présentera les mêmes avantages.

Étant donné que la bouche gastro-intestinale doit

parfaitement fonctionner et durer longtemps, on fera la gastro-entérostomie en V de Roux, toutes les fois que le sujet pourra supporter une opération longue.

Dans les autres cas, on recourrait aux procédés de Von Hacker et de Wöfler.

Le *traitement des complications* est examiné ailleurs à propos des « *perforations intestinales* » et des « *hémorrhagies intestinales* ». Nous dirons cependant un mot d'une complication assez rare : la *sténose cicatricielle* du duodénum.

Lange (1893) est le premier chirurgien qui ait tenté la cure de cette lésion. Après lui, Bier (de Kiel, 1896), puis Jaboulay (de Lyon. 1899) firent la même opération. Tous trois firent la *duodénoplastie* qui consiste à réunir transversalement une incision longitudinale faite sur l'intestin. Il est difficile, vu le petit nombre de cas, de juger la valeur de cette opération. On peut cependant, en la rapprochant de la pyloroplastie, avoir quelque méfiance à son endroit, méfiance qui s'inspire surtout de la difficulté qu'on éprouve toujours à obtenir une bonne réunion des lèvres d'une plaie faite en plein tissu cicatriciel. C'est pourquoi nous conseillons la gastro-entérostomie dans les sténoses cicatricielles du duodénum.

ENTÉRITES AIGUES

Il y a peu de choses à dire sur le *diagnostic positif* de l'entérite aiguë. Anorexie, langue suburrale, douleurs abdominales, borborygmes bruyants, diarrhée, gonflement de l'abdomen, tout est là.

Si simples que soient ces éléments symptomatiques ils peuvent cependant, suivant leur groupement et leur intensité respective, donner à l'affection différents aspects cliniques.

L'entérite suite d'indigestion, qui ressemble singulièrement au syndrome classique de l'embarras gastrique, est essentiellement passagère et bénigne. Après une période de diarrhée intense et de vomissement, période très courte en général, et qui constitue l'indigestion proprement dite, le malade présente pendant quelques heures ou pendant quelques jours de l'inappétence et de la diarrhée. Un minimum de précautions : la diète absolue ou la diète lactée a vite raison de ces accidents très bénins.

Ailleurs on a affaire à une véritable *dyspepsie intestinale*. L'appétit est normal, la plupart des fonctions organiques s'accomplissent bien, le temps gastrique de la digestion est parfait, mais pendant la phase intestinale, 3 ou 4 heures après l'ingestion des aliments, tout se gâte. Brusquement apparaissent les coliques, le gonflement du ventre, les borborygmes, la diarrhée. Cette période d'entérite aiguë dure quelques heures, après lesquelles le malade prend d'indispensables précautions dans son alimentation, précautions qui empêchent temporairement le retour des accidents ; mais dès que l'alimentation normale reparaît, le même cortège symptomatique se déroule.

D'autre fois l'entérite aiguë évolue comme une infection à marche cyclique. Tantôt elle est apyrétique, plus souvent elle s'accompagne d'un véritable mouvement fébrile. Le début s'annonce alors par des frissons, de la fièvre, des nausées, des vomissements. Plus tard apparaissent des coliques et la diarrhée. Au bout de deux ou trois jours les symptômes de début s'amendent et il ne reste plus que la diarrhée qui s'atténue et s'éteint en 8 ou 10 jours.

Chez les enfants l'entérite aiguë prend deux aspects cliniques qu'il est important de distinguer, bien que l'un des deux puisse assez souvent engendrer l'autre.

a) Dans la *forme apyrétique* la diarrhée est pour ainsi dire le seul symptôme. Elle peut être *blanche* formée de grumeaux de caséine et de globules graisseux elle peut être *verte* et cet aspect indique en général une aggravation. Les coliques se reconnaissent aux cris que poussent les enfants, à leur agitation, à leur absence de sommeil, à la flexion des cuisses sur le bassin dans le berceau. Le ventre est ballonné, sonore, mais sa pression n'est pas douloureuse. L'évolution ultérieure se fait, soit vers la guérison, soit vers la forme fébrile, soit vers le véritable choléra infantile, soit vers la mort par épuisement progressif.

b) Dans la *forme fébrile* le cortège symptomatique du début est plus complexe. Céphalalgie, fièvre, vomissements, diarrhée, apparaissent successivement. Le ventre est ballonné, douloureux à la pression ; l'agitation et même le délire sont très marqués. Au bout de 10 à 15 jours, si l'affection doit évoluer vers la guérison. les symptômes s'amendent.

Ces deux formes d'entérite aiguë des enfants produisent une mortalité considérable par deux mécanismes principaux : affaiblissement progressif dû à la diarrhée, et broncho-pneumonie.

A ces deux formes principales, certains auteurs en ont ajouté une foule d'autres plus intéressantes au point de vue clinique qu'au point de vue thérapeutique. C'est pourquoi il ne nous semble pas utile d'insister ici sur leur description.

Nous mentionnons cependant :

La *forme convulsive* qui se produirait chez de tous jeunes enfants au moment de la dentition (?) (1).

La *forme méningitique* caractérisée par l'aplatissement du ventre, l'assoupissement, la photophobie, l'irrégularité de la respiration et du pouls, la cessation de la diarrhée pendant 24 ou 48 heures. Au bout de ce temps, la diarrhée reparaît. Les symptômes méningitiques ne durent jamais d'ailleurs plus de 3 ou 4 jours.

La *forme typhoïde* qui revêt assez fidèlement l'apparence d'une fièvre typhoïde moyenne, toutefois avec

---

(1) Il est nécessaire de nous expliquer ici une fois pour toutes sur un préjugé cher aux mères de famille et que de nombreux médecins ont eu le tort d'appuyer de leur autorité. Il s'agit de l'influence de l'apparition des dents sur les maladies infectieuses de l'enfance. Il est bien certain que l'apparition des dents crée chez les jeunes enfants du fait de l'inappétence, de la douleur et de l'insomnie, un état de moindre résistance. essentiellement, favorable à l'infection. Si l'on s'en tenait à cette affirmation. on ne sortirait pas de la vérité clinique. Malheureusement on fait jouer à la dentition un *rôle causal*, et on la considère volontiers comme *déterminant un pronostic bénin*. Or *la reconnaissance du rôle causal* empêche les précautions prophylactiques indispensables (ex. : ébullition du lait, séparation des enfants), et *la croyance à un pronostic bénin* expose à de cruels mécomptes, car quel rapport peut-il y avoir *a priori* entre un élément étiologique accessoire et la virulence de la bactérie qui seule a créé l'infection ?

une diarrhée plus abondante, sans taches rosées lenticulaires, sans agglutination.

DIAGNOSTIC DIFFÉRENTIEL. — Pour l'adulte rien n'est plus simple car diarrhée à début brusque et entérite aiguë sont des termes qui se recouvrent assez exactement, tout au plus doit-on penser dans les pays chauds à la dysenterie (*V. cet article*).

Chez les enfants les formes méningitique et typhique peuvent prêter à confusion, mais nous avons vu plus haut quels sont les éléments du diagnostic.

DIAGNOSTIC DU SIÈGE. — Il ne faudrait pas accorder à cette partie du diagnostic une importance exagérée, car on n'a qu'exceptionnellement à tirer une conclusion thérapeutique de la connaissance d'une localisation de l'entérite.

La *duodénite* se reconnaîtrait à la localisation de la douleur (para-médiane et sus-ombilicale) et à la fréquence de l'ictère.

La *typhlite*, à supposer qu'elle existe, aurait des signes se confondant sensiblement avec ceux de l'appendicite.

La *colite* aurait comme caractéristique la douleur des flancs et de l'ombilic, une absence presque complète de borborygmes et une conservation de l'appétit. Il faut savoir que la localisation de l'entérite au colon est caractéristique des phases aiguës de la colite *muco-membraneuse*.

Nous ne parlerons pas ici de la *rectite*. Elle forme à tous les points de vue une affection spéciale. Disons seulement ici qu'elle peut coexister avec l'infection du reste de l'intestin.

TRAITEMENT. — *a) Chez l'adulte* on recommandera le repos, même au lit, dans les formes sérieuses. La diète lactée (lait stérilisé) sera instituée. Il n'est pas indis-

13.

pensable d'user de substance médicamenteuse. On se trouve cependant bien d'ordonner une potion contenant 5 grammes de sous-nitrate de bismuth et 20 gouttes de laudanum de Sydenham. L'opium peut être également employé sous forme d'élixir parégorique donné par cuillerées à café (trois à quatre en 24 heures.)

Dans les cas où l'état stomacal est tel que l'on a le syndrome de l'embarras gastrique, on doit recourir aux purgatifs salins.

b) Chez les enfants la *diète hydrique* (eau bouillie froide) *est le premier devoir* de tout médecin. On doit la maintenir pendant 24 heures, après lesquelles on fait un essai d'alimentation.

Si ce moyen échoue nous conseillons de recourir à l'acide lactique :

```
Acide lactique.........     1 à 4 grammes.
Sirop de sucre.........    40 grammes.
Eau ...................   160 grammes.
Alcoolature de citron ..    XX gouttes.
```

Une cuillérée à café toutes les deux heures, un quart d'heure après chaque tétée.

En même temps on fera, toutes les fois que le milieu le permet, des injections de sérum artificiel.

DYSENTERIE

Le diagnostic positif de la dysenterie repose sur un ensemble de signes qui ne permettent guère la confusion avec une autre affection.

Le mode de début est variable suivant les cas; dans les régions tempérées, on observe presque toujours une période prodromique de diarrhée bilieuse ou d'embarras gastrique. Dans les régions intertropicales, au contraire, l'affection débute d'emblée et souvent avec une violence telle que la survie du sujet n'est plus qu'une question d'heures.

Lorsque la période prodromique existe, on observe pendant toute sa durée une diarrhée bilieuse et des douleurs abdominales, en coliques, essentiellement intermittentes et peu marquées.

Plus tard, en général, après dix ou vingt jours, la période d'état apparaît. Les *selles* deviennent visqueuses, décolorées, ou faiblement teintées en rose, ressemblent au frai de grenouille. En même temps, les douleurs abdominales deviennent très intenses; elles prennent le caractère de coliques propagées de l'hypogastre à l'anus. Les *épreintes*, c'est-à-dire les faux besoins, se répètent vingt fois, trente fois, cinquante fois par jour; le ténesme, c'est-à-dire la contracture douloureuse du sphincter anal, est permanent. Pendant cette période le malade présente une soif vive; quelquefois, il a des vomissements abondants et même une véritable intolérance gastrique. La température est en général élevée, sans dépasser 39. Assez souvent, il n'y a aucun mouvement fébrile, et même quelquefois on observe de l'hypothermie *(forme algide)*.

A la période terminale, les selles deviennent horriblement fétides; elles contiennent, au milieu d'une sérosité sanguinolente, des lambeaux de muqueuse. Le malade tombe dans une adynamie complète; sa peau se recouvre d'une sueur visqueuse, ses extrémités se refroidissent. L'intelligence est, dans la plupart des cas, conservée jusqu'au moment de la mort.

DIAGNOSTIC DIFFÉRENTIEL. — Il est classique de parler du diagnostic avec la *colique saturnine*. Nous ne voyons pas la nécessité de suivre cet antique usage, car jamais la dysenterie ne débute par une période de constipation absolue comparable à ce que donne l'intoxication par le plomb.

La *dysenterie des accouchées* de Vinay ne se rapproche de la maladie dont nous nous'occupons que par le nom ; car c'est une simple rectite, essentiellement éphémère, due à la compression violente et à l'hyperhémie du rectum.

Le *choléra* se distinguera de la forme algide de la dysenterie par les caractères de la diarrhée riziforme, par les crampes, la durée, les caractères des vomissements et les notions épidémicologiques.

Dans l'*entérite tuberculeuse* les selles sont tantôt colorées en noir par le sang, tantôt très liquides et aqueuses avec des grumeaux blancs grisâtres. Les douleurs abdominales ne sont pas constantes, et de plus elles ne prennent jamais le caractère d'acuité que l'on observe dans la dysenterie. Enfin les tuberculoses pulmonaires ou locales concomitantes éclaireront le diagnostic.

Nous ne parlerons que pour mémoire du diagnostic avec la *diarrhée chronique de Cochinchine*, bien que beaucoup d'auteurs aient songé à séparer ces deux affections. Nous avouons que nous ne voyons pas nettement la nécessité de traiter séparément la dysenterie et la diarrhée de Cochinchine dans cet ouvrage, étant donné surtout que le traitement est le même.

DIAGNOSTIC DE LA FORME. — La *dysenterie chronique* ne se distingue pas essentiellement de l'affection que nous venons de décrire. Elle consiste simplement dans une prolongation plus ou moins longue de la période d'état. Au bout d'un certain temps les selles prennent une coloration jaune brunâtre, souvent elles sont purulentes, et quelquefois lientériques. Les épreintes et le ténesme sont très atténués. Cette forme présente une gravité particulière ; 80 pour 100 des malades succombent.

La *dysenterie inflammatoire* s'accompagne d'une ascension fébrile marquée et d'un état général rapidement grave. Les douleurs sont presque toujours très intenses,

La forme *hémorrhagique* se rencontre dans les pays chauds. Non seulement alors les selles sont sanglantes, mais encore le malade présente de l'épistaxis, des ecchymoses, du purpura.

La *dysenterie algide* est la forme que prennent les dysenteries graves d'emblée. Il est possible que dans un certain nombre de cas l'hypothermie soit alors due au coli-bacille.

La *forme bilieuse* revêt deux aspects. Dans les régions tempérées elle est en général bénigne, en sorte que la dysenterie évolue en quelques jours. Dans les pays tropicaux elle est le plus souvent très dangereuse en raison des complications hépatiques qu'elle annonce.

DIAGNOSTIC DES COMPLICATIONS. — La *péritonite par*

perforation est rare, elle ne présente d'ailleurs aucun caractère particulier. La *péritonite adhésive* au niveau de l'ulcère est au contraire fréquente. C'est elle qui explique la contradiction apparente qu'il y a entre la profondeur des ulcères de la dysenterie et la rareté des perforations.

L'*abcès du foie* est fréquent dans la dysenterie aussi bien quand il s'agit de celles des régions tempérées que de celle des pays chauds.

Schwartz, à ce sujet, s'exprime ainsi :

« Il semble que de toutes les affections qui frappent l'intestin aucune n'ait une action plus puissante que la dysenterie pour amener la production d'abcès du foie ; c'est là un fait qui paraît indéniable quand on parcourt les observations. Tout récemment encore Boinet rapportait 3 cas de grands abcès du foie nostras survenus chez des malades atteints de dysenterie. Les observations de Riegler, de Gestin, de Schmidt, le remarquable livre de Budd, les thèses de Dubain et de Bergès confirment d'une façon certaine cette notion de relation étiologique entre les abcès du foie et la dysenterie des pays tempérés, en même temps que l'analogie entre l'hépatite suppurée de nos climats et celle des tropiques. »

Quant à la relation entre l'abcès du foie et la dysenterie des tropiques elle est affirmée et reconnue par tous les auteurs. Kelsch et Kiener, Rendu, Rouis, Dutroulau, Bertrand et Fontan ont établi cette vérité sur des bases indiscutables.

Le seul point à discuter est de savoir si l'abcès du foie est dû à l'agent causal de la dysenterie ou à une infection secondaire.

Comme complications infiniment plus rares on a observé des parotidites qui quelquefois vont jusqu'à la suppuration; des thromboses artérielles et veineuses (Cambay, Laveran); des paralysies des nerfs moteurs ou sensitifs (Gubler, Leyden, Laveran).

TRAITEMENT. — Il est peu de terrains sur lesquels se soit exercée plus amplement *la barbarie de l'ancienne pharmacopée.*

Le sulfate de soude, le sulfate de magnésie, le calomel, l'ipéca en poudre ou employé selon la méthode brésilienne, le naphtol, le salicylate de bismuth, l'iodoforme, l'eau chloroformée, le sulfate de carbone, l'eau de gomme, l'eau de riz, l'eau panée, le paullinia sorbilis, les lavements d'acétate de plomb, les lavements de nitrate d'argent, le laudanum, le sublimé, le permanganate de potasse ont été employés.

Tout récemment encore on nous faisait espérer que le *Ko-Sam* était un médicament spécifique de la dysenterie. Hélas ! l'expérience a montré que le *Ko-Sam* ne valait pas mieux que les autres médicaments proposés. Un travail récent de M. Cognacq portant sur 48 dysenteries de formes diverses a montré combien était variable l'action de ce prétendu spécifique.

Il n'y a que deux choses utiles dans le traitement de la dysenterie : *le lait et les injections de sérum artificiel.*

Tout malade recevra 500 gr. de sérum par jour sauf le cas d'hémorrhagie grave concomitante. On donnera deux litres de lait stérilisé par jour ; et il y a souvent avantage à employer du lait stérilisé à haute température (120°) car il subit alors un commencement de peptonisation. Dans le cas où le lait produit des vomissements, on doit le donner glacé par très petites quantités. S'il produit de la lientérie, on l'associera à 1 gr. de peptone pris chaque jour en deux fois. Pendant quelques jours l'emploi exclusif du lait augmente le nombre de selles, mais bientôt une diminution marquée se produit. Dès que l'on a atteint ce début de guérison, on peut employer les jaunes d'œufs que l'on prescrira progressivement depuis 2 jusqu'à 8 par jour.

Du traitement de la plupart des complications il n'y a plus rien à dire. Une exception doit être faite pour *l'abcès du foie.*

L'incision large des abcès du foie, faite d'abord par Mac Leod et Henderson, systématisée par Stromeyer Little, de Sanghaï, doit toujours être faite.

Suivant la localisation de l'abcès, on l'atteindra par la voie abdominale ou par la voie transpleurale. Dans ce dernier cas il sera bon de suturer entre eux les deux feuillets pleuraux par une série annulaire de points au catgut.

Arrivé sur le foie, on le ponctionnera avant de l'inciser, tant pour vérifier l'existence de l'abcès que pour éviter d'inoculer le péritoine.

Cette ponction faite, on ouvrira largement la poche hépatique et, après avoir achevé de la vider avec des tampons stérilisés, on en fixera les bords aux lèvres de l'incision (1).

(1) Voir dans la thèse du D' Barneveld, 1902 (L. Boyer, éditeur), à la page 40, la relation d'une de nos observations d'ouverture d'abcès du foie par la voie transpleurale.

TUBERCULOSE INTESTINALE

Le DIAGNOSTIC POSITIF de l'entérite tuberculeuse repose sur des éléments très simples qu'il est aisé de résumer en peu de mots.

La *diarrhée* est le phénomène dominant comme dans toutes les entérites chroniques. Elle se produit soit régulièrement chaque jour, soit à des intervalles plus ou moins constants de deux, trois ou quatre jours. En général elle est grisâtre, avec des grumeaux blancs, que l'on a cru longtemps être des tubercules caséifiés, mais qui ne sont que des amas d'épithélium, de mucus et de cristaux d'acides gras. Souvent l'aspect change, les selles deviennent noirâtres à cause de la présence du sang et prennent l'aspect de terre délayée dans de l'eau. Plus rarement enfin la diarrhée suit de très près l'ingestion alimentaire et prend alors le caractère lientérique.

L'examen bactériologique qu'il est utile et facile de pratiquer dans les cas douteux montre que le bacille de Koch se rencontre fréquemment surtout si les lamelles sont constituées par des frotis de grumeaux blancs jaunâtres. Presque toujours une recherche attentive donne un résultat positif.

La *douleur spontanée* manque le plus souvent, elle prend cependant parfois la forme de coliques qui peuvent durer depuis quelques instants seulement jusqu'à de longues heures. La *douleur provoquée* apparaît par la compression profonde et par la décompression brusque.

Le *ventre* est ballonné quand il y a concomitance de

péritonite tuberculeuse à forme ulcéreuse, mais généralement l'abdomen est au contraire déprimé et la paroi souple..

L'état général est celui de toutes les tuberculoses. Par exception, chez les enfants, il peut rester bon pendant une assez longue période ; mais il vient toujours un moment où apparait la diarrhée dysentériforme terminale et où la résistance organique diminue avec une rapidité effrayante.

En même temps on constate soit l'existence d'une *tuberculose pulmonaire* ou *locale* antérieure, soit le développement d'une *bacillose secondaire* au cours de l'évolution de l'entérite.

Diagnostic différentiel. — La tuberculose intestinale revêt trois aspects principaux qui chacun peuvent être confondus avec d'autres affections.

a) Entérite tuberculeuse aiguë.

b) Entérite tuberculeuse chronique avec péritonite concomitante.

c) Entérite tuberculeuse chronique.

α) La tuberculose aiguë de l'intestin est très facilement confondue avec l'entérite aiguë commune ; c'est l'évolution ultérieure qui seule peut montrer la vraie nature de l'affection.

β) La concomitance de l'entérite tuberculeuse et d'une péritonite de même nature donne naissance à toutes les difficultés de diagnostic qu'il est d'usage de décrire à propos du diagnostic différentiel de la péritonite tuberculeuse.

C'est ainsi qu'il faut penser: 1° à la péritonite cancéreuse qui est en général secondaire à un cancer viscéral, qui s'observe chez des individus âgés, qui s'accompagne d'adénopathies et donne naissance à une cachexie spéciale

2° A la cirrhose atrophique du foie dont le diagnostic ne peut être fait souvent qu'après la ponction qui permet la palpation profonde et l'examen de la rate ;

3° A la tympanite, au développement anormal de l'abdomen des enfants rachitiques, à la syphilis hépatique, etc.

γ) Si l'on a affaire à une tuberculose intestinale chronique, il faudra faire le diagnostic avec les entérites chroniques simples. On s'appuiera pour cela sur la constatation d'une tuberculose concomitante, sur l'existence d'une diarrhée noire persistante, enfin sur la présence du bacille du Koch.

DIAGNOSTIC DES COMPLICATIONS. — Elles sont au nombre de trois principales :

Occlusion intestinale aiguë.

Obstruction chronique.

Perforation.

La perforation est rare. Elle sera d'ailleurs reconnue à ses signes habituels.

L'obstruction chronique n'offrira ici rien de particulier, sauf la localisation assez fréquente d'une tumeur dans la fosse iliaque droite. Car il faut savoir que quand cette obstruction n'est pas causée par l'organisation d'une péritonite concomitante, elle est produite presque toujours par une tuberculose iléo-cœcale.

L'occlusion intestinale aiguë sera toujours la conséquence d'une péritonite tuberculeuse coexistante ; en sorte qu'en dehors d'une connaissance parfaite des commémoratifs il sera impossible de faire un diagnostic causal autrement que par la laparotomie.

TRAITEMENT. — Si l'on a affaire à un malade atteint d'entérite tuberculeuse, chez lequel l'évacuation des matières se fasse sans obstacle, et chez lequel de plus la palpation ne donne aucun renseignement sur la localisation de la tuberculose : il faut s'en tenir au traitement médical.

Ce traitement médical sera bien plus hygiénique que thérapeutique à proprement parler. Il n'existe pas, en effet, de médicament susceptible de guérir les ulcérations tuberculeuses de l'intestin, et il n'y a par conséquent pas lieu d'employer la série de topiques utilisés en pareil cas.

La tuberculose pulmonaire n'est pas la seule que l'on puisse guérir par l'exposition au grand air et une hygiène appropriée. Un jour viendra où dans des sanatoria chirurgicaux spéciaux, les tuberculoses intestinale et péritonéale, ainsi que toutes les tuberculoses osseuses et articulaires seront pour la première fois rationnellement soignées. Si vous avez le moindre doute, comparez les beaux résultats que l'on obtient à Middelkerck et à Berck avec ceux plutôt pitoyables, pour ne pas dire plus, que l'on obtient dans les services de chirurgie infantile ou de médecine mal tenus de Bruxelles ou de Paris, où les enfants croupissent dans une saleté révoltante et présentent sur le corps et la tête une riche faune de parasites variés.

Les bases de traitement seront donc : le *repos le plus absolu* au grand air, et, l'alimentation par le lait stérilisé et les jaunes d'œufs crus.

Ces jaunes d'œufs, qui sont indispensables pour le traitement, peuvent être pris soit en nature, soit délayés dans du madère, du porto, quelques cuillerées de champagne, du thé léger très sucré, enfin du lait.

Si cette alimentation est bien supportée, on peut y joindre de la viande de mouton crue très divisée, ou de préférence l'extrait zomothérapeutique du docteur Héricourt (1).

Comme boisson, en dehors du lait, il est prudent de ne permettre que la bière ou le thé léger.

Dans les cas où des douleurs spontanées surviennent ressenties sous forme de coliques, on emploiera l'application sur le ventre de serviettes chaudes et l'injection dans le rectum de lavements chauds laudanisés.

En dehors de l'hypothèse dans laquelle nous nous sommes placés plus haut, c'est-à-dire toutes les fois qu'il y aura soit localisation très nette se révélant par la palpation, soit concomitance d'une péritonite tuberculeuse, soit des accidents d'occlusion aiguë ou chronique, il faut intervenir quand l'état général le permet (2).

Du détail de l'opération dans le cas d'occlusion aiguë il n'y a rien à dire ici. Ce point de vue est traité dans une autre partie de cet ouvrage.

Quand il y a concomitance d'une tuberculose intestinale et d'une péritonite, et que les lésions pulmonaires

(1) Nous croyons utile de rappeler ici les grandes lignes de la préparation de cet extrait :

Prendre de la viande de bœuf (tranche) très fraîche, hachée, dégraissée. La faire macérer deux heures dans une quantité d'eau froide (préalablement stérilisée par l'ébullition ou la filtration) égale au cinquième de son poids.

Soumettre à la pression cette viande imbibée d'eau, à l'aide d'une presse de ménage, par portions dont le volume sera en rapport avec les dimensions de la presse. Les efforts de pression devront être peu intenses et espacés de cinq en cinq minutes.

Dans la presse envelopper la viande avec un linge résistant.

Nettoyer la presse à l'eau bouillante.

(2) Cette restriction « d'un état général satisfaisant » n'existe pas, bien entendu, lorsqu'il s'agit d'une occlusion aiguë.

et l'état général le permettent, il faut faire la laparotomie médiane.

L'utilité de cette laparotomie dans les cas de péritonite tuberculeuse ne fait plus de doute maintenant. Kœnig, Czerny, Lindner, Naumann, Roersch, Mac Ardle, Legueu, Marchthurn, Truc, Pic, Maurange, Aldibert, A. Guinard, sont unanimes. Mais sur la question de savoir dans quelle mesure on est autorisé à intervenir quand il y a concomitance de tuberculose intestinale l'accord est loin de se faire.

A. Guinard condamne à peu près complètement de pareilles tentatives :

« La tuberculose intestinale, dit-il, quand elle est appréciable cliniquement, c'est-à-dire quand elle se manifeste par ses symptômes caractéristiques, la diarrhée incoercible et surtout le méléna constitue une contre-indication formelle ; tous les chirurgiens sont d'accord sur ce point ; l'intervention serait fort dangereuse, en exposant à la perforation intestinale ; en admettant même que tout se passe sans accident opératoire, le malade ne tire aucun profit de l'intervention. »

Pour appuyer son dire, A. Guinard cite un désastre personnel. Nous savons que cet argument nous touche peu, car le malade portait « des ulcérations fongueuses énormes cœcales et péri-cœcales ». L'exemple de A. Guinard prouve seulement qu'il y a des limites à l'indication. C'est d'ailleurs ce que nous lui reprochons d'avoir montré d'une façon insuffisante dans le passage cité plus haut.

Il n'est pas vrai de dire que la tuberculose intestinale n'est appréciable cliniquement que quand la diarrhée incoercible et le méléna existent. Ce sont là, en effet, des symptômes terminaux et non initiaux de la maladie. Au début de l'entérite tuberculeuse, répétons-le, tout peut se borner à une selle liquide tous les jours ou tous les deux ou trois jours, et même alors le diagnostic est possible soit par les lésions concomitantes, soit par l'examen bactériologique.

Depuis les travaux de Spillmann, de Delpeuch, de Marfan, on sait que l'entérite tuberculeuse n'est pas forcément l'origine de la tuberculose péritonéale. Dobloklensky a montré que les bacilles pouvaient traverser des parois intestinales saines sans laisser de traces de leur passage. Il est donc logique de penser que dans un nombre important de cas la lésion de l'intestin peut apparaître plus tard que la lésion péritonéale. Quel médecin n'a d'ailleurs observé, surtout chez les enfants, des cas de tuberculose péritonéale cliniquement, puis se terminant par de la diarrhée et du méloena? Dans ces conditions refusera-t-on à un malade, parce qu'il porte une entérite tuberculeuse à son début, le secours d'une opération qui peut amener au moins une rémission de ses accidents péritonéaux et peut-être la guérison et la santé?

Le jugement d'A. Guinard doit-être modifié. *La laparotomie est légitime si l'état général le permet et si l'entérite est à son début.*

De la technique de la laparotomie il n'y a rien de particulier à dire. Le ventre étant ouvert, on se contentera de le débarrasser du liquide qu'il contient, puis on le refermera par quelques points de suture au fil métallique, de manière à faire une opération aussi rapide et aussi peu grave que possible.

Il nous reste à parler des cas de tuberculose intestinale où une localisation très nette est révélée par la palpation et des cas où l'on observe de l'obstruction chronique.

Tout le monde est d'accord pour admettre que dans le second cas il faille pratiquer la laparotomie médiane, rechercher l'agent de l'obstruction et l'extirper. Mais dans l'hypothèse d'une localisation nette sans l'obstruction, la conduite à tenir est moins évidente.

On peut en effet objecter à l'intervention qu'il y a bien des chances que plusieurs points de l'intestin soient frappés, et que la tumeur que l'on enlève en un point se reproduira à peu près fatalement en plusieurs autres. De plus, il faut prendre en considération les autres lésions tuberculeuses concomitantes, en sorte que dans beaucoup de cas il ne paraît pas plus logique de réséquer une portion de l'intestin qu'un lobe du poumon.

Nous répondrons en distinguant les cas.

Si les lésions pulmonaires sont avancées et qu'il n'y ait pas de chance de les guérir, il est accordé que nous conseillons l'abstention.

Mais si, sans lésions pulmonaires, ou avec des lésions pulmonaires très faibles, on peut espérer (ce qui se rencontre dans la pratique) trouver une tumeur tuberculeuse unique sur l'intestin, il faut l'extirper, au même titre qu'on ampute un membre tuberculeux ou qu'on réséque une articulation tuberculeuse.

Il n'y a pas plus de raison de respecter une tumeur tuberculeuse qu'une tumeur cancéreuse. L'une et l'autre menacent au même degré le reste de l'organisme.

Quant l'entérectomie est décidée il faut la pratiquer suivant la technique classique, que nous décrivons dans une autre partie de cet ouvrage.

Il reste cependant un point à développer. Nous avons dit plus haut que très souvent les tumeurs tuberculeuses étaient localisées à la région ilio-cœcale. Or la résection de cette portion de l'intestin présente quelques difficultés particulières sur lesquelles il nous faut nous étendre.

RÉSECTION ILÉO-CŒCALE TOTALE. — Cette opération porte sur le cœcum entier et sur la partie terminale de l'iléon. On peut la terminer dans les cas d'urgence ou de difficulté particulière par l'entérostomie, mais le véritable but que l'on doit se proposer c'est l'anastomose entre le colon ascendant et l'iléon.

Il n'y a rien de particulier à dire sur les conditions accessoires de l'opération, sauf qu'on se trouve souvent très bien de l'emploi du plan incliné.

On doit savoir à l'avance que l'opération est en général pénible. La surcharge graisseuse des parois du colon, du mésocolon, du mésentère la rend sanglante. De plus, l'absence du mésocolon ascendant crée souvent des difficultés particulières.

L'incision préconisée a tantôt été médiane, tantôt iliaque, tantôt lombaire. On a pratiqué l'incision en T, l'incision sur le bord externe du psoas droit, l'incision de la ligature de l'iliaque externe. Le mieux est, selon nous de faire une incision iliaque *sur la tumeur*.

Il faut faire cette incision avec la plus grande prudence, car les adhérences morbides entre l'intestin et la paroi sont fréquentes. Aller trop franchement, c'est s'exposer à ouvrir du premier coup la cavité intestinale.

L'incision faite, reconnaissez les parties. Herniez autant que possible toute la masse en dehors du ventre. Tamponnez tout autour des compresses absorbantes avec un soin attentif, de manière à bien protéger la cavité abdominale.

Puis ayant assuré la coprostase de l'iléon, du côté de l'estomac par une pince souple de Doyen, du côté du rectum par une forte ligature, sectionnez-le entre la pince et la ligature. Le bout afférent de l'intestin grêle sera repéré par la pince d'occlusion laissée en place. On se protégera contre la tranche muqueuse à l'aide d'une compresse enveloppant le tout.

Ce premier temps fait, le mésentère sera détaché le long de l'iléon jusqu'au cœcum. Il est élégant, mais souvent incommode ici, de poser d'emblée les ligatures du mésentère, aussi conseillons-nous de poser simplement des pinces, *au ras* de l'intestin au fur et à mesure de sa libération.

Nous disons « *au ras* » de l'intestin, car immédiatement en arrière se trouvent de gros vaisseaux et l'uretère.

Quand on est arrivé à la fossette sous-cœcale, deux cas peuvent se présenter : la présence ou l'absence d'un méso-colon ascendant.

S'il y a un méso, tirez à vous l'intestin, et placez sur le méso une pince-clamp aussi mince que possible, en prenant la précaution de saisir le méso immédiatement contre le colon, à cause des voisinages postérieurs dangereux. L'extrémité de la pince-clamp s'avancera jusqu'au niveau du point où l'on veut sectionner l'intestin.

S'il n'y a pas de méso on incisera le péritoine dans le fond de la fossette sous-cœcale en relevant fortement le cœcum. Cette incision sera recourbée comme les deux branches d'un V en dedans comme en dehors du colon. On divisera alors, de bas en haut, à petits coups, le tissu cellulaire, jusqu'au niveau où l'on doit faire la section du colon.

Il ne reste plus, à ce moment, qu'à couper le colon ascendant soit entre pince et ligature, soit entre deux pinces.

L'hémostase sera faite à ce moment. C'est un temps

spécial qui prend ici une importance capitale, car toute cette portion de l'intestin est très richement vascularisée.

On a préconisé pour la reconstitution du tractus intestinal des procédés variés :

Billroth fait un pli destiné à rétrécir le bout colique trop large.

D'autres suturent une portion du calibre du colon, puis réunissent bout à bout l'iléon à ce qui reste de l'autre tranche intestinale.

Madelung résèque un triangle sur la paroi colique de manière à ramener la circonférence du colon à être la même que celle de l'iléon.

Chaput a recommandé une double excision latérale de la paroi du colon dont l'un des moindres inconvénients serait la nécrose du lambeau intermédiaire.

A l'exemple de Senn, de Braun et de Jeannel, nous recommandons l'oblitération des deux orifices et l'entéro-anastomose, « car cette opération trouve sa meilleure indication dans les cas où il existe une disproportion entre les calibres des intestins à suturer, par conséquent après la résection iléo-cœcale ». (Jeannel.)

COLITE MUCO-MEMBRANEUSE

Vouzelle la définit comme suit :

La colite muco-membraneuse est une maladie éminemment chronique, étroitement liée à la diathèse muco-arthritique, caractérisée essentiellement par des phénomènes d'atonie et de spasmes intestinaux le plus souvent douloureux, et s'accompagnant de constipation opiniâtre et du rejet dans les selles de muco-membranes.

Dans sa forme habituelle elle est caractérisée par trois symptômes fondamentaux qui sont la base du diagnostic positif :

1º Les muco-membranes,
2º La constipation,
3º Les douleurs.

1º *Muco-membranes.* — Elles sont constituées par les produits de sécrétion des glandes de l'intestin, plus ou moins enflammées. Tantôt elles apparaissent comme des glaires filantes ; tantôt comme des boules grisâtres qui, au contact de l'eau, se réduisent en fragments ; tantôt enfin elles forment de véritables membranes ou même des cylindres complets dont la longueur peut aller jusqu'à un mètre (Wannebrouck). Un fait remarquable est que le calibre de ces cylindres est notablement inférieur au calibre normal de l'intestin. Mathieu explique ce fait en disant qu'au point où existe la sécrétion pathologique qui forme la muco-membrane, l'intestin est contracturé.

Le plus souvent les muco-membranes se trouvent, à chaque selle, mélangées aux matières qu'elles enrobent.

2° *Constipation*. — De bonne heure, bien avant que la maladie arrive à sa période d'état, la constipation s'installe. C'est un symptôme constant. On a vu des malades rester quinze jours, trois semaines, certains disent un mois, sans aller à la selle. Cette constipation opiniâtre peut être le résultat de deux mécanismes très différents. Fleiner distingue la constipation passive, par atonie, et la constipation par spasme.

La constipation atonique donne des scybales dures et desséchées, semblables à celles qu'on observe dans la constipation ordinaire.

La constipation spasmodique donne des selles moulées d'un petit calibre, comme filées, d'un diamètre qui ne dépasse pas celui d'un crayon.

Potain, Bernard (de Plombières), Baraduc, ont signalé des hémorrhagies d'importance diverse, en rapport avec cette constipation. Toute réserve faite sur la possibilité d'hémorrhoïdes concomitantes, et d'éraillures de la muqueuse rectale par les matières durcies, il est possible qu'il y ait des cas où, sous l'influence de congestions locales intenses, des ruptures vasculaires se produisent au niveau de l'intestin.

3° *Douleurs*. — Langenhagen distingue la douleur habituelle, qui peut persister pendant toute la durée de la maladie, et les crises douloureuses qui surviennent à intervalles plus ou moins éloignés, mais font rarement défaut.

La douleur habituelle est plutôt une simple sensation de pesanteur. Le malade la localise soit au niveau de l'ombilic, soit au niveau du colon transverse, que ce soit son angle gauche, ou plus fréquemment son angle droit. Elle s'exagère 2 ou 3 heures après le repas, sans doute sous l'influence de la congestion abdominale qui accompagne la digestion.

Les crises douloureuses apparaissent à l'occasion d'un écart de régime, d'une congestion menstruelle, quelquefois sans autre cause apparente qu'une période de constipation. Elles prennent en général la forme de coliques intenses.

Les autres signes de la colite muco-membraneuse ont une importance bien moins grande au point de vue du diagnostic. Les ptoses viscérales sont fréquentes ainsi que la congestion hépatique et la dilatation d'estomac.

Les troubles gastriques ont donné lieu à des discussions intéressantes. Est-ce la lésion stomacale qui a débuté ? Robin répond par l'affirmative. « La colite, dit cet auteur, est un syndrome sous la dépendance d'un état gastrique hypersthénique produisant de la paralysie intestinale et de la coprostase. » Et plus loin : « La colite se produit chez les arthritiques parce qu'ils sont dyspeptiques. »

Germain Sée, au contraire, admet que les accidents reconnaissent pour cause une atonie de l'intestin. Les gaz passent de l'intestin distendu dans l'estomac, le dilatent à son tour et y produisent des modifications pathologiques.

Nous avouons que cette dernière théorie nous paraît peu vraisemblable et mal conçue.

L'opinion de Vouzelle nous paraît tout concilier : « Il nous semble, dit-il, qu'il ne faille pas chercher dans l'estomac les causes de la colite, pas plus que dans l'intestin la cause première de la lésion stomacale. Lésions de l'estomac et lésions de l'intestin relèvent avant tout d'une même cause : le muco-arthritisme.

Puisque nous parlons ici, en quelques mots rapides, de l'étiologie de la colite muco-membraneuse, signalons la théorie de Letcheff et de Poirier. Cette théorie consiste à mettre la colite sous la dépendance d'accidents infectieux utéro-annexiels. Tout débuterait par une infection des annexes, suivie d'une poussée de pelvi-péritonite qui produirait des adhérences entre les masses annexielles et le rectum. Or ces adhérences sont presque uniquement formées d'un admirable réseau lymphatique; c'est par ce chemin que se fait aux tuniques du colon la propagation infectieuse.

Pour ingénieuse que soit cette théorie, elle est peu convaincante. Il ne manque pas d'observations de colite muco-membraneuse sans lésion annexielle; d'ailleurs, dans la plupart des cas, il y a chez les malades une tendance manifeste à la constipation bien avant le début de la vie génitale.

Ce qui est plus intéressant, c'est d'examiner les rapports entre l'appendicite et la colite muco-membraneuse.

En fait ces rapports existent et sont très fréquents. La plupart des appendicites à marche torpide entrecoupées rarement de petites poussées subaiguës, se déroulent chez des malades qui ont présenté et présentent les signes de la colite. De nombreuses observations constatent cette loi dans un grand nombre d'ouvrages modernes.

Mais comment s'établit ce rapport entre les deux affections ?

On a parlé de scybales tombées dans l'appendice, ou de calculs intestinaux ayant suivi la même voie. Nous ne pensons pas que ce soit là le vrai mécanisme, car les appendicites par obstruction du canal appendiculaire, évoluent en général d'une façon suraiguë.

A l'exemple de Vouzelle, nous pensons que dans la colite muco-membraneuse il y a des moments où le cœcum est encombré. Au-dessus de lui, à travers la communication valvulaire, la circulation intestinale continue. Mais dans le cul-de-sac cœcal stagne un magma formé de matières et de muco-membranes. C'est là un milieu particulièrement propre à la pullulation des bactéries de l'intestin. Cette source d'infection déverse tout naturellement ses produits septiques dans la cavité appendiculaire, qui est le meilleur endroit de l'intestin pour le développement des germes pathogènes.

Nous ne prétendons point que ce soit là le seul mécanisme à invoquer, nous pensons seulement que c'est le plus général et que sa connaissance peut être utile dans le traitement prophylactique de certaines complications de la colite muco-membraneuse.

DIAGNOSTIC DIFFÉRENTIEL. —Des confusions grossières ont souvent été produites, c'est ainsi que des fragments de muco-membrane ont été pris pour des oxyures, des ascarides, des fragments de tœnia, des membranes d'hydatide, des fragments d'intestin expulsés par suite d'une invagination. Il faut avouer que des erreurs de ce genre ne peuvent s'expliquer que par un examen des plus superficiels. Il suffit de penser à la possibilité de cette confusion pour l'éviter.

On a souvent parlé du diagnostic différentiel avec la constipation cœcale chez l'enfant et chez l'adulte. C'est une distinction qui, présentée sous cette forme, n'a pas un grand intérêt. La constipation cœcale n'est en effet qu'un symptôme résultant soit d'une colite fruste, soit d'une dyspepsie. Il suffit de savoir remonter à la cause pour faire un diagnostic aisé.

La douleur de la gastralgie a pu être confondue avec les crises douloureuses de la colite muco-membraneuse. Mais le siège des douleurs de la gastralgie est à l'épigastre, elles surviennent après l'ingestion des aliments, tandis que la douleur intestinale se montre surtout deux ou trois heures seulement après le repas.

Le diagnostic avec la dilatation de l'estomac, quand celle-ci s'accompagne d'une constipation intense, n'est pas toujours facile. Le colon dilaté peut, en effet, donner un bruit de clapotage comparable avec celui de l'estomac. Le diagnostic reposera alors sur deux éléments : présence ou absence de muco-membranes, dimension de l'estomac après insufflation.

Potain a parlé du diagnostic entre la colite et le cancer de l'estomac. A notre avis c'est là chercher des difficultés où il n'en existe guère. Il est certain que si l'on est disposé à étiqueter carcinome gastrique tous les cas où l'on observe de vagues troubles digestifs et une teinte jaune paille, on sera exposé à des confusions de ce genre et même à beaucoup d'autres plus lamentables encore. Mais ce n'est peut-être pas là faire tout son devoir de clinicien.

Le gros diagnostic est à faire avec l'entérite tuberculeuse et le cancer de l'intestin.

L'entérite tuberculeuse s'accompagnera d'une constipation très transitive, remplacée bientôt par une diarrhée continue. D'autres localisations tuberculeuses seront découvertes. La douleur aura des caractères beaucoup moins systématiques ; enfin les muco-membranes seront absentes.

Le cancer de l'intestin n'a pas non plus le même genre de douleur. La présence d'une tumeur constante, mobile sous la paroi, sera d'un grand secours. Il faut savoir cependant que la *corde colique* a pu être prise pour une tumeur néoplasique. D'ailleurs la présence ou l'absence de muco-membranes aidera beaucoup à la distinction.

La colique hépatique, la colique néphritique, la colique de plomb, ont été le prétexte d'erreurs de diagnostic. Nous ne pouvons ici donner d'autre précepte que celui de bien interroger et de bien examiner son malade.

Souvent les plus ou moins longues périodes de constipation absolue de la colite muco-membraneuse sont séparées par des débâcles soudaines dysentériformes. Bien que ce phénomène ne soit pas constant, il peut donner lieu, lorsqu'il existe, à des erreurs regrettables. La confondre avec la dysenterie a souvent été faite. « Dans quelques cas, dit Vouzelle, on ne trouve dans les selles de colite qu'un petit nombre de filaments mélangés aux selles ou expulsés en même temps que les matières fécales, ou bien des débris informes assez semblables aux pellicules membraneuses que contiennent si fréquemment les selles dysentériques ; pour peu que les matières soient teintées de sang, que les évacuations alvines soient fréquentes et accompagnées d'épreintes, qu'il y ait enfin un mouvement fébrile assez prononcé, on pourra croire de prime abord à l'existence d'ulcérations dysentériques de l'intestin, et à l'élimination de la muqueuse intestinale mortifiée ; d'ailleurs des conglomérats de mucus concret peuvent être rejetés au cours de la dysenterie ; mais, dans cette maladie, les lambeaux membraneux sont le plus souvent des fragments de muqueuse, dont le microscope permet de retrouver tous les éléments constitutifs ; de plus, on y trouve de la fibrine, des éléments du tissu conjonctif et des fibres élastiques ; les doutes seront donc levés après l'examen histologiques des produits excrétés.

Reste un dernier point, le diagnostic différentiel avec l'appendicite.

Il est certain que des poussées aiguës de colite, peuvent, si la douleur est surtout développée au niveau du cœcum et du colon ascendant, prendre l'aspect de ces poussées subaiguës d'appendicite qui sont, nous l'avons vu, une complication fréquente de la colite muco-membraneuse. La confusion sera écartée si l'on s'attache à deux symptômes : la localisation exacte, si fréquente, de la douleur au point de Mac-Burney, et la défense de la paroi qui apparaît sous forme de contracture musculaire.

TRAITEMENT. — Le traitement prendra deux formes différentes suivant les conditions où l'on se trouvera placé vis-à-vis du malade. Si on l'observe au moment d'une période aiguë, il faudra se contenter du traitement symptomatique. Si, au contraire, on peut soigner le malade pendant l'évolution normale de son affection, on pourra instituer un traitement curatif. Ce traitement curatif comprendra comme éléments principaux : les grands lavements du gros intestin, le régime alimentaire, l'hygiène générale du corps, le traitement hydro-minéral.

Les grands lavements sont à employer en dehors de la période où se fait le traitement hydro-minéral. Ils agissent d'une façon remarquable sur la douleur continue et la constipation. On doit les donner à l'aide d'un bock dont le tube d'irrigation se continue avec une sonde molle profondément enfoncée dans le rectum. Le bock, le tube d'irrigation et la sonde auront été au préalable soigneusement bouillis. Le liquide à injecter a varié suivant les auteurs. L'eau et l'huile semblent avoir le plus de partisans. Quelques-uns ont essayé les antiseptiques et parmi eux le biborate de soude. Nous considérons comme dangereuses ces dernières tentatives. Tout antiseptique agira comme un irritant de la muqueuse sans être un désinfectant. Ce qu'il faut, c'est un simple nettoyage mécanique, fait avec un liquide aseptique, et assez chaud pour réveiller la tonicité de l'intestin. L'eau bouillie employée un peu au-dessous de 40° remplit parfaitement ces indications. Il est bon de prendre ces lavements couché, en changeant de position pour favoriser la migration du liquide dans le gros intestin.

La question du régime alimentaire est de la plus grande importance. Supprimez les épices ; chassez de l'alimentation les mets susceptibles de laisser des résidus solides mécaniquement irritables. Cherchez à donner une alimentation très riche sous un petit volume. Pour cela recommandez : le lait, les potages au lait, les bouillies lactées ; les œufs sous toutes leurs formes sauf frits ; les viandes grillées ou rôties, blanches ou noires, les cervelles, les ris de veau, les poissons légers ou à chair tendre, de préférence bouillis.

Les légumes seront de préférence pris secs, mais exclusivement en purée au jus ou au lait. Les fruits seront pris cuits et les fromages supprimés.

La suppression des alcools doit être absolue ainsi que celle du vin rouge. On peut autoriser l'emploi du vin blanc fortement trempé d'une eau faiblement alcaline.

Le régime lacté absolu ne doit pas être employé, car il compte trop d'insuccès à son actif. Le lait ne doit donc être employé que comme adjuvant du régime alimentaire.

L'hygiène générale du corps comprendra l'hydrothérapie, les frictions sèches, l'exercice modéré.

Enfin le traitement hydro-minéral s'appuiera sur les eaux de Plombières et de Châtel-Guyon.

Il nous reste à parler du traitement symptomatique.

Contre la douleur, on évitera les opiacés, qui constipent. On appliquera sur le ventre des compresses chaudes qui procurent un soulagement immédiat. Mathieu recommande à l'intérieur les préparations suivantes :

Menthol.	0,20 centigrammes.
Alcool	q. s. pour dissoudre.
Sirop simple.	25 grammes.
Eau.	100 grammes.

ou encore :

Extrait gras de Cannabis indica .	0,03 centigrammes.
Julep gommeux	125 grammes.

à prendre en 3 ou 4 fois dans le courant de la journée.

Contre la constipation on se servira des grands lavements dont nous avons parlé plus haut. C'est ici que les lavements d'huile trouvent leur principale indication.

APPENDICITE

Nous abordons ici une des partie les plus difficiles à traiter de cet ouvrage. Les documents abondent, les chirurgiens et les médecins les plus éminents se sont passionnés pour cette question, nous-mêmes nous avons pu depuis de longues années nous constituer une sérieuse expérience, et malgré tout, au moment de préciser notre opinion sur les différents points en litige, nous ressentons une grande hésitation. C'est que sur ce terrain de la pathologie, peut-être plus encore que dans les autres domaines, il y a un abîme entre une description didactique et la pratique où entrent en jeu tout un ensemble d'éléments instinctifs qui souvent défient l'analyse.

Pour nous tenir aussi près que possible de la réalité, nous ne parlerons pas, à propos du diagnostic positif, des signes de l'appendicite considérée en dehors de ses formes particulières.

Les *formes* cliniques ont, en effet, pour nous, dans cette affection, une importance primordiale ; et il nous paraît bien inutile de constituer une véritable entité métaphysique en recherchant ce qu'il peut y avoir de commun entre une péritonite par perforation de l'appendice et une simple douleur de quelques heures au point de Mac Burney.

Dans un ouvrage antérieur nous admettions que le médecin peut, à propos d'appendicite, rencontrer dans la pratique quatre aspects différents :

1° *Une crise appendiculaire bénigne observée à son début.*

2° Une appendicite en cours d'évolution sans signes de collection péri-appendiculaire.

3° Une péritonite localisée d'origine appendiculaire.

4° Une péritonite généralisée.

Il faut reconnaître que ces quatre aspects cliniques ne correspondent pas, à proprement parler, à des formes déterminées. Si jusqu'à un certain point on peut les superposer aux types cliniques décrits par les auteurs classiques, il n'en reste pas moins vrai que dans certaines circonstances les quatre aspects que nous distinguons pourront se succéder sur le même malade au cours d'une même crise appendiculaire. D'autre part nous n'avons aucunement la prétention de faire correspondre notre division avec des formes anatomo-pathologiques. Notre systématisation n'a qu'un but de pur diagnostic et de pur traitement (1).

(1) Plusieurs auteurs, et notamment Walther, Guinard, Rastouil, ont établi qu'il existait une forme *chronique* de l'appendicite. Dans cette forme, ce qu'il y a de caractéristique, ce n'est point la répétition des crises, qui peuvent d'ailleurs prendre un caractère franchement aigu (V. Rastouil, Th. Paris, 1901), mais l'existence à l'état latent de l'infection dans l'intervalle des crises. Dans l'intervalle des rechutes, l'examen local donne des renseignements intéressants. On perçoit dans la région du cœcum une tumeur plus ou moins volumineuse, que l'on a prise souvent pour l'appendice malade, et qui est constituée en réalité soit par des adhérences, soit par de l'épiploïte. Pendant que le malade est à froid, certains symptômes généraux persistent : signes de dyspepsie presque toujours hyposthénique, colite-muco-membraneuse, etc...

Il semblerait, d'après cet exposé, que nous aurions dû réserver une place à cette forme clinique.

Nous répondrons que notre classification a un but purement thérapeutique, ce qui nous permet de faire rentrer les crises qui se produisent au cours de l'appendicite chronique dans l'un des trois premiers termes de notre classification. En agis-

1° *Crise appendiculaire bénigne observée à son début.* — C'est là le type clinique que Talamon décrivait sous le nom d' « appendicite pariétale simple avec colique appendiculaire », ou plus exactement le même type clinique observé à son début.

Très souvent le premier signe est une douleur plus ou moins aiguë dans la fosse iliaque droite. Parfois aussi il y a pendant quelques jours ou pendant quelques heures un vague état d'infection gastro-intestinale, et la douleur n'apparaît que secondairement. La localisation de la douleur au point de Mac Burney (1) a une grande importance, car c'est là que se révèle le plus souvent la douleur appendiculaire. Mais il faut savoir que dans grand nombre de cas « le point de Mac Burney est objectif, c'est-à-dire qu'il faut que le chirurgien le cherche pour le déceler. Ce n'est pas le malade qui attirera l'attention de ce côté ». (Guinard).

La douleur spontanée se trouve alors non pas dans la fosse iliaque, mais autour de l'ombilic ; et ce n'est que la palpation qui révèle un maximum de douleur au point de Mac Burney.

Dans certains cas, qui sont liés à des anomalies de situation de l'appendice, la douleur peut se trouver beaucoup plus haut, jusque vers l'hypochondre droit, ou beaucoup plus bas, dans le petit bassin. On connaît enfin quelques observations très rares (Vauverts) de localisation de la douleur à la fosse iliaque gauche.

sant autrement nous perdrions notre temps à distinguer différentes formes dans ces crises, et à propos de ces formes à retomber dans l'un des modes de traitement qu'il nous faut décrire en rapport avec les types cliniques cités plus haut.

(1) Le point de Mac Burney se trouve au milieu d'une ligne étendue de l'épine iliaque antéro-supérieure droite à l'ombilic.

Nous avons eu en 1900 la bonne fortune d'observer une inversion de position du cœcum. l'appendice se trouvait à gauche et non à droite. La douleur à la pression se trouvait également *au point de Mac-Burney gauche*, si nous osons nous exprimer ainsi pour désigner le milieu de la ligne joignant l'épine illiaque antérieure et supérieure gauche à l'ombilic (1).

Quelqu'ait été le mode de début de la crise appendiculaire, elle peut consister essentiellement dans ces deux signes : douleur et malaise gastro-intestinal, sans l'adjonction d'aucun autre symptôme. Le plus souvent il y a pendant quelques heures un état nauséux aboutissant à quelques vomissements muqueux, un arrêt des matières sans que l'arrêt des gaz soit absolu, enfin un léger mouvement fébrile. A ce moment deux alternatives peuvent se présenter : ou bien très rapidement, tout rentre dans l'ordre, ou bien la crise appendiculaire se poursuit (2).

2° Appendicite en cours d'évolution sans signes de collection péri-appendiculaire. — Supposons maintenant le médecin appelé le troisième ou le quatrième jour d'une appendicite jusque-là bénigne. Les signes

(1) Pour plus de détails, voir notre brochure (Deux observations d'appendicite), parue en 1901 chez Boyer.

(2) On ne manquera pas de nous faire ici un grave reproche. Pourquoi avoir systématiquement appelé *bénigne* cette crise appendiculaire que nous observons à son début? Ne sait-on pas qu'il n'y a malheureusement guère à conclure de la bénignité apparente d'une appendicite à son début, à sa bénignité ultérieure? — Nous reconnaissons le bien fondé d'une pareille objection, mais nous répondrons que le terme *bénigne* est employé ici par opposition aux appendicites suraiguës par perforation d'emblée, qui, bien entendu. n'ont pas les mêmes signes cliniques, et qui surtout ne posent pas un aussi redoutable problème au point de vue du traitement.

de localisation de l'infection dans la fosse iliaque seront beaucoup plus nets. La paroi abdominale présentera, en avant du cœcum, une contracture de défense. On aura dans cette région l'impression d'un plan résistant, mais sans voussure nette, sans variation de la sonorité, même à la percussion la plus douce et la plus superficielle. C'est là un ensemble de sensations que les anciens chirurgiens prenaient pour l'engouement stercoral du cœcum et que beaucoup de modernes confondent avec une collection péri-appendiculaire. Il faut savoir que dès que la collection existe il y a un soulèvement plus ou moins marqué de la paroi, une submatité à la percussion superficielle, enfin une hyperesthésie spéciale de la peau qui fait qu'un simple frôlement avec le doigt donne la sensation de fer rouge.

Outre la localisation de la douleur et la défense de la paroi, on observe dans l'appendicite sans collection des vomissements bilieux qui peuvent être très abondants, un arrêt presque toujours complet des matières et des gaz, une température qui oscille autour de 38°5, un pouls rapide mais plein et bien frappé ; le faciès est fébrile et n'a pas l'aspect péritonéal grave des autres types cliniques.

L'appendicite sans collection étant observée à ce stade, c'est-à-dire au troisième ou au quatrième jour, il est difficile de faire un pronostic. On doit espérer, en raison de l'état du pouls et de la température, du faciès et de l'absence de collection, que très rapidement l'infection va disparaître d'elle-même ; mais on doit se rappeler qu'il n'y a aucune manière certaine de faire un pronostic ferme et que l'on reste toujours exposé à une péritonite localisée avec épanchement ou même à une péritonite généralisée. C'est une des situations qui exposent le plus la responsabilité du médecin, et qui l'obligent, s'il n'est pas interventionniste, à surveiller d'une façon presque constante son malade.

3° *Péritonite localisée d'origine appendiculaire.* — Nous entendons ici par « *péritonite localisée* » un véritable abcès du péritoine, c'est-à-dire une collection suppurée péri-appendiculaire.

Cliniquement les signes essentiels seront, une légère voussure de la fosse iliaque, parfois un peu d'œdème du tissu cellulaire sous-cutané, l'hyperesthésie de la peau donnant une sensation de fer rouge, quelquefois un peu de douleur à la racine de la cuisse droite qui est souvent immobilisée à cause du rapport intime entre le psoas iliaque et la région infectée, enfin une submatité plus ou moins marquée que l'on observe à condition de faire une percussion très superficielle.

Dans cette forme l'état général est sérieusement altéré. Le faciès est grippé, les yeux excavés, le teint plombé. Souvent les conjonctives sont légèrement jaunes. La tempétature, *tant que le sujet se défend*, oscille entre 38° et 39°. La voir tomber brusquement, est d'un très fâcheux pronostic. Le pouls est rapide et bien frappé. Le nombre de ses pulsations varie dans le même sens que la température. Ce n'est que quand le malade résiste mal ou que très brusquement la péritonite s'est généralisée, que l'on voit se produire une dissociation de ces deux éléments.

Nous avons supposé, pour plus de clarté, que nous avions affaire à un simple abcès de la fosse iliaque droite. Les faits sont souvent plus compliqués. Les abcès péri-cœcaux évoluent, en effet, dans plusieurs directions, qui peuvent à leur tour se combiner entre elles de manière à donner de multiples abcès péritonéaux, que l'on prend trop souvent dans les observations pour des péritonites généralisées.

Gerster, en 1890, dans un mémoire fameux, a montré que les abcès péri-appendiculaires peuvent évoluer dans cinq directions :

a) Evolution antéro-externe ou ilio-inguinale.

b) Evolution postérieure ou lombaire.

c) Evolution antérieure.

d) Evolution inférieure, ou pelvienne, ou rectale.

e) Evolution méso-cœliaque.

Jeannel (de Toulouse) propose d'ajouter l' « Evolution paradoxale », c'est-à-dire dans la fosse iliaque gauche.

La division de Gerster a eu des fortunes variables. La plupart des auteurs français la considèrent comme inutilement compliquée et ne présentant pour ainsi dire aucun intérêt.

Il faut reconnaître que dans ses conclusions thérapeutiques qui consistent essentiellement dans un incision spéciale pour chaque mode d'évolution de l'abcès, Gerster nous paraît avoir compliqué la question à plaisir. Il était infiniment plus simple et plus vrai de dire que, étant mise à part la nécessité d'inciser au point où la collection forme tumeur, on doit toujours débuter de préférence par une incision portant sur la fosse iliaque. Mais ces réserves étant faites, on doit avouer que la classification de Gerster a le double avantage de guider le clinicien au cours de l'exploration et le chirurgien au cours de l'intervention, à partir du moment où il a pénétré dans la fosse iliaque (1).

____

(1) C'est à dessein que nous ne parlons pas dans ce chapitre de la fluctuation que quelques auteurs regardent comme un signe susceptible d'être cherché et rencontré, bien que rare. Nous pensons que l'on n'observe la fluctuation que quand de-

4° Péritonite généralisée d'origine appendiculaire.
— Elle peut se produire d'emblée par perforation rapide de l'appendice en plein péritoine sain. Les accidents éclatent alors avec une intensité qui rappelle la
péritonite généralisée par perforation de l'ulcère de
l'estomac. Il n'y a pour ainsi dire pas de douleur dans
la fosse iliaque droite. Le ventre tout entier est douloureux. Le malade a une tendance marquée à la syncope. Les extrémités se refroidissent, pendant que se
produisent des vomissements verts, rapidement fécaloïdes et un arrêt complet des matières et des gaz.

Le ventre est plutôt rétracté que ballonné pendant
les premières heures. Le pouls est rapide, petit et mal
frappé. La température s'élève rarement : le plus souvent il y a hypothermie, et cette dissociation du pouls
et de la température est l'indice d'une infection péritonéale suraiguë.

Dans d'autres cas ces accidents de péritonite généralisée n'apparaissent pas d'emblée. Pendant plusieurs
jours la maladie a pu prendre l'aspect d'une affection
bénigne, brusquement aggravée par une perforation.
Quelquefois encore c'est un abcès péri-appendiculaire
méconnu qui, au lieu de s'ouvrir dans l'intestin, s'ouvre du côté de la grande cavité séreuse donnant naissance à une péritonite rapidement mortelle.

En somme, ce qui rend les différentes formes d'appendicite si inquiétantes au point de vue du pronostic,
c'est la possibilité toujours présente d'une péritonite
généralisée.

La crainte de cette complication redoutable est le

puis longtemps d'autres signes ont caractérisé la collection
péri-appendiculaire, et que d'autre part il est *extrêmement
dangereux* de la rechercher.

plus fort et le plus sérieux argument des interventionnistes à tout prix. Nous verrons, à propos du traitement, ce qu'il faut penser d'une telle manière de voir.

DIAGNOSTIC DIFFÉRENTIEL. — Sur ce point, on ne saurait mieux faire que de suivre fidèlement l'excellente division de A. Guinard.

D'une manière générale, dit cet auteur, il faut penser à deux ordres de maladies :

A. Toutes les affections qui s'accompagnent de douleurs abdominales en forme de coliques.

B. Toutes les maladies se manifestant par une tuméfaction de la fosse iliaque droite.

Examinons ces deux groupes :

A) *Maladies s'accompagnant de douleurs en forme de coliques.* — La *colique néphritique*, la *colique hépatique*, la *colique de plomb*, doivent être placées au premier rang. En général le diagnostic est fait par la localisation différente de la douleur, par ses irradiations particulières, mais le meilleur signe est encore l'absence de température. On peut objecter, il est vrai, que dans les appendicites suraiguës par perforation, l'hypothermie se rencontre, mais on a alors tout un ensemble de signes (faciès, état du pouls, etc.) qui viennent éclairer le diagnostic.

Une des confusions les plus fréquentes se produit avec la *salpingite suppurée* s'accompagnant d'une poussée intense de *pelvi-péritonite*. Il y a des cas où l'erreur est impossible à éviter. Budin a dit à tort que la douleur était toujours située plus haut dans l'appendicite que dans la salpingite, car nous avons vu que l'extension pelvienne des collections péri-appendiculaires était admise par tous les auteurs, et nous pouvons ajouter ici qu'elle est assez fréquente.

Ce qui complique singulièrement le problème c'est le *retentissement des infections de l'appendice sur les annexes droites de l'utérus*, et réciproquement. De nombreuses observations modernes montrent la fréquence relative de ces faits (1). En général, c'est à la forme chronique de l'appendicite que se trouve associée la salpingite. La malade vient consulter pour des pertes et de la douleur du côté droit. La palpation permet de constater une masse salpingienne qui a tous les signes cliniques d'une lésion susceptible de rétrocéder spontanément. On conseille alors le repos et les injections chaudes, laissant ainsi la malade à la merci d'une crise appendiculaire. Un examen plus attentif aurait permis de dépister un état d'infection gastro-intestinale chronique, et de trouver par la palpation une petite masse dans la fosse iliaque droite.

La *rupture d'une poche salpingienne* dans le péritoine conduit presque fatalement à une erreur de diagnostic. A. Guinard dit, avec une apparence de raison que c'est l'étude avisée du passé génital qui seule pourra lever les doutes. Sans méconnaître l'importance de pareilles notions, nous ferons seulement remarquer que la fréquence des infections génitales est telle qu'on ne peut guère utiliser leur existence dans les antécédents comme un élément du diagnostic.

Nous avons opéré, en janvier 1902, une malade atteinte d'appendicite et de salpingite droite, sans qu'il nous ait été possible de savoir, pièces en main laquelle des deux affections avait été la première en date; notre

---

(1) En février 1901, nous avons opéré avec succès sur les instances du docteur Thiroloix, une femme, *in articulo mortis*, atteinte de pyosalpinx compliqué d'hématocèle suppurée ayant occasionné une appendicite par propagation.

malade, après de graves complications, guérit complètement.

Talamon a parlé de *pseudo-appendicite hystérique* et d'*appendicite avec péritonisme hystérique*. Guinard pense « qu'il ne faut parler de l'hystérie, dans cette question, qu'avec la plus grande circonspection ». C'est un avis que nous partageons entièrement car la pseudo-appendicite hystérique n'a guère été constatée chirurgicalement qu'une fois, et il nous paraît aisé de la dépister, soit par la constatation d'une ascension thermique, soit par la disparition de la tumeur sous le chloroforme.

L'occlusion intestinale présente, de même que les formes les plus graves de l'appendicite, les signes suivants : hypothermie, vomissements fécaloïdes, ballonnement du ventre après une période de rétraction, arrêt des matières et des gaz. Peut-être dans l'appendicite l'arrêt des gaz est-il moins absolu ? Peut-être aussi les vomissements fécaloïdes sont-ils moins précoces ? En tous cas il n'y a là que des nuances presque impossibles à saisir et qui n'ont pas d'ailleurs un grand intérêt pratique, puisque dans les deux cas il faut praquer la laparotomie.

Nous invoquerons le même manque d'intérêt pratique pour la *péritonite à pneumocoques*, pour la *perforation* d'un point quelconque du tractus gastro-intestinal. Là encore la laparotomie est la seule ressource logique.

On peut encore citer, mais seulement pour mémoire : l'*indigestion simple*, l'*embarras gastrique* et la *fièvre typhoïde*.

B) *Maladies se manifestant par une tuméfaction de la fosse iliaque droite.* — Les *abcès périnéphritiques* à migration iliaque se reconnaîtront aux antécédents rénaux et à la disproportion manifeste que l'on observera entre les symptômes de l'infection proprement dite (pouls, température, etc...) et les troubles gastro-intestinaux.

La *psoïtis* sera très difficile à distinguer dans les cas où l'appendicite s'accompagne d'une contracture de voisinage du psoas-iliaque.

Les *adénopathies tuberculeuses* de la fosse iliaque, les *abcès ossifluents* venant soit de la crête iliaque soit de l'articulation sacro-iliaque, ne peuvent être confondus, puisqu'ils ne s'accompagnent ni de fièvre, ni d'accidents gastro-intestinaux, ni de réaction du péritoine.

L'*engouement stercoral* du cœcum aurait donné, au dire de A. Guinard, plusieurs fois lieu à des erreurs de diagnostic.

La *tuberculose du cœcum et de l'appendice* prend quelquefois une marche aiguë qui embarrasse le diagnostic. Nous avons vu deux fois commettre sous nos yeux cette erreur, dans des conditions où elle semblait d'ailleurs impossible à éviter. Hâtons-nous de dire que la laparotomie étant le traitement dans les deux cas, l'erreur n'aggrave pas le pronostic.

Nous ne citerons le *cancer du cœcum* que pour mémoire. Les crises aiguës auxquelles il donne lieu ne sont guère que des alternatives de constipation et de diarrhée. Les périodes de constipation ne s'accompagnent presque jamais de vomissements et sont toujours sans fièvre. Enfin la péritonite par perforation au cours du cancer de l'intestin est d'une extrême rareté.

On peut encore citer, mais cela ne présente pas un grand intérêt au point de vue du diagnostic, les *cholécystites*, les *grosses tumeurs biliaires*, les *kystes de l'ovaire à pédicule tordu,* la *torsion du pédicule d'un rein droit ectopié.*

TRAITEMENT.—Il est aisé d'exposer la partie purement opératoire du traitement des appendicites. Mais la question se complique singulièrement quand il s'agit de parler des indications.

Pour montrer nos idées sur ce dernier point nous reprendrons la classification que nous avions adoptée au point de vue du diagnostic. Rappelons que nous n'avons pas distingué des formes cliniques à proprement parler, mais simplement divers aspects sous lesquels l'appendicite peut apparaître au clinicien.

Nous examinerons donc successivement quelle conduite on doit tenir en présence de :

1° Une crise appendiculaire bénigne observée à son début (1) ;

2° Une appendicite en cours d'évolution sans signes de collection péri-appendiculaire ;

3° Une péritonite localisée d'origine appendiculaire ;

4° Une péritonite généralisée.

Nous terminerons enfin par quelques mots sur la forme que certains auteurs ont appelée « *appendicite chronique* » et par un exposé de la technique de la résection de l'appendice à froid,

1° CRISE APPENDICULAIRE BÉNIGNE OBSERVÉE A SON DÉBUT. — Dieulafoy et les chirurgiens qui l'ont suivi nous semblent avoir pris une grosse responsabilité en affirmant qu'il n'y a pas de traitement médical de l'appendicite. Nous avons vécu cette période où à la Société

____

(1) Nous nous sommes expliqués plus haut sur le sens spécial que nous donnons ici au mot « bénigne ».

de Chirurgie l'opinion des interventionnistes systématiques semblait l'emporter. A cette époque, chaque fois que, dans la clientèle de la ville, on était mis en présence d'une appendicite, l'entourage s'étonnait de ne point voir prendre immédiatement le bistouri. « Puisqu'il n'y a pas de danger, disait-on, pourquoi n'opérez-vous pas? » Et des médecins bien informés venaient à la rescousse, blâmant eux-mêmes la pusillanimité du chirurgien. Pendant un an on nous a répété vingt fois le discours suivant :

« On ne sait jamais ce que devient une appendicite. Faite de bonne heure, avant les accidents graves, *l'opération est toujours bénigne*. Les accidents opératoires correspondent à des cas opérés trop tard. Il faut donc toujours opérer, et opérer sans perdre une minute. »

Eh bien ! nous estimons que ce résumé de la doctrine interventionniste est *plein d'erreurs et inapplicable dans la pratique*.

Il est faux que l'opération soit toujours bénigne, des accidents retentissants dans les mains des chirurgiens les plus interventionnistes l'ont montré. La mortalité de l'opération au début est lourde, et l'on s'expose toujours à tuer un malade qui, avec huit jours de repos, sous la glace et l'opium, aurait guéri. « Il faudra toujours l'opérer », dira-t-on. C'est là encore une erreur. Beaucoup de malades, le tiers peut-être, n'ont qu'une crise d'appendicite dans leur vie, et nous ne sommes partisans de l'opération *à froid*, pour si bénigne qu'elle soit, que dans deux conditions : après deux crises d'appendicite légère ou après une crise d'appendicite grave. En agissant d'après cette règle on évitera beaucoup d'opérations inutiles et, répétons-le, beaucoup d'accidents.

On peut faire valoir également, en faveur de notre thèse, que l'appendicite opérée *à chaud* demande un très large drainage et que, conséquemment, elle sera suivie presque fatalement d'un certain degré d'irritation, inconvénient auquel n'expose pas l'opération à froid

Mais ce qu'il y a peut-être de plus utile au point de vue pratique, c'est de faire remarquer qu'il y a un certain nombre de cas tellement bénins au début qu'il sera impossible de faire accepter une intervention, maintenant surtout qu'il s'est fait dans tous les milieux une réaction contre l'intervention à outrance. Nombreux sont les cas où la douleur localisée au point de Mac-Barney est à peu près le seul signe. Le sujet interprète plutôt ce dont il souffre comme un malaise que comme une affection sérieuse, et n'oublions pas que les événements lui donnent très souvent raison. Au bout de deux, trois ou quatre jours le malade peut être debout, vaquant à ses affaires vingt-quatre heures après une proposition d'intervention.

On a dit, suprême argument, que l'expectation avait le tort de donner au malade une fausse sécurité, dont le premier inconvénient était de lui faire repousser l'opération à froid. Il y a dans cette manière de raisonner une absence de logique qui nous a toujours frappé. Quand le malade sera guéri de sa première attaque d'appendicite, deux hypothèses se présenteront : ou bien il n'aura pas de nouvelle attaque, ou bien il en aura une.

Dans le premier cas on a bien fait de ne pas l'opérer. Dans le second, si l'apperdicite est bénigne, il n'y aura eu aucun inconvénient à ne pas intervenir la première fois ; si au contraire l'appendicite prend une allure qui force à l'opération, qui nous dit que le

malade surveillé et opéré à temps courrait plus de ris -
ques que lors de la première atteinte. Affirmer qu'il
courrait plus de risques, c'est faire une *pétition de principe*, car c'est supposer connu ce qui précisément est
en discussion.

En résumé, il nous faut répéter ici ce que nous disions
en 1899 des crises appendiculaires bénignes :

« Il faut en prendre son parti ; il y a encore dans la
pratique des cas *médicaux*. Le traitement consiste *à
défendre les purgatifs et les vomitifs*, et à ordonner
de la glace sur l'abdomen et de l'opium à l'intérieur. »

2° APPENDICITE EN COURS D'ÉVOLUTION SANS SIGNES DE
COLLECTION PÉRI-APPENDICULAIRE. — Sur les indications
spéciales à ce cas, notre opinion a très notablement
changé depuis deux ans. En 1899 nous nous exprimions
ainsi :

« *A priori* l'expectative armée semble encore possible. Le plus grand nombre de chances étant pour la
résolution, on a la tentation d'attendre, au moins, pour
intervenir, que les accidents du côté de la fosse iliaque
que se précisent. L'expérience a malheureusement
montré qu'une telle réserve est imprudente. De récentes
discussions ont attiré l'attention sur de nouveaux faits,
où aux symptômes bénins... correspondaient des lésions anatomiques graves. D'autres séries de faits ont
établi qu'avec une rapidité foudroyante l'évolution de
l'appendicite peut changer, et qu'on a dû souvent opérer en pleine péritonite diffuse un malade sur lequel,
quelques heures plus tôt, on aurait pu intervenir presque à coup sûr. »

Ces lignes furent écrites sous l'impression très forte
que nous avaient fait alors les discussions dans les
sociétés savantes. Pendant un moment, et parce que
pour la polémique on n'apportait que des faits graves,

tout malade atteint d'appendicite nous parut menacé d'une mort immédiate. Tout le monde avait d'ailleurs, à la même époque, subi cette impression.

Ce n'est qu'après des mois d'examen de nos observations anciennes et récentes, après maintes discussions avec nos confrères, que nous revînmes à notre conception première. Cette conception était : que *le danger d'une aggravation brusque d'une appendicite en évolution sans signes de collection péri-appendiculaire ne valait pas que l'on s'exposât aux accidents toujours possibles, et aux inconvénients certains d'une opération à chaud.*

En pareille matière l'erreur vient toujours de ce qu'on se laisse hypnotiser par quelques cas bruyants au lieu de se reporter à des séries de faits bien collationnés.

Les chirurgiens systématiquement temporisateurs, c'est-à-dire ceux qui n'interviennent que s'il y a des signes de collection péri-appendiculaire ou un état général grave d'emblée, n'ont eu, comme nous, que très rarement à regretter leur abstention. Au contraire nous avons vu dans maintes circonstances, des accidents terribles suivre l'intervention dans les appendicites en apparence les plus bénignes. Il faut bien se représenter que la fosse iliaque peut être seule infectée, alors même qu'il n'y a pas d'adhérences la séparant de la grande cavité, et que dans ces conditions, l'opération assure assez fréquemment la dissémination des germes. Nous pensons qu'il y a dans l'appendicite un moment particulièrement dangereux, c'est le moment où les bactéries envahissent le péritoine péri-appendiculaire sans qu'il y ait encore de réaction péritonéale. Si vous laissez les choses en l'état, des adhérences se forment et l'infection est localisée. Si vous intervenez, vos compresses et vos mains ont bien des chances d'étendre l'infection.

Il est bien entendu cependant que dés que l'appendicite cesse d'avoir une allure bénigne, nous sommes partisans résolus de l'intervention. On donne au malade le maximum de sécurité en l'examinant fréquemment et en tenant tout prêt pour une opération hâtive.

3° PÉRITONITE LOCALISÉE D'ORIGINE APPENDICULAIRE.— Sur ce point, il n'y a pas, il ne peut y avoir de discussion. Tous les chirurgiens admettent que la constatation d'une péritonite localisée d'origine appendiculaire constitue une indication formelle d'intervention.

Le seul point en discussion est de savoir quelle voie et surtout quel mode d'incision on doit choisir pour atteindre la collection péri-appendiculaire. En général c'est par la voie abdominale que l'on atteindra aisément l'abcès. Mais nous avons vu qu'il y a des évolutions anormales, et que notamment la collection peut fuser vers le pelvis ou vers les lombes. A l'exemple de Jeannel nous décrirons donc, pour être complets :

A. La voie abdominale ;

B. La voie para-sacrée qu'il vaudrait mieux appeler *périnéale ;*

C. La voie lombaire.

A. VOIE ABDOMINALE.— C'est de beaucoup celle qui est le plus fréquemment indiquée. Roux est le premier qui en ait donné une description systématique et son procédé que nous avons presque toujours suivi nous semble être le procédé de choix.

Procédé de Roux. — « L'abcès, dit Roux, est à l'extrémité du cœcum, dans l'angle formé en haut par cet intestin, en arrière et en dehors par la fosse iliaque. Cet espace est borné, en dedans, par les anses grêles, en avant, par le péritoine pariétal antérieur ou par des anses accolées, et par l'épiploon interposé. En pénétrant dans cette loge hypothétique par le bord externe de la fosse iliaque, on peut refouler en dedans tout ce qu'on rencontre et rester en dehors de la cavité péritonéale libre, pourvu qu'on ne prolonge pas trop les décollements en bas et en dedans. »

Pour ouvrir l'abdomen en un point convenable on fera une incision de 15 cent. parallèle à l'arcade crurale, à un travers de doigt en avant de l'épine iliaque (1), et dont cette épine marquera le milieu. Le tissu cellulaire étant divisé on en fera l'hémostase. Legrand oblique sera fendu et ses bords repérés avec des pinces pour faciliter la suture s'il y a lieu de la tenter. Au-dessous apparaîtra la lame musculaire assez épaisse formée par le petit oblique et le transverse ; on le fendra à petits coups, avec prudence, jusqu'à la couche celluleuse sous-péritonéale. Il faut être prévenu que dans certains cas les couches sous-jacentes au muscle, sont fusionnées par l'inflammation en une seule masse et qu'un seul coup de bistouri peut ouvrir l'abcès. Si l'on arrive sans encombre jusqu'au péritoine, on le soulèvera avec une pince et on l'ouvrira.

L'incision sera agrandie avec les ciseaux sur l'index gauche glissé comme protecteur dans l'abdomen.

Tantôt la collection péri-appendiculaire a été ouverte du premier coup. Tantôt on tombe dans une cavité séreuse d'apparence saine où il faut chercher l'abcès.

Après avoir garni d'une bonne compresse absorbante la partie interne de la plaie pour éviter l'effusion du pus dans la grande cavité péritonéale, enfoncez avec précaution l'index sous la partie inférieure et externe

1) Depuis longtemps nous faisons l'incision à *deux* travers de doigt de l'épine iliaque, ce qui nous conduit plus directement sur l'appendice.

du cœcum, très souvent les minces fausses membranes cèderont et l'abcès jaillira. Si cette exploration ne réussit pas, cherchez l'appendice et suivez-le. A sa base, vers son milieu ou à sa pointe vous trouverez l'abcès.

Sachez qu'il ne faut pas se contenter d'ouvrir une collection purulente mais qu'il faut encore rechercher s'il n'en existe pas d'autres dans le voisinage. Pour cela asséchez avec des compresses la cavité de l'abcès, étalez-en la paroi avec des écarteurs bien placés, vous verrez souvent par un point sourdre un filet de pus et le doigt porté dans cette direction, ouvrira une nouvelle collection.

Faut-il toujours rechercher et réséquer l'appendice ? C'est un point fort controversé, mais sur lequel nous croyons pouvoir donner un bon conseil pratique. Si, sans grands délabrements, et surtout sans aller trop du côté interne, on peut atteindre et libérer l'appendice, il faut sans hésiter en pratiquer la résection. Dans les autres cas nous avons coutume de nous abstenir.

L'expérience prouve d'ailleurs, qu'au cas où l'appendice est laissé en place, après une poussée aiguë traitée par le drainage, la récidive est l'exception.

Certains chirurgiens lavent la cavité de l'abcès. On a même, à l'exemple de Moty, pratiqué *l'ébouillantage* avec de l'eau chaude. Nous sommes les adversaires résolus de cette pratique. Rien ne prouve que l'on puisse débarrasser les cavités suppurantes de tout le liquide qu'on y injecte, et l'expérience montre chaque jour qu'un résidu liquide entretient l'infection. De plus le liquide injecté peut rompre la faible barrière qui protège la grande cavité péritonéale et infecter cette dernière. Enfin rien ne prouve que les différents points des parois des abcès péri-appendiculaires soient également infectés, et l'on obtient par le lavage une infection moyenne qui peut être plus grave que l'inoculation primitive.

« Le drainage, dit Jeannel (de Toulouse), doit absorber tous les soins. Il importe que tous les culs-de-sac soient comblés par une lanière de gaze mollement chiffonnée, ou canalisés par un drain de caoutchouc ; c'est à l'opérateur de combiner, au mieux du cas particulier, les deux procédés de drainage. — Enfin, au risque d'une éventration, qui d'ailleurs le plus souvent ne se produira pas (1), il ne faut jamais suturer la plaie, quelque confiance qu'inspire le drainage. J'ai vu mourir des opérés qui certainement auraient survécu s'ils n'avaient pas été suturés. D'ailleurs presque toujours les sutures qui emprisonnent l'abcès et les lanières de

(1) Nous ne sommes point complètement d'accord avec Jeannel sur la fréquence de l'éventration comme suite de l'incision de Roux sans sutures. Cette éventration nous paraît au contraire très fréquente. Elle a pour nous deux causes : La première est l'absence de réunion primitive des muscles et des aponévroses ; ce qui crée une zone de tissu cicatriciel qui se distend aisément sous l'influence de la poussée intra-abdominale ; la seconde est la section des branches nerveuses qui innervent le petit oblique et le transverse. Ces deux muscles reçoivent leurs nerfs des huitième, neuvième, dixième, onzième, douzième nerfs dorsaux et des deux abdomino-génitaux. Ces nerfs cheminent dans l'interstice situé entre le transverse et le petit oblique, sauf les abdomino-génitaux qui traversent d'abord le transverse avant d'atteindre cet interstice. On conçoit dès lors qu'une section aussi élevée et aussi rapprochée de la verticale que l'incision de Roux prive de leur innervation les masses musculaires situées en dedans d'elle. Cette privation n'est que temporaire quand il y a une réunion *per primam*, elle est définitive dans le cas contraire, et l'éventration se produit non seulement aux dépens de la cicatrice, mais encore à la faveur des résidus fibreux des nappes musculaires dégénérées.

gaze qui le drainent ne servent à rien ; la plaie réunie suppure et s'ouvre tardivement. Bornez-vous donc si le cœcum ou une anse proéminent et risquent de se hernier vers l'un des angles de la plaie, à leur barrer la route par un point temporaire, et pansez à plat. »

Il n'y a rien à reprendre à cette technique qui donne au malade le maximum de chances de survie. Si comme nous le faisons pressentir, elle expose à une éventration, il ne faut pas s'en effrayer outre mesure, la cure radicale de l'éventration étant en général assez facile.

Procédé de Sonnenburg. — Il consiste à inciser la paroi couche par couche jusqu'au péritoine, puis à ponctionner avec un appareil aspirateur. Quand l'aspiration donne du pus, Sonnenburg incise et draine, dans le cas contraire il fait un tamponnement *au-dessus* du péritoine et attend le pus qui, d'après lui, marcherait fatalement vers l'incision. Cette pratique est condamnable, car la ponction est extrêmement dangereuse s'il n'y a pas d'abcès sous-péritonéal, et elle ne donne aucun renseignement sur l'existence d'une collection suppurée, car, nous l'avons vu, l'abcès peut se trouver ailleurs. D'autre part, il nous est impossible de comprendre pourquoi le pus irait plutôt vers l'incision que vers la grande cavité péritonéale.

Procédé de Quénu. — En 1893 Quénu, Monod et Schwartz préconisaient l'incision, péritoine compris, et l'absence de toute recherche de l'abcès, s'il n'était pas ouvert du premier coup par l'incision de Roux. La cavité ainsi ouverte était drainée et tamponnée avec une mèche de gaze. Le pus était supposé devoir aller vers le drainage. Nous avons vu ce qu'il fallait penser de cette opinion. Tout récemment d'ailleurs ces divers auteurs ont déclaré avoir modifié leur technique et opérer toujours en un seul temps.

Procédé de Duret. — Duret a recommandé de suturer le cœcum à la lèvre interne de l'incision, avant de se livrer à une recherche des abcès péri-cœcaux. On protègerait ainsi la cavité péritonéale contre l'effusion de liquides septiques.

Il nous semble que le moindre inconvénient d'une semblable manière d'agir est de rendre à peu près impossible la recherche des abcès, et de rendre très problématique la recherche et la résection de l'appendice.

Procédé de Mac-Burney. — Mac-Burney fait une incision de 10 centimètres de longueur, passant à deux centimètres de l'épine iliaque antérieure et supérieure et parallèle à l'arcade crurale, et dont le milieu est à deux centimètres au-dessous de la ligne abaissée de l'ombilic sur l'épine iliaque. Le tissu cellulaire étant incisé on dissocierait les fibres du grand oblique, puis les fibres des deux muscles sous-jacents, sans les sectionner. L'hiatus ainsi formé entre les fibres musculaires serait maintenu à l'aide d'écarteurs tenus par des aides. Le reste de l'opération se ferait comme plus haut.

Nous ferons seulement remarquer ce détail, c'est que les planches des ouvrages classiques et notamment celles de l'excellente Myologie de Poirier, montrant que l'incision de Mac-Burney porte, le plus souvent, non sur la partie musculaire, mais sur la partie aponévrotique du grand oblique.

Procédé de Max Schuller. — Max Schuller incise sur le bord externe du muscle droit. Son incision a dix centimètres, son extrémité inférieure touche à un travers de doigt au-dessus et en dedans d'une ligne allant de la symphyse à l'épine iliaque antérieure et supérieure. D'après Max Schuller l'union du cœcum et de l'appendice se trouverait au point de rencontre de l'incision et d'une perpendiculaire abaissée de l'ombilic sur la ligne spino-pubienne.

Disons tout de suite que nous n'accordons aucune importance à la localisation géométrique d'un organe dont la position est essentiellement variable. Quoi qu'il en soit, l'incision de Max Schuller mène certainement sur le cœcum et l'appendice, mais trop en dedans pour qu'il n'y ait pas quelque danger d'ouvrir, en dehors de l'abcès, la grande cavité péritonéale. Le procédé de Max Schuller doit donc, d'après nous, être considéré comme bon pour l'opération à froid, comme mauvais pour l'opération à chaud.

Procédé de Gérard-Marchant. — Gérard-Marchant a recommandé de décoller le péritoine sans l'ouvrir dans les cas d'abcès extra-péritonéaux, peri-cœcaux. Nous pensons que ce diagnostic ne peut être fait à l'avance, et que dans tous les cas il nous semble à peu près impossible de ne pas ouvrir le péritoine.

Procédé de Poirier. — Le même reproche doit être fait au procédé décrit en 1898 par Poirier.

« J'incise, dit-il, parallèlement à la moitié externe de l'arcade crurale et j'étends mon incision à quatre centimètres au-dessus de l'épine iliaque supérieure. Cette incision est faite à trois centimètres au-dessus des vaisseaux circonflexes iliaques que l'on reconnaît au cours de l'opération. Lorsque je suis arrivé derrière le transverse, je cesse d'aller devant moi : je creuse avec le doigt et la sonde cannelée pour décoller le péritoine iliaque, comme si j'allais à la recherche des vaisseaux illiaques externes. J'aborde ainsi l'appendice et la région appendiculaire par sa face postérieure ; dès lors c'est en procédant d'arrière en avant, avec le doigt ou la sonde cannelée, que je dissocie la tumeur appendiculaire, ouvrant les abcès s'il y en a, détachant les adhérences s'il s'agit d'appendicite plastique. »

En résumé, la technique de Roux nous semble la plus recommandable pour les appendicites opérées à chaud. Tout ce qui a trait à la résection même de l'appendice sera examiné plus loin.

B. VOIE PARA-SACRÉE OU PLUS EXACTEMENT PÉRINÉALE. — Nous proposons de substituer le mot périnéal au mot para-sacrée, car dans un grand nombre de cas on aura affaire à des femmes et l'opération deviendra franchement périnéale.

Chez la femme, dès que l'on aura la certitude, soit primitive, soit secondaire à une opération iliaque, de l'existence d'une collection pelvienne péri-appendiculaire, la seule opération à conseiller est la colpotomie postérieure.

Chez l'homme, mais les indications en seront bien rares, on pratiquera *l'opération de C. Koch,.* Le malade sera mis dans la position de la taille, ou, mieux, dans la position *périnéale inversée* que recommande Robert Proust dans la prostatectomie. Une incision partant du milieu du raphé-périnéo-scrotal, contournera l'anus et ira en arrière jusqu'à la partie latérale du coccyx. L'urèthre sera évité à l'aide d'une sonde. Les doigts et la sonde cannelée traversant la fosse ischio-rectale reconnaîtront les fibres du releveur de l'anus que l'on incisera. Bientôt le cul-de-sac péritonéal et l'abcès seront atteints.

L'opération de C. Koch nous semble malaisée et un peu aveugle. Peut-être serait-il bon de lui substituer *les premiers temps de la prostatectomie* telle que la décrit R. Proust. Incision pré-rectale, section du tissu cellulaire, du noyau central du périnée et pénétration dans l'espace décollable pré-rectal, interprostato-rectal, bien décrit par Quénu et Hartmann. En déprimant avec une valve la lèvre postérieure de la plaie, on a sous les yeux la prostate recouverte par l'aponévrose prostato-péritonéale. Il suffit de suivre cette dernière pour arriver sur le cul-de-sac péritonéal que l'on incise.

Disons en passant que nous ne souscrivons aucunement à l'opinion de R. Proust, d'après laquelle la prostatectomie serait la meilleure manière d'obtenir un bon drainage périnéal chez l'homme.

C. Voie lombaire. — C'est là plutôt une voie de circonstance, qu'une technique correspondant à des cas bien déterminés. Le plus souvent les incisions lombo-iliaques seront faites pour des erreurs de diagnostic, ou au moins pour des cas où l'on hésite entre une appendicite ou un phelgmon péri-néphritique.

Grinda (de Nice) recommande pour atteindre les collections lombaires une incision suivant dans sa moitié supérieure le bord externe de la masse sacro-lombaire, et s'incurvant dans sa moitié inférieure pour se prolonger parallèlement à la crête iliaque jusqu'à trois centimètres de l'épine iliaque antérieure et supérieure.

4e Péritonite généralisée d'origine appendiculaire. — Il n'y a aucun doute sur la nécessité d'opérer. La première incision, sauf le cas d'erreur de diagnostic, portera toujours sur la fosse iliaque, où sera l'incision de Roux. La généralisation de l'infection étant reconnue on fera une incision sus-pubienne sur la main gauche introduite dans la cavité. Nous avons coutume d'y joindre une troisième incision, dans la fosse iliaque gauche.

Des drains garnis de gaze seront conduits dans toutes les directions, sans oublier le cul-de-sac de Douglas.

Il faut éviter au point de vue du pronostic de confondre les péritonites à abcès multiples avec les péritonites généralisées.

Ajoutons enfin qu'il vaut mieux trouver dans le ventre un liquide franchement purulent qu'une sérosité louche.

5° APPENDICITE CHRONIQUE. — Par définition il n'y aura jamais lieu d'opérer pendant les périodes où l'appendicite chronique prend une allure subaiguë. C'est aussi *à froid* que possible qu'il faut opérer. En général on fera bien de laisser écouler un mois après la dernière poussée subaiguë.

On trouvera toujours, dans ces cas, des traces manifestes de l'infection : épiploïte, adhérences, petits abcès, ganglions, etc... C'est pourquoi nous recommandons le drainage d'une manière systématique.

6° APPENDICITE A FROID. — Deux procédés principaux sont en présence, celui de Roux et celui de Jalaguier.

Procédé de Roux. — Nous en connaissons la technique. On lui fait le reproche de sectionner des nappes musculaires, de détruire leurs nerfs et d'exposer à l'éventration. Ces inconvénients sont extrêmement rares quand on a une bonne réunion *per primam*. A nos yeux le grand avantage du procédé est de conduire exactement sur le cœcum et l'appendice, tandis que les incisions faites sur le bord externe du grand droit, nous ont toutes paru gêner plus ou moins les manœuvres. Quand on sait par expérience quelles dissections minutieuses demande souvent la libération de l'appendice, on est peu porté à se créer, pour parer à un danger problématique, des difficultés nouvelles.

La suture de l'incision de Roux peut être faite en un seul plan sans inconvénient. Beaucoup de chirurgiens pensent qu'en agissant ainsi on s'expose à l'éventration. Notre pratique et celle de nombreux chirurgiens, montrent qu'il y a là un danger chimérique.

Pour exécuter ces sutures nous recommandons les fils métalliques.

D'une manière générale il ne faut pas avoir peur de drainer, par l'angle inférieur de la plaie. Nous considérons comme une indication de drainage : la constatation d'adhérences nombreuses, la présence d'une épiploïte bien caractérisée, la découverte de petites masses caséeuses venant d'anciens abcès, la présence de pus dans l'appendice au moment de la section.

Procédé de Jalaguier (1). — En dehors du bord externe du grand droit, Jalaguier fait une incision de 10 centimètres. L'aponévrose du grand oblique est incisée dans toute la longueur de la plaie.

On récline en dedans la lèvre interne de l'incision aponévrotique et l'on découvre ainsi la partie externe de la gaine du grand droit. A 1 cm. 1/2 en dedans de son bord externe la gaine est incisée. Le bord externe du muscle est refoulé en dedans, après libération. Il reste à fendre la paroi postérieure de la gaine et le péritoine.

Pour reconstituer la paroi on réunit en un plan le péritoine et la face postérieure de la gaine. Le muscle grand droit reprend sa place. On suture la plaie du feuillet antérieur de la gaine. Enfin un troisième plan est placé sur l'aponévrose du grand oblique. Il reste à suturer la peau.

(1) Ce procédé a été inspiré en grande partie par les procédés de Max Schuller, Battle et Kammerer.

Cette méthode a l'avantage de ne pas produire des sections musculaires et de laisser après elle plusieurs plans de suture qui, ne se correspondant pas, favorisent peu l'éventration. Elle a l'inconvénient de rendre le drainage très malaisé.

Résection de l'appendice. — On peut pratiquer cette résection par plusieurs méthodes. Les principales sont les suivantes :

α) *Ligature simple.* — Le méso-appendice sera sectionné après l'application d'une pince de Kocher allant jusqu'à l'appendice. Une double ligature au catgut n° 2 sera portée à l'aide d'une aiguille sur le méso ainsi sectionné.

La base de l'appendice sera étreinte à 1 centimètre de la paroi cœcale par une ligature au catgut fortement serrée. La section sera faite *très lentement* au thermo-cautère, afin de bien stériliser le moignon. Un coup de pointe de thermo sera donnée par surcroît dans la cavité muqueuse sus-jacente à la ligature.

La chute de l'escharre muqueuse expose dans cette méthode soit à la péritonite, soit à la fistule stercorale.

β) *Ligature et invagination.* — Il est beaucoup plus prudent après la section au thermo-cautère d'invaginer le moignon appendiculaire dans la paroi cœcale. Quelques points séro-séreux au catgut n° 0 suffisent pour obtenir ce résultat. C'est la technique que nous suivons et qui nous semble la plus sûre.

γ) *Procédé de la manchette..* — Une manchette séreuse sera retroussée au bistouri autour de la base de l'appendice. La section sera faite soit au thermo, soit au bistouri, dans la partie de l'appendice dépouillée de séreuse. La cavité muqueuse toujours sous-jacente à la section sera stérilisée au thermo ou curettée avec une curette à chalazion (Walther) et touchée avec un antiseptique fort. Enfin la manchette séreuse sera invaginée et suturée par des points séro-séreux faits au catgut fin.

Nous estimons que pour la pratique courante cette technique est trop minutieuse et trop lente.

ε) *Entérorraphie portant sur le cœcum lui-même.* — C'est un précédé en apparence très simple, mais d'une exécution difficile.

On sectionne l'appendice au ras du cœcum, en sorte qu'on se trouve en face d'une véritable plaie cœcale, dont la fermeture se fera en deux plans suivant la technique ordinaire.

Isch-Wall et Thierry ont imaginé un procédé dans lequel on fixe le moignon appendiculaire dans la paroi. C'est là certainement un des meilleurs procédés pour produire une fistule stercorale !

OCCLUSION INTESTINALE

Elle apparaît sous deux formes : aiguë ou chronique.

a) **Occlusion aiguë.** — On peut relever quelquefois dans les antécédents des accidents d'obstruction plus ou moins marqués, souvent même de véritables petites crises d'occlusion qui ont cessé soit spontanément, soit à la suite d'un traitement approprié. Plus souvent peut-être il n'y a eu aucun prodrôme de ce genre, et c'est brutalement que l'accident se produit.

Les signes essentiels sont :

1° *Douleurs.*
2° *Constipation.*
3° *Vomissements.*
4° *Météorisme.*
5° *Hypothermie.*
6° *Dysurie ou anurie.*

Outre ces signes qui sont capitaux, on voit apparaître tout un ensemble de symptômes accessoires : altération du visage qui apparaît gris, plombé, plein de rides, voix éteinte, accélération de la respiration, accélération et faiblesse du pouls, refroidissement des extrémités, tendance au collapsus, etc...

Les signes capitaux méritent d'être étudiés individuellement.

1° *Douleur.* — Son début est souvent d'une violence inouïe ; assez rapidement elle diminue d'acuité tout en présentant dans la suite toute une série de paroxysmes. La localisation en un point de l'abdomen peut donner des renseignements importants sur la cause sans que l'on puisse affirmer cependant qu'une douleur de la fosse iliaque droite, par exemple, soit forcément en rapport avec une occlusion ayant lieu précisément dans cette région.

Les paroxysmes douloureux sont dus à d'énergiques contractio..s intestinales faites pour vaincre l'obstacle.

On en acquiert la preuve en observant la paroi abdominale. Les anses intestinales contractées se dessinent sous les muscles larges de l'abdomen qu'elles soulèvent, en même temps des bruits hydro-aériques confirment cette interprétation des paroxysmes douloureux.

Plus tard quand l'intestin sphacélé cesse de réagir, les contractions disparaissent en même temps que les douleurs. Cette constatation est presque toujours en rapport avec un pronostic fatal.

2° *Constipation*. — On doit entendre dans ce cas particulier par le mot « *constipation* », l'arrêt absolu des matières et des gaz.

Pendant les premières heures qui suivent l'occlusion on a pu observer l'expulsion des matières, mais il s'agissait alors de l'évacuation du contenu de la portion intestinale sous-jacente au point où siège l'occlusion.

Le Dentu a observé des transsudations séro-muqueuses se produisant malgré l'occlusion et donnant lieu à de la diarrhée. Ce sont là des observations qui mériteraient confirmation, et qui, en tous cas, sont d'une rareté telle qu'il n'y a pas lieu d'en faire état dans une description symptomatique.

3° *Vomissements*. — En général pendant quelques heures on observe simplement des nausées, puis les vomissements surviennent. Suivant la formule classique ils sont successivement : alimentaires, muqueux, bilieux, fécaloïdes. Il n'y a rien d'absolu dans cette succession. Quand le siège de l'étranglement est situé près du duodénum, les vomissements, tout en étant incoercibles ne prennent guère le caractère fécaloïde. Le vomissements franchement bilieux ou porracés peuvent manquer, car ils sont l'indice de la participation de la séreuse péritonéale au processus inflammatoire. Or cette participation n'existe pas constamment.

Quand l'affection s'aggrave et que l'organisme cesse de se défendre les vomissements disparaissent en même temps que la douleur.

4° *Météorisme.* — Dans un premier temps, au moment des douleurs initiales le ventre est rétracté. Ce n'est que secondairement que l'abdomen augmente progressivement de volume. Le météorisme est dû à l'atonie de la paroi intestinale que causent non seulement l'épuisement dû aux contractions, mais aussi la parésie d'origine infectieuse en rapport avec l'infection du péritoine par les bactéries qui ont traversé l'intestin.

Contrairement à ce que disent les classiques il n'y a pas grand chose à conclure du fait qu'une partie de l'abdomen peut sembler plus distendue qu'une autre. Ce n'est que que dans les ... limites, c'est-à-dire dans l'hypothèse d'un étranglement portant sur le duodénum, que l'applatissement de la plus grande partie de l'abdomen pourrait être considéré comme un indice.

5° *Hypothermie.* — L'abaissement de la température au-dessous de la normale est un fait d'une importance capitale. Les classiques en font le plus souvent une hypothermie d'origine réflexe. C'est une opinion que nous ne saurions partager.

Dans toute occlusion aiguë il y a envahissement du

péritoine par le coli-bacille qui franchit les parois de l'intestin. Cette infection par le coli-bacille (infection dont on trouve souvent les traces sous la forme d'arborisations vasculaires et d'exsudation séreuse) donne naissance à la parésie intestinale, aux vomissements porracés et à l'hypothermie.

En sorte que l'occlusion intestinale apparaît comme un complexus symptomatique dans lequel il y a deux éléments : l'un purement mécanique, l'autre infectieux.

Nous insistons sur cette notion, car il est vraiment singulier qu'elle ne soit pas encore classique. On admet bien cependant que dans l'étranglement herniaire, l'hypothermie, les signes d'intoxication générale, l'infection pulmonaire sont causés par les toxines du coli-bacille. Or, il n'y a rien qui, vrai en petit pour ce qui est de l'étranglement herniaire, ne soit vrai en grand pour l'occlusion intestinale.

6° *Dysurie ou anurie.* — Presque toujours, mais non d'une façon constante, la quantité des urines est considérablement diminuée. On a cherché à l'expliquer par des hypothèses multiples.

Habersohn pense que le rejet d'une grande quantité de liquide par les vomissements en est la cause. Barlow pense simplement à la diminution de la surface d'absorption de l'intestin. Duchaussoy parle de compression et d'inflammation des reins et de la vessie.

Tout cela est bien vague et bien peu précis. Il en est de même de l'anurie par dépression nerveuse dont parlent Gay et Tréves.

Pour nous cette anurie est due à deux facteurs. Le premier est la suppression de toute ingestion de liquide. Le second est la lésion rénale produite par les toxines du coli-bacille. Là encore nous trouvons un élément mécanique et un élément infectieux.

Marche. — Elle est fatale si l'étranglement n'est pas levé.

Le pronostic reste d'ailleurs extrêmement réservé, alors même que le cours des matières est rétabli, à cause de l'état d'infection profonde de l'organisme. C'est pourquoi tant d'opérés meurent d'épuisement, de broncho-pneumonie, d'abcès du foie, etc...

b) **Occlusion chronique.** — Là les prodrômes ont une importance énorme. Pendant des semaines, souvent pendant des mois, on peut relever tout un ensemble de signes qui constituent l'histoire clinique de l'obstruction.

Pendant 8 jours, 10 jours, davantage peut-être, on a observé une constipation opiniâtre. En même temps les digestions sont difficiles, l'appétit disparaît, des nausées apparaissent, le ventre est dur et tendu. Puis brusquement une débâcle avec diarrhée se produit, suivie de toute une période de calme d'une durée variable, qui fait place de nouveau à une crise d'obstruction. Ces alternatives de constipation et de débâcle se produisent ainsi pendant des mois, puis un jour les caractères de l'occlusion s'aggravent, jusqu'à prendre dans certains cas la forme de l'occlusion aiguë décrite plus haut.

Il n'y a guère à faire ici une description du type clinique de l'occlusion chronique, car tous les intermédiaires existent entre la simple crise de constipation et le tableau essentiellement grave de l'occlusion aiguë.

Marche. — L'évolution est essentiellement variable suivant les cas. En face d'un cas particulier d'occlusion chronique, on ne sait jamais si l'affection va évoluer comme une occlusion aiguë, c'est-à-dire fatalement, ou si au contraire l'agent d'obstruction va disparaître de lui-même, pour laisser un libre cours aux matières.

DIAGNOSTIC DIFFÉRENTIEL. — Il est nécessaire dès la constatation des signes capitaux de l'occlusion, de penser aussitôt à la possibilité d'un *étranglement herniaire*. La confusion avec cette affection peut en effet se faire sous deux formes. On peut croire à un étranglement qui n'existe pas, ou bien méconnaître un étranglement qui existe.

En conséquence on explorera avec le plus grand soin les sièges les plus habituels des hernies, régions inguinale, crurale, ombilicale, ligne blanche. Accessoirement on pensera à la possibilité d'une hernie lombaire, obturatrice, périnéale, etc...

La présence d'une hernie même dure, même irréductible, ne doit pas faire adopter forcément le diagnostic de hernie étranglée. Ce sont les antécédents qui doivent jouer là le rôle principal. Le malade dit-il que sa hernie n'est pas habituellement réductible ? Ajoute-t-il qu'elle est très souvent tendue et douloureuse sans accompagnement des signes fonctionnels et généraux dont il souffre au moment de l'examen ? Cherchez ailleurs la cause des accidents. Dans le doute intervenez comme pour une hernie étranglée, et continuez par une laparotomie s'il y a lieu. A tout prendre l'erreur dont nous parlons ici et qui consiste à croire à un étranglement qui n'existe pas, est assez rare.

L'erreur contraire, c'est-à-dire la méconnaissance d'un étranglement existant est plus fréquente. Elle est en général causée moins par la difficulté particulière du cas, que par le manque d'examen sérieux et approfondi du malade. Certains médecins, après une interrogation des plus sommaires, se contentent pour éliminer l'étranglement herniaire, de passer rapidement la main sur les régions sus-indiquées. On doit savoir être moins rapide, on doit savoir surtout que certaines hernies crurales étranglées sont, à cause de leur petit volume et de leur exceptionnelle dureté, des plus difficiles à diagnostiquer.

Il est classique de faire le diagnostic différentiel entre l'occlusion d'une part, le choléra et certains empoisonnements d'autre part. Nous avouons ne guère saisir les difficultés d'un pareil diagnostic. Les antécédents, le milieu, les notions épidémiologiques et chimiques les plus courantes suffisent toujours à écarter même la possibilité de pareilles confusions. Nous n'insisterons pas davantage sur le diagnostic avec les coliques hepatiques et néphritiques.

Le gros point important est de savoir distinguer les infections péritonéales de l'occlusion. La confusion est rendue souvent possible par l'absence de température au cours d'une péritonite. On sait que les infections péritonéales à coli-bacille présentent très souvent ce phénomène, ce qui crée des difficultés de diagnostic presque insurmontables. C'est alors que l'étude soignée des antécédents peut rendre de grands services. On s'occupera du passé gastrique et intestinal, de la possibilité de crises appendiculaires antérieures, du passé génital lorsqu'il s'agit d'une femme ; enfin on attachera la plus grande importance, parmi les signes actuels, à la présence ou l'absence d'un épanchement abdominal, aux caractères de la constipation qui est plus absolue dans l'occlusion, à la douleur qui est plus superficielle, plus généralisée dans la péritonite, et à l'œdème de la paroi qui est une très forte présomption en faveur de l'infection du péritoine,

L'absence de netteté du diagnostic, ou même une

erreur, n'aurait pas des conséquences bien graves, à condition que, bien imbu des idées chirurgicales modernes, on croie aussi nécessaire d'intervenir dans la péritonite que dans l'occlusion.

DIAGNOSTIC DU SIÈGE. — Tout ce que l'on a proposé depuis le signe de Besnier (localisation de la douleur au début), jusqu'au signe de Meyer (vomissements sont dus à l'uribiline, c'est-à-dire siège probable sur le jéjunum ou l'iléon), n'est qu'un leurre. Il n'y a pas de moyen connu actuellement qui permette de localiser le siège de l'occlusion.

Tout au plus, si l'on trouvait en un point de l'abdomen une masse nettement dure, pourrait-on admettre que c'est le premier point à explorer chirurgicalement. D'ailleurs, en admettant des résultats aussi nets de la palpation, nous nous plaçons en dehors des conditions qui sont données pratiquement. En général on a affaire à un ventre uniformément tendu et sonore, en face duquel le palper est impuissant.

DIAGNOSTIC DE LA CAUSE. — Les causes que l'on rencontre le plus fréquemment sont :

L'invagination.
Le volvulus.
Une coudure.
Une hernie interne.
Un étranglement par bride ou diverticule.
Une compression large par tumeur.
Un rétrécissement néoplasique.

Mais il est impossible de donner d'une façon précise des caractères qui permettent de différencier ces diverses origines. Il est évident que chez un enfant on pourra penser à une invagination, chez un vieillard à un cancer de l'intestin.

L'hypothèse d'un étranglement par bride ou par couture sera plausible au cours d'une péritonite tuberculeuse, surtout dans la forme fibreuse, etc... Mais il n'y aura jamais là que des raisons de croire, et jamais de certitude. C'est l'opération seule qui peut lever les doutes.

TRAITEMENT. — Il y a toute une série de traitements que l'on pourrait appeler « *médicaux* », et dont le moindre inconvénient est, en général leur impuissance. Parmi ces moyens il faut proscrire d'emblée les lavements d'eau très chaude (42°,5), les lavements d'eau de seltz, la strychnine, l'ergot de seigle, l'hyosciamine les purgatifs drastiques. Les lavages de l'estomac, conseillés par Senator, peuvent momentanément diminuer la fréquence des vomissements, mais il serait puéril de compter sur eux pour un effet curatif. L'opium que l'on voit employer le plus souvent avant l'arrivée du chirurgien, n'est qu'un trompe-l'œil. Il atténue les phénomènes douloureux de l'occlusion, mais laisse celle-ci évoluer vers sa terminaison.

Ce sont, parmi les moyens non chirurgicaux les lavements électriques, qui ont, jusqu'à nos jours, joui de la plus grande faveur. Nous ne pensons pas que cette faveur soit justifiée. Les lavements électriques nous semblent guérir surtout les fausses occlusions par simple parésie intestinale. Beaucoup de chirurgiens consciencieux y ont eu très souvent recours, sans pouvoir enregistrer un seul succès. Personnellement nos échecs ont été d'une constance désespérante.

Aussi avons-nous vu avec un grand étonnement, M. Lejars, dans son « Traité de chirurgie d'urgence », recommander l'emploi des lavements électriques. Rien ne nous paraît plus dangereux qu'une telle opinion.

Si, à l'hôpital, la perte de temps que représente cette tentative est relativement minime, dans la pratique de la ville elle devient considérable ; on perd non des minutes, mais des heures ; et pendant qu'on prépare ainsi, longuement, une expérience à peu près toujours inutile, le malade s'affaiblit et l'intoxication fait des progrès. On ne saurait trop répéter, avec A. Guinard, que la mort dans l'occlusion intestinale, est le plus souvent due à ce qu'on a trop prolongé *l'inutile traitement médical* et à ce que les médecins n'appellent le chirurgien qu'auprès de moribonds.

a) **Lavement électrique.** — Brièvement, rappelons ici la technique du lavement électrique.

Boudet, de Paris, en 1884 a précisé les conditions qui permettent d'user des courants continus, en évitant toute action chimique locale sur la muqueuse du rectum.

Une grosse sonde rectale en gomme est munie d'un mandrin métallique tubulaire dont l'extrémité n'arrive pas jusqu'à l'œil. Le mandrin est réuni par un des fils conducteurs à l'un des fils de la batterie, et, au moyen d'un tube de caoutchouc, on le raccorde avec la canule d'un irrigateur ordinaire plein d'eau salée ; cette eau traverse le mandrin, s'y électrise et remplit l'intestin, en portant l'électricité sur tous les points où elle entre en contact avec la muqueuse, elle joue, en somme, le rôle d'un excitateur liquide très étendu. Le second pôle peut être appliqué en différents points de l'organisme. Le mieux est, dit-on, de l'appliquer à la paroi abdominale. L'intensité du courant doit varier entre 10 et 50 milliampères, chaque séance peut durer de 5 à 20 minutes.

Encore une fois nous répétons que nous n'avons aucune confiance dans ce procédé. Nous le mentionnons ici avec quelque détail pour être complets, mais nous estimons que le tenter c'est perdre légèrement et inutilement un temps précieux pour le malade.

b) **Entérostomie.** — A plusieurs reprises nous avons déjà dit plus haut que le plus sage, en présence d'une occlusion aiguë, nous paraissait être de recourir d'emblée à une intervention sanglante.

Cela établi, quelle opération faut-il faire?

Nous avons à choisir entre la laparotomie exploratrice, suivie de cure de l'occlusion, et l'entérostomie, c'est-à-dire l'abouchement à la paroi de la portion de l'intestin sus-jacente au point étranglé.

Ce choix, même à notre époque, n'est pas facile.

La Société de Chirurgie retentit périodiquement de la lutte entre les partisans de la laparotomie d'emblée et ceux de l'entérostomie. En 1897 elle prit un caractère des plus aigus sans être nettement tranchée, et aujourd'hui encore nous nous trouvons en présence d'une question qui mérite un examen des plus circonspects et des plus attentifs.

Si l'on était appelé auprès d'un malade dès les premiers signes de l'occlusion aiguë, alors que les forces sont encore intactes, et qu'un grave traumatisme chirurgical peut être supporté, la question de principe pourrait peut être être tranchée en faveur de la laparotomie. Il est de toute évidence qu'une cure définitive faite d'emblée serait préférable à l'infirmité dégoûtante créée par un anus contre nature.

L'entérostomie est d'ailleurs le type des opérations aveugles. Il est impossible d'être sûr que l'abouchement est fait immédiatement au-dessus du siège de l'occlusion, en sorte qu'une grande partie de la surface absorbante de l'intestin peut être inutilement sacrifiée. Faute d'avoir incisé l'abdomen et jeté un rapide coup d'œil sur tout le tractus intestinal, on est exposé à renoncer au bénéfice immédiat et si aisé que donne la rupture d'une bride, la réduction d'une hernie diverticulaire ou la destruction d'un diverticule de Meckel.

Il peut donc arriver que chez un adulte, en pleine activité fonctionnelle, on fasse inutilement un de ces anus contre nature qu'il est si difficile, et surtout si dangereux de guérir ultérieurement.

L'entérostomie peut donc en un certain sens apparaître comme une de ces opérations de l'ancienne chirurgie, en désaccord absolu avec les principes de vision directe et d'action logique de la chirurgie moderne.

Ainsi raisonnent les partisans de la laparotomie d'emblée. Leur opinion est soutenable, dans une certaine mesure, toutes les fois que, suivant l'hypothèse établie plus haut, on a affaire à un malade résistant susceptible de supporter une grave opération abdominale.

Malheureusement les conditions que l'on rencontre dans la pratique sont absolument différentes. C'est au bout de longues heures, presque toujours après plusieurs jours, qu'on met le malade dans les mains du chirurgien.

Faire une laparotomie exploratrice, suivie d'une cure systématique, dans ces conditions, c'est courir à un échec certain.

On pourra dans un certain nombre de cas, eu égard à l'extrême faiblesse de l'opéré, se contenter après exploration de l'abdomen de pratiquer l'entérostomie. Mais alors où est le bénéfice. L'intervention, avec ou sans laparotomie, se termine par la même infirmité temporaire, et l'on ne voit pas bien clairement quel avantage il y a eu à ajouter à des risques déjà considérables, ceux d'une laparotomie.

L'expérience de la chirurgie de garde dans tous les hôpitaux montre d'ailleurs combien notre thèse est bien fondée. Les occlusions aiguës donnent une mortalité effroyable, et elles ne donnent cette mortalité qu'en raison du genre d'intervention qu'on dirige contre elles.

Il y a une sorte de snobisme de la chirurgie abdominale qui fait que trop souvent on sacrifie au geste beau de l'opération large. On fait grand pour faire systématique, mais les malades en meurent.

Il ne faudrait pas cependant oublier qu'avec les procédés d'anesthésie locale et l'asepsie existant actuellement, l'entérostomie constitue un traumatisme pour ainsi dire nul. Faire un anus rapidement, en 8 ou 10 minutes par exemple, à la faveur d'une injection de cocaïne, ce n'est pas aggraver l'état d'un malade ; mais lui ouvrir le ventre, lui dévider l'intestin, pour finir, *comme dans la moitié des cas*, par un anus contre-nature, c'est le tuer à peu près certainement.

On objecte toujours l'état d'infirmité où se trouve réduit l'opéré porteur d'une bouche intestinale, et la gravité des opérations réparatrices. De l'infirmité nous n'avons cure, car en faisant la laparotomie ce n'est pas la *restitutio ad integrum* que l'on obtient, mais purement et simplement la mort en sorte que le problème peut se ramener aux termes suivants :

Etant donné un cas d'occlusion aiguë que doit-on préférer pour le malade ? La mort sans phrases ou l'infirmité constituée par un anus contre-nature.

Quant au second point qui est la gravité de la cure

radicale de l'entérostomie, il y a quelques réserves à faire.

Il y a 10 ans, la guérison d'un anus contre-nature était une tentative dangereuse et l'argument qu'on pouvait tirer de ce fait pouvait avoir quelque valeur. Aujourd'hui de telles interventions sont entrées dans la pratique chirurgicale courante, et l'on n'a plus le droit d'exposer un malade à une mort presque certaine sous prétexte qu'on lui fera courir d'immenses risques en l'opérant de son anus artificiel.

D'ailleurs le détail de la discussion importe peu en face de la brutalité des faits. La laparotomie faite d'emblée donne le plus ordinairement la mort. L'anus contre nature fait systématiquement donne le plus ordinairement la guérison.

Cette conclusion étant admise, voyons suivant quelles règles on doit pratiquer l'entérostomie.

Il s'agit avant tout de faire un anus *temporaire*, car on a toujours comme arrière-pensée la possibilité de pratiquer ultérieurement, à froid, une cure radicale. Il ne peut donc être question ni de constituer un éperon, ni de pratiquer un abouchement terminal. C'est le simple abouchement latéral de l'anse intestinale à la peau qu'il faut exécuter.

Ainsi comprise l'entérostomie doit être faite en une seule séance (1), car on ne saurait priver le malade du bénéfice de l'ouverture immédiate de l'intestin.

(1) Les classiques disent « en un temps » par opposition à la méthode « en deux temps » dans laquelle l'ouverture de l'intestin est faite 12 ou 24 heures après sa fixation à la paroi. Nous préférons dire « en une seule séance », en réservant le mot « temps » pour désigner chacun des actes d'une même séance. Il n'y a là d'ailleurs qu'une peu importante question de mots.

L'acte opératoire comprend deux temps :

1° Ouverture de l'abdomen et choix de l'anse intestinale ;

2° Fixation et ouverture de l'anse choisie.

1er *temps*. — L'idéal est toutes les fois que cela est possible de faire l'anus artificiel sur le gros intestin. Or celui-ci est particulièrement accessible au niveau de l'S iliaque et au niveau du cœcum. Si, après exploration du plus élevé de ces points vers l'intestin grêle : le cœcum, on reconnaît que tout le gros intestin est aplati, il est toujours temps d'amener à l'incision iliaque une anse grêle aussi voisine que possible du siège de l'occlusion. C'est d'ailleurs au niveau des fosses iliaques et, bien entendu, surtout au niveau du cœcum que l'on a le plus de chance, en général, de tomber sur une anse grêle éloignée du duodénum.

C'est donc à la faveur d'une incision iliaque qu'il faut tomber sur le gros intestin. Or la logique la plus élémentaire montre que l'on n'est autorisé à inciser du côté gauche que dans des cas exceptionnels : cancer haut placé du rectum, cancer de la portion juxta-rectale de l'anse sigmoïde ; encore est-il que ce dernier diagnostic est très rarement possible. En conséquence l'incision doit être faite à droite.

Faites cette incision à deux travers de doigts en dedans de l'épine iliaque antérieure et supérieure ; donnez-lui une longueur de 10 centimètres, car vous avez souvent besoin de voir clair, enfin promenez le bistouri parallèlement à l'arcade crurale, en ayant soin que le milieu de la plaie corresponde à l'épine.

Le péritoine incisé, repérez-le avec quelques pinces puis avec deux doigts cherchez le cœcum sur la surface concave de la fosse iliaque. Si des anses grêles fortement distendues font hernie par la plaie et vous gênent, refoulez-les avec des compresses.

Le cœcum se reconnaît à son épaisseur, à ses bosselures, à ses bandes musculaires, à l'appendice. S'il est distendu, amenez-le dans la plaie pour l'y fixer.

S'il n'est pas distendu, prenez une anse grêle distendue aussi voisine que possible du cœcum.

Quand on pratique l'anus artificiel sur l'S iliaque, il y a quelquefois une difficulté particulière à trouver l'anse sigmoïde descendue dans le petit bassin. Suivant le conseil de Tillaux, c'est grâce à son méso qu'on doit trouver le gros intestin. Pour cela, portez le doigt dans le haut de la fosse iliaque, au point où le colon descendant et l'anse sigmoïde se joignent. En partant de la crête iliaque et en suivant la surface de la fosse iliaque interne de dehors en dedans, on tombe forcément sur le voile presque vertical que constitue le méso-colon descendant. Au bord libre de ce voile, on trouve le gros intestin. Suivez-le plus bas et vous aurez dans la main l'anse sigmoïde qui, presque toujours très mobile, sera très aisément attirée dans l'incision.

2e Temps. — Quelle que soit la portion du tractus intestinal que l'on ait choisie, la technique ultérieure sera la même. Une pince à griffes délicates sera mise pour repérer la portion d'intestin sur laquelle on veut faire l'ouverture.

La fixation sera faite suivant le procédé de Terrier, qui est désormais classique.

Préalablement, il faut tout préparer pour rétrécir la plaie de la paroi. Terrier la ferme par des sutures à 3 étages. Cette complication est inutile. La pratique montre qu'une suture en un seul plan, faite avec du gros catgut (n° 3 ou n° 4), suffit amplement. Les fils doivent être placés, mais non serrés. Le serrage ne sera effectué qu'après fixation directe de l'anse intestinale.

Terrier fait la fixation à l'aide de 6 points de sutures. Deux sont placés de chaque côté, ce qui fait 4 points pour les deux lèvres de la plaie. Les deux derniers sont commissuraux. Les points marginaux traversent toute l'épaisseur d'une des lèvres de la paroi, cheminent sous la séreuse intestinale, dans l'épaisseur de la musculeuse, puis ressortent sur la même lèvre à travers toute son épaisseur. Les points commissuraux passent successivement dans une des lèvres, dans l'intestin, dans l'autre lèvre. Quand ces 6 points sont noués, mais alors seulement, on serre les fils qui servent à rétrécir la plaie abdominale.

Avant d'ouvrir la cavité septique de l'intestin, nous avons coutume de couvrir nos points de rétrécissement avec une couche d'adhésol ou de collodion. Cette précaution empêche l'inoculation des points de suture.

L'ouverture doit être faite avec la pointe fine du thermo-cautère, ce qui empêche toute hémorrhagie au niveau de la tranche intestinale.

Quelques chirurgiens suturent les lèvres de la plaie intestinale à la partie cutanée des lèvres de l'incision abdominale. C'est là une précaution inutile, car, ou bien les fils coupent, ou bien ils tiennent, et, comme les fils sont perforants, on a une infection sous-jacente à la suture.

Le pansement sera constitué par un simple gâteau d'ouate maintenu par un bandage du corps modérément serré.

c) **Laparotomie.** — Les techniques en sont multiples ; on peut, à l'exemple de Jeannel (de Toulouse), les ramener à deux :

Le procédé de Kümmell ou éviscération ;

Le procédé dit en France : procédé classique.

Kümmell (1886) fait une incision énorme allant de l'appendice xyphoïde au pubis. L'intestin fait hernie immédiatement par cette large plaie. On le reçoit et on l'enveloppe dans des serviettes chaudes et aseptiques. On peut alors librement, à ciel ouvert, saisir l'anse étranglée, l'isoler, réduire le reste de l'intestin dans l'abdomen et pratiquer la cure radicale de l'agent d'occlusion.

La pratique de ce procédé est à la fois dangereux et pénible. Dangereux, car, avec l'éviscération, la moindre faute d'asepsie expose à des inoculations formidables. Pénible, parce que, le maniement hors du ventre d'une telle masse herniée est difficile, et sa réduction est souvent presque impossible.

Pour cette réduction, qui est le temps délicat, Kümmell emploie le *procédé de la serviette*, qui consiste à envelopper les anses herniées dans une énorme compresse chaude et aseptique, dont les bords sont engagés largement sous les bords de la plaie pariétale, puis à faire le taxis sur le sac ainsi constitué. Quand tout est rentré dans l'abdomen, on rétrécit la plaie par des sutures, et il ne reste plus qu'à retirer prudemment la serviette par l'orifice que l'on s'est ménagé.

La réduction obtenue, il reste à pratiquer la cure de l'obstruction, à réduire s'il y a lieu la portion d'intestin que l'on vient de traiter, puis à fermer le ventre suivant les méthodes ordinaires.

Les difficultés de la réduction ont frappé tous les chirurgiens. Aussi s'est-on ingénié à la rendre plus facile. Souvent on se contente de tendre les lèvres de l'incision pariétale comme celles d'un sac que l'on agrandit. Cette tension s'opère soit avec des pinces, soit avec des fils suspenseurs. Il faut avouer que ce procédé échoue aussi souvent que le précédent.

Rehn (de Francfort), pour obtenir l'affaissement de l'intestin, conseille le lavage de l'estomac au cours de l'opération. Il nous semble que cette technique, qui peut être efficace pour les premières portions du jéjunum, doit l'être beaucoup moins pour les parties sousjacentes de l'intestin.

Le mieux est pour nous de ne jamais faire l'éviscération ; et le procédé, qu'à l'exemple de Jeannel nous avons appelé *le procédé classique*, suffit le plus souvent. Il consiste à faire l'examen complet de l'intestin à travers une incision moyenne de la paroi. Jeannel conseille une incision de 10 à 12 centimètres ; c'est évidemment beaucoup trop peu pour manœuvrer à son aise. A. Guinard conseille une large incision sousombilicale, c'est une opinion qui est mieux en rapport avec nos observations personnelles.

Même avec ces incisions moyennes, certains chirurgiens se sont préoccupés de réduire le volume des anses intestinales. On a souvent vanté, à ce point de vue, les ponctions capillaires ; Verneuil, A. Guinard, etc., en ont montré le danger. Madelung fait systématiquement l'incision de l'intestin. Il prend une anse grêle distendue quelconque, l'attire hors du ventre, l'isole avec des compresses, l'incise et vide ainsi l'intestin. L'incision est refermée par une suture temporaire, couverte par une compresse et confiée à un aide. Si l'obstacle est trouvé, Madelung fait l'entérorrhaphie latérale sur l'incision et réduit le tout. Si l'obstacle est impossible à trouver ou insurmontable, on pratique l'entérostomie sur l'anse incisée.

La plupart des chirurgiens français estiment avec raison que les manœuvres de réduction du volume intestinal sont presque toujours inutiles. Mais comme une fois l'abdomen ouvert, on ne peut sérieusement songer à dévider tout le tractus abdominal, on est forcé de recourir à une technique simplifiée, qui est complètement entrée dans les mœurs chirurgicales, et que Jeannel (de Toulouse) résume excellemment comme suit :

« Allez d'abord à la recherche du promontoire. A droite est le cœcum, à gauche le colon descendant, Explorez en premier lieu le cœcum. Assurez-vous que c'est bien lui que vous tenez, en trouvant, si possible, l'appendice, en sentant ses larges bandes musculaires, en contournant du doigt son bas-fond et constatant qu'il est libre de mésentère, et que celui-ci ne commence que sur le colon ascendant. »

« C'est donc bien lui ! Est-il plein ? L'obstacle est au-dessous sur le colon ; allez alors immédiatement à gauche du promontoire, et trouvez le colon descendant appliqué par son court méso contre la paroi abdominale et muni de ses franges épiploïques ; si vous le préférez, portez les doigts sur l'S iliaque, que vous atteignez et ramenez dans l'incision où vous la voyez. Est-elle pleine ? L'obstacle est au-dessous sur le rectum : cherchez plus bas. Est-elle vide ? L'obstacle est entre le rectum et le cœcum : cherchez plus haut. »

« Cherchez le grand épiploon à l'ombilic et qu'il vous serve de guide pour arriver au colon transverse que vous attirez vers l'angle supérieur de la plaie. Il est plein : l'obstacle est à gauche, probablement vers l'angle splénique du colon ou vers le colon descendant. Il est flasque : l'obstacle est à droite vers le colon ascendant. Suivez donc méthodiquement le colon transverse à droite ou à gauche ; suivez en palpant, et vous parviendrez sur le corps du délit ! »

« Mais le cœcum est vide ! Donc l'obstacle est au-dessus, sur le jéjunum ou l'iléon. »

« Si vous pouvez, à partir du cœcum, saisir l'iléon et l'amener dans la plaie, ce sera heureux. Dévidez alors l'intestin grêle de bas en haut, en l'amenant dans la plaie, pour le dérouler, l'inspecter et le réduire, au fur et à mesure, jusqu'à ce que vous ayez trouvé l'obstacle. »

« Mais l'iléon vide, implanté sur le cœcum vide, n'est pas toujours découvert. »

« Après avoir promené la main dans le ventre, en haut, en bas, à droite, à gauche, dans l'espérance d'y rencontrer l'obstacle, si vous n'avez rien découvert, retirez-la. Saisissant alors dans la plaie la première anse venue, dévidez et inspectez l'intestin, sans vous lasser, jusqu'à ce que vous ayez trouvé l'obstacle. Mais il importe alors, pour ne pas s'égarer, de marquer un point de repère sur l'intestin, au niveau du point où vous commencez à dévider. Retenir l'anse dans la plaie est incommode et encombrant ; il vaut mieux passer un long fil à travers le mésentère, sous l'intestin, et en nouer les deux chefs ; ceux-ci seront retenus par une pince hors de l'abdomen. »

L'obstacle trouvé, on se conduira suivant les circonstances : réduction s'il y a invagination, désenclavement s'il y a hernie diverticulaire, section s'il y a bride ou couature, entérectomie avec entérostomie ou entérorrhaphie s'il y a sphacèle de l'intestin, etc...

La fermeture de l'abdomen sera faite en un seul plan de sutures au fil métallique.

CANCER DE L'INTESTIN

Le diagnostic de cancer de l'intestin est en général difficile. Ce n'est souvent que la laparotomie exploratrice qui peut lever des hésitations entretenues par des symptômes contradictoires.

Le début se fait souvent par des crises de *constipation*. Les selles deviennent dures, pénibles, rares. Elles cessent pendant 3 ou 4 jours, quelquefois davantage, en sorte qu'on est parfois en présence de véritables accidents d'obstruction chronique. Pendant ce temps le ventre est ballonné et légèrement douloureux. Puis, soit spontanément, soit sous l'influence d'un laxatif, une débâcle diarrhéique se produit, et pendant quelque temps les choses reprennent leur cours normal, jusqu'à une nouvelle période d'obstruction.

L'hémorrhagie est fréquente, mais elle ne se fait qu'exceptionnellement sous forme d'évacuation de sang rouge. Presque toujours le sang est noir, digéré, rendant les selles poisseuses et très fétides. Ces hémorrhagies sont sans danger ; on ne les a vues que dans des cas exceptionnels mettre en danger la vie du malade.

Les *douleurs* sont souvent absentes, Lorsqu'elles existent, elles n'ont aucun caractère bien net. C'est un simple sentiment de pesanteur avec exacerbation au moment des crises d'obstruction. Il ne faut pas confondre avec ces douleurs dues au cancer, les coliques dues au péristaltisme intestinal luttant contre l'obstruction chronique.

La *palpation* donne parfois des renseignements utiles. Encore est-il qu'il faut la pratiquer en dehors des crises d'obstruction. Si le ventre est relativement mou et flasque, on peut, en insistant prudemment, déprimer la paroi jusqu'à sentir une tumeur bosselée, dure, rarement très volumineuse, souvent mobile et roulant sous les doigts. Cette mobilité est telle, surtout pour le cancer de l'intestin grêle, que la tumeur perçue à un premier examen ne peut plus l'être les jours suivants ; souvent aussi elle sera masquée par les anses intestinales remplies de matières fécales.

Le toucher vaginal et le toucher rectal peuvent, dans des cas particuliers, faciliter l'exploration.

DIAGNOSTIC DIFFÉRENTIEL. — Des matières fécales durcies existant surtout au niveau de l'S iliaque ont pu en imposer pour un cancer. Mais elles sont moins dures, le doigt peut les déprimer, un lavement, un laxatif, un purgatif, les font disparaître. La forme fibreuse de la péritonite tuberculeuse, donnant naissance à des masses nettement localisées dans l'abdomen peut être une cause d'erreur. Mais la nature de l'âge, la multiplicité des masses, les antécédents, permettent en général de faire la distinction. Le cancer de l'épiploon ne donne pas lieu à des signes d'obstruction et s'accompagne en général d'ascite.

En résumé, même en dehors de la constatation d'une tumeur, il faut penser à un cancer de l'intestin, toutes les fois que des signes d'obstruction chronique coexistent chez un sujet âgé avec de l'amaigrissement et de la diminution des forces.

TRAITEMENT. — Du traitement médical il n'y a plus à parler. On ne peut sérieusement prétendre qu'il y ait parfois avantage pour un malade atteint de cancer à perdre un temps qui, chirurgicalement, est très précieux. Dès que l'on a le moindre soupçon de l'existence du néoplasme, il faut intervenir. Quel que soit l'agent d'obstruction, il est évident que l'on ne nuira pas au malade en faisant une laparotomie exploratrice.

Malheureusement ces idées d'intervention précoce pénètrent très difficilement dans les milieux médicaux. On ne livre le plus ordinairement au chirurgien que des malades affaiblis par un traitement médical inutile, nuisible même chez lesquels, pendant des mois, on a laissé librement un néoplasme évoluer, et il est trop tard pour tenter une opération curative.

En présence d'un malade atteint de cancer de l'intestin le chirurgien se trouve placé dans deux conditions différentes. Ou bien le sujet est en état d'occlusion, ou bien il est dans une période intermédiaire à deux crises d'obstruction.

Nous avons vu, en parlant de l'occlusion intestinale, quelle conduite il fallait tenir dans le premier cas. Dans le second cas, il faut tenter de faire une opération radicale, opération qui, malheureusement, n'est pas toujours possible.

Le premier temps de toute intervention à tendance curative dirigée contre le cancer est la laparotomie médiane qui seule donne un jour suffisant et une grande aisance opératoire. Il faut savoir cependant qu'il y a des cas particuliers où une autre incision peut être préconisée. Par exemple si l'on a une tumeur nettement iléo-cœcale, et qu'il n'y a aucune raison de croire que l'obstacle puisse siéger ailleurs, on pourra faire l'incision iliaque. La même conduite pourra être tenue, quoique avec moins de bénéfice, pour un cancer siégeant sur l'S iliaque.

Quelle que soit l'incision choisie, on reconnaîtra avec soin les lésions. Il ne suffit pas que la tumeur soit mobile et bien limitée pour que l'on puisse tenter l'extirpation. Il faut encore que les ganglions correspondants soient peu ou point envahis. Souvent à un néoplasme des plus aisés à enlever correspond une masse ganglionnaire adhérente aux gros vaisseaux pré-rachidiens, et nous ne conseillons pas même aux hommes les plus habiles de s'embarquer dans la libération de pareilles masses.

Supposons donc que la tumeur paraisse extirpable dans sa totalité on pratiquera successivement l'entérectomie et l'entéro-anastomose.

ENTÉRECTOMIE. — L'anse à réséquer sera tirée autant que possible hors du ventre et étalée sur un lit épais de compresses. D'autres compresses seront tassées tout autour pour bien protéger l'abdomen en cas d'issues des matières liquides contenues dans l'intestin.

La résection doit être faite au-delà des limites du mal, quatre ou cinq centimètres en deçà et au-delà ne sont pas de trop. Avant la section il faut faire la coprostase. Elle doit être faite de part et d'autre de chacun des points où sera faite la section. Du côté du segment intestinal à enlever, comme on ne craint pas de contusionner les tissus, deux pinces de Kocher fortement serrés feront l'affaire. Du côté de l'intestin sain on fera la coprostase soit avec un fil de soie passé dans le mésentère et fortement serré, ce qui constitue un procédé de fortune peu recommandable, soit avec les pinces longues et souples de Doyen, qui peuvent aussi bien servir pour l'intestin que pour l'estomac.

Toutes les pinces seront placées perpendiculairement à l'axe de l'intestin. Dans le cas où, par exception, ce que nous ne saurions recommander, vous auriez l'intention de faire une entérorrhaphie circulaire, c'est-à-dire une réunion bout à bout des deux segments de l'intestin, il faudrait faire une section oblique, afin que la réunion donne le minimum de rétrécissement. Chaput dans le même but a préconisé l'entérorrhaphie circulaire avec fentes. Nous ne voyons pas bien clairement l'avantage du procédé. Substituer une section en raquette à une section ovalaire, c'est proprement s'ingénier à se placer dans des conditions difficiles.

Les deux sections étant faites, et les quatre tranches muqueuses créées par elles, étant essuyées avec soin à l'aide de gaze stérilisée, il faut procéder à la destruction des attaches mésentériques du segment à réséquer.

Le mésentère peut être traité de trois façons différentes :

1º On peut pratiquer la *section parallèle* à l'intestin. Kocher coupe, et pince au fur et à mesure les vaisseaux qui saignent. Parlavecchio (de Rome) fait une suture hémostatique en chaîne parallèle à l'intestin, et sectionne ensuite entre celui-ci et la suture. On a reproché à ces procédés d'exposer à l'hémorrhagie, à cause des nombreux vaisseaux qui sont au bord libre du mésentère. Nous avouons ne pas comprendre pourquoi une ligature bien faite tiendrait moins bien sur de petits vaisseaux que sur des gros. On a dit également que le mésentère ainsi respecté constituait un moignon encombrant. Nous répondrons que dans un cas, Kœberlé réséquant deux mètres d'intestin, laissa le mésentère correspondant dans le ventre, estimant qu'il serait trop long et trop périlleux de procéder autrement. D'ailleurs, l'expérience en est faite depuis longtemps, c'est là le procédé le plus simple de pédiculisation et de section du mésentère. Rappelons qu'on peut :

a) Placer immédiatement avec une aiguille une série de ligatures hémostatiques.

b) Couper le long de l'intestin et pincer au fur et à mesure.

c) Opérer la section en la faisant précéder d'une série de pinces de Kocher, placées parallèlement à l'intestin et empiétant légèrement les unes sur les autres.

2° Au lieu de la section parallèle à l'intestin on peut faire la *résection cunéiforme*. Elle consiste à exciser un triangle mésentérique isocèle, dont la base est exactement mesurée par la longueur de l'anse à réséquer. Les deux côtés en sont poussés vers la racine du mésentère, jusqu'à ce qu'ils se rencontrent. Après pincement et ligature des vaisseaux mésentériques on réunit par une suture les deux tranches du mésentère. La faute à éviter en faisant cette résection, c'est une saillie des tranches intestinales au-delà des bords du triangle, saillie qui, en les privant de leurs vaisseaux, préparerait le sphacèle des deux bouts de l'intestin.

D'une façon générale nous ne conseillons point d'employer cette méthode qui n'est défendable que si l'on veut faire, soit la réunion par un bouton, soit l'entérorrhaphie circulaire.

3° La troisième méthode, due à Madelung, a la prétention de procurer les avantages de la résection cunéiforme sans présenter les mêmes difficultés d'exécution. On la connaît sous le nom de *résection losangique.* Elle consiste à garder les vaisseaux qui rampent au contact de l'intestin, tout en supprimant le voile mésentérique qui gêne la suture.

La partie excisée prend ainsi la forme d'un losange.

« Le conseil de Madelung est resté peu suivi, dit

Jeannel, ou bien, en effet on résèque trop près de l'intestin et la vitalité de celui-ci est compromise ; ou bien on résèque assez loin pour conserver plus sûrement les vaisseaux, et le petit lambeau mésentérique, flottant comme un fanion, gêne tout autant la suture que le mésentère intact.

Entéro-anastomose. — Les procédés de reconstitution de la continuité du tube digestif après l'entérectomie sont multiples. Nous avons déjà dit qu'on peut se proposer de faire une réunion termino-terminale, c'est-à-dire l'entérorrhaphie circulaire. C'est toujours, même avec une section oblique de l'intestin une mauvaise opération. Les deux plans de suture nécessaires pour rétablir la continuité empiétant trop sur les tuniques intestinales pour laisser une lumière suffisante. D'autre part l'exécution d'une pareille suture est extrêmement difficile, et il suffit de l'avoir tentée une seule fois pour se rendre compte d'une manière très nette des inconvénients d'une pareille technique. On peut dire d'ailleurs qu'aujourd'hui tous les chirurgiens rompus aux opérations intestinales ont abandonné sans retour l'entérorrhaphie circulaire.

La discussion n'existe plus maintenant qu'entre les partisans d'un bouton anastomotique ou ceux de l'entéro-anastomose.

L'emploi du bouton permettrait la plus simple en apparence des réunions : la réunion termino-terminale. On a d'abord essayé de faire des boutons résorbables, mais rien de vraiment utile n'a été trouvé dans ce sens. Les boutons métalliques ont eu plus de chance. Murphy, Chaput, Villard, Mathieu, Windler, Juvara, Garampazzi, ont proposé des boutons qui ont eu des fortunes diverses.

Dans cette série d'inventeurs, Murphy fut le plus

heureux ; son bouton est encore employé dans maintes circonstances, et l'on peut dire que bien des chirurgiens ont été satisfaits de son emploi.

Au 10° Congrès français de chirurgie, les chirurgiens se sont divisés, suivant l'expression de Monprofit, en *suturistes* et en *boutonnistes*.

Parmi les premiers on peut citer : Doyen, Kocher, Roux, Delagenière, Hartmann, Monprofit. Au contraire, Heydenreich, Chaput, Terrier défendaient le bouton avec quelques réserves. Depuis lors il semble bien que les suturistes l'ont partout emporté. Terrier a à peu près abandonné le bouton de Murphy ; Walther, Ricard se vantent de n'y jamais avoir eu recours ; il est vrai que Doyen a récemment passé dans le camp adverse en présentant en 1900 au 13° Congrès de Chirurgie un œillet anastomotique qu'il dit employer journellement dans ses opérations intestinales.

Les inconvénients du bouton sont trop connus pour qu'il soit bien nécessaire d'y insister longuement ici. Nous devons cependant légitimer brièvement notre aversion pour ce mode de reconstitution du tractus intestinal.

Tout d'abord la pose du bouton de Murphy n'est pas toujours commode. Delagenière, dont l'habileté est incontestable, a eu deux morts qu'il impute à l'application du bouton. Dans beaucoup de cas l'application du bouton n'est pas extrêmement rapide. Les auteurs parlent volontiers de 8 à 10 minutes. Pour notre part nous avons vu des hommes expérimentés mettre le double et le triple de ce temps à en faire l'application. Mais le principal inconvénient est l'incertitude où l'on est toujours de son élimination.

On ne compte plus maintenant les cas où l'obstruction a continué du fait du bouton, et où une bonne suture aurait sauvé le malade. Il semble de plus en plus impossible, qu'avec les tendances actuelles de la chirurgie, on continue longtemps à laisser cette inconnue dans une technique opératoire.

Nous serons donc *suturistes* tout en répudiant l'entérorrhaphie circulaire.

Pour pratiquer l'entéro-anastomose il faut commencer par fermer les deux bouts intestinaux produits par l'entérectomie.

Cette *fermeture* peut s'effectuer à l'aide d'une suture en deux plans ; un plan comprenant toute l'épaisseur des tuniques, un autre plan séro-séreux d'enfouissement. C'est une méthode qui donne une occlusion parfaite, mais que nous ne conseillons pas parce qu'elle est inutilement longue. Il est mieux de fermer l'ouverture muqueuse par un fil passé en bourse que l'on serre ensuite fortement. Le petit champignon constitué par cette fermeture en bourse est ensuite enfoui par des sutures séro-séreuses. Doyen emploie un procédé également bon et rapide. Il écrase à l'aide de sa forte pince le bout de l'intestin à quelques millimètres de la section, puis il place dans le sillon d'écrasement un fil qu'il serre fortement. Il lui reste à enfouir le champignon, produit par le serrage, sous une suture séro-séreuse.

Quel que soit le procédé employé la fermeture est toujours possible et facile. La difficulté commence avec l'entéro-anastomose proprement dite.

Pour *faire l'entéro-anastomose*, on peut, soit placer les deux bouts intestinaux en canon de fusil, soit les placer, toujours parallèlement, mais en sens contraire. La première manière de faire est la plus employée en France ; Jeannel, avec raison, l'appelle le *procédé classique*. Il a l'inconvénient théorique d'obliger le contenu intestinal à changer de direction au niveau du point d'abouchement, les deux péristaltismes étant dirigés en sens contraire. Ce fait a une grande importance, si l'entéro-anastomose est faite sans résection intestinale, car grâce au péristaltisme contraire des deux anses, le contenu intestinal tend toujours à distendre l'anse intestinale exclue du fait de l'anastomose. Dans l'hypothèse où nous nous sommes placés, celle d'une entérectomie préalable, cette disposition n'a pas grande importance, car *au bout de peu de temps les deux culs-de-sac terminaux disparaissent et l'intestin devient de nouveau rectiligne.* C'est un fait peu connu, mais que les praticiens de la chirurgie intestinale ne discutent plus.

Von Hacker, pour remédier à l'inconvénient cité plus haut, imagina d'aboucher les deux anses de telle manière que le péristaltisme de l'anse supérieure put jeter le contenu intestinal dans le bout de l'anse inférieure. Pour obtenir ce résultat il suffisait de croiser les anses, c'est-à-dire de placer les deux culs-de-sac intestinaux en sens contraire l'un de l'autre.

Dans ses détails, l'entéro-anastomose se pratique de la manière suivante :

On vide avec les doigts, par expression, les deux culs-de-sac à anastamoser. Au-delà de la partie vidée, on place deux pinces souples de Doyen qui assurent la coprostase. Les deux anses sont alors placées parallèlement.

Sur les deux faces qui sont en contact, assez près du mésentère, on pratique une suture séro-séreuse à l'aide d'un surjet à points arrêtés tous les deux ou trois points. Cette première ligne de suture doit dépasser dans les deux sens, de plusieurs centimètres, les dimensions de la bouche que l'on se propose de faire.

C'est alors le moment de pratiquer, soit avec le bistouri, soit avec les ciseaux, en regard l'une de l'autre, les deux ouvertures intestinales. Si, sur les tranches de section, quelque artériole saigne en jet pincez-la et posez une fine ligature. Cette ligature est indispensable car le surjet que vous allez poser peut se desserrer légèrement et n'être plus hémostatique. L'expérience nous a montré que des hémorrhagies notables pouvaient se produire de cette façon.

Les deux ouvertures intestinales seront unies par un surjet circulaire prenant toute l'épaisseur des tuniques et arrêté tous les 2 ou 3 points de manière à ne pas plisser les bords en forme de bourse.

Il reste à faire un nouveau surjet séro-séreux, de l'autre côté de la bouche intestinale. Les angles qui réunissent les deux sutures séro-séreuses doivent être particulièrement soignés.

Certains chirurgiens emploient un double surjet séro-séreux; cette façon de procéder est inutile comme le montre l'expérience, elle fait perdre un temps précieux, enfin elle emploie une trop grande partie de la surface de l'intestin, ce qui rétrécit d'autant la région où l'on a placé l'anastomose.

Avant de remettre dans le ventre les parties sur lesquelles on a pratiqué l'entérectomie et la réunion intestinale, il faut les soumettre à un sérieux nettoyage fait à l'eau bouillie et avec des compresses stérilisées. Il est inutile, et dangereux, comme le recommandent plusieurs auteurs, de se servir d'antiseptiques.

Dans tout ce qui précède, nous avons supposé que la résection du cancer était possible. Quand elle ne l'est point, circonstance qui se rencontre malheureusement trop souvent, on se contente de faire l'entéro-anastomose sans entérectomie. C'est dans ce cas que la remarque de von Hacker, sur la direction des anses à anastomoser, prend toute sa valeur.

D'autres opérations ont été proposées, on peut par exemple exclure l'anse malade en la fermant en deçà et au-delà de la lésion. Mais comme l'exclusion complète présente des inconvénients il serait prudent, dans ce cas, d'établir une communication entre la cavité de l'anse et la paroi.

Nous devons ajouter que les règles que nous avons données de l'entérectomie et de la reconstitution du tractus intestinal ne sont pas applicables à tous les cas. C'est ainsi que la région iléo-cœcale tend de plus en plus à être opérée d'une manière particulière. D'autre part le cancer du rectum a toute une médecine opératoire qui lui est propre. On trouvera tous les renseignements nécessaires, d'une part à propos de la « *tuberculose intestinale* », d'autre part à l'article « *cancer du rectum* ».

PERFORATIONS INTESTINALES

On divise ordinairement les perforations intestinales en deux grands groupes : celles qui s'effectuent de dedans en dehors, et celles qui se produisent de dehors en dedans. Cette distinction n'a pas une très grande importance au point de vue auquel nous nous plaçons ici. Nous nous proposons en effet seulement de savoir à quels signes on reconnaît la perforation de l'intestin et l'irruption de liquides septiques dans le péritoine, et de rechercher quels moyens thérapeutiques peuvent empêcher l'évolution d'une péritonite presque toujours mortelle.

D'ailleurs, même au point de vue strictement anatomo-pathologique, la distinction classique n'a pas une valeur absolue. Il est, en effet, difficile de savoir dans quel sens se font les perforations tuberculeuses de l'intestin.

Pratiquement les perforations dont nous avons à nous occuper sont les suivantes :

1º Perforation par ulcère simple du duodénum.

2º Perforation par appendicite.

3º Perforation par plaie due à une balle ou à un instrument piquant ou tranchant.

4º Perforation par contusion de l'abdomen.

5º Perforation typhique.

C'est à dessein que nous ne parlons point des perforations exceptionnelles dues à la tuberculose, au cancer ou à la dysenterie. De même nous omettons systématiquement les perforations dues à l'ouverture d'une collection purulente ou d'un kyste dans l'intestin. Enfin nous réservons pour un chapitre spécial consacré à l'appendicite la description des perforations appendiculaires.

Quelle que soit l'origine d'une perforation intestinale, elle se révèle au chirurgien par un ensemble de signes, dont les grandes lignes sont assez constantes pour être justiciables d'une description d'ensemble.

DIAGNOSTIC POSITIF. — Le début est fait en général par une *douleur* qui commence au moment même où la perforation se produit. Dans les plaies pénétrantes de l'abdomen, et chez les typhiques très affaiblis, cette douleur initiale peut manquer, mais elle finit toujours par apparaître au bout d'un certain temps.

Sa modalité est très variable. Tantôt c'est une sensation de déchirement très intense, tantôt c'est une simple colique se produisant à des intervalles plus ou moins rapprochés. Les douleurs ou coliques disparaissent au bout d'un certain temps quand l'intestin est totalement parésié sous l'influence de l'infection de la séreuse péritonéale.

Immédiatement après la douleur apparaît la trilogie caractéristique de l'infection du péritoine : arrêt des matières et des gaz, vomissements porracés, ballonnement abdominal.

L'arrêt des matières et des gaz n'est pas d'emblée absolu. Nous avons vu des perforations par contusion de l'abdomen chez lesquelles il ne se produisait qu'au bout de dix ou douze heures. C'est que sa condition est, comme nous l'avons dit plus haut, l'infection du péritoine ; or cette infection se produit avec une rapidité essentiellement variable, soit que la plaie intestinale soit en partie obstruée, soit que l'intestin soit à peu près vide au moment de l'accident.

Les *vomissements* suivent la gradation ordinaire

(alimentaires, muqueux, porracés) lorsqu'il s'agit d'une perforation intestinale se produisant chez un sujet qui n'est pas au cours d'une affection continue. Dans le cas contraire rien n'est plus variable que l'intensité ou la forme des vomissements. C'est ainsi que, par exemple, chez les typhiques, les vomissements apparaissent très tardivement et que leur existence indique une réaction péritonéale déjà très avancée et très vive.

Le *ballonnement du ventre* et le *météorisme* mettent quelquefois un certain temps à se manifester. Un premier temps des perforations traumatiques de l'intestin peut être la réaction du ventre sous l'influence de la contracture réflexe de la paroi. Plus tard, l'irruption intra-péritonéale des gaz d'une part, et d'autre part la distension de l'estomac par parésie d'origine infectieuse, donnent naissance à un ballonnement et à un tympanisme très net. La palpation du ventre est alors douloureuse. tant en appuyant la main, qu'en la retirant brusquement, Souvent la matité hépatique disparaît, mais on a tort de considérer dans les classiques ce signe comme caractéristique. Il est en effet inconstant, et ne prend une certaine valeur que s'il existe ; son absence n'autorisant pas à écarter l'idée d'une perforation,

La palpation révèle souvent un autre signe d'une extrême importance : la *défense musculaire*. Son apparition est très précoce. On la trouve d'abord localisée à la région où siège la perforation (*signe de Hartmann*); de bonne heure elle se généralise à tous les muscles abdominaux. Nous ne saurions trop insister sur l'utilité de ce symptôme. A lui *seul*, par exemple, à la suite d'une contusion de l'abdomen, il permet de faire le diagnostic. Dans un cas nous avons trouvé, après laparatomie, deux perforations de l'intestin chez un malade qui, quatre heures après un coup de pied de cheval, ne présentait aucun autre signe qu'une contracture localisée au flanc gauche. On doit donc admettre avec Hartmann, que dans tous les cas où on a des raisons de penser à une perforation de l'intestin, la constatation d'une *contracture localisée* de la paroi abdominale entraîne la nécessité d'une laparotomie.

L'examen du *pouls* donne des renseignements précieux. Les pulsations deviennent très nombreuses, en même temps que le pouls est de moins en moins bien frappé. La fréquence et la dépression du pouls sont des phénomènes absolument constants.

La *température* s'élève en général du fait de l'infection péritonéale. Il est des cas assez nombreux cependant où elle s'abaisse, soit à cause d'une infection pure à coli-bacille, soit à cause de l'état déjà très précaire du sujet, pour lequel une perforation du tube digestif est le signal d'une cessation de tous les modes réactionnels. Il est à noter que la dissociation du pouls et de la température, c'est-à-dire un hypothermie coexistant avec une accélération des pulsations, est un signe absolument certain de péritonite.

Aux signes qui précèdent et que l'on doit considérer comme les piliers d'un diagnostic positif, on peut ajouter : les *frissons* qui sont inconstants et dont l'apparition correspond à une absorption intense de toxines microbiennes, les *troubles vésicaux*, souvent observés et qui consistent soit dans une rétention d'urine, soit dans une miction pénible et douloureuse, le *bruit hydro-aérique*, signalé pour la première fois par Levaschoff (de Kazan) et qui constaté pendant les aspirations forcées, serait dû au passage des gaz dans le péritoine par la fistule intestinale (1).

(1) Nous avouons n'avoir jamais constaté ce dernier signe.

Nous passons systématiquement sous silence les modifications du sang signalées par de nombreux auteurs, et considérées comme pathognomoniques par quelques-uns (Keen, Finnez), au moins dans la péritonite typhique. Il nous paraît bien évident, qu'en face d'une perforation intestinale, le praticien n'aura ni le loisir, ni les moyens de recourir à une pareille méthode d'examen. Il est vraiment extraordinaire et décourageant de voir, en présence des grands progrès de la chirurgie, le laboratoire essayer de supplanter la saine et utile clinique et s'efforcer d'étouffer en quelque sorte son admirable essor par des considérations moyenâgeuses, irréalisables en pratique et tendant à établir des diagnostics *post-mortem*.

DIAGNOSTIC DIFFÉRENTIEL. — Il est impossible, au point de vue du diagnostic différentiel, de réunir en une étude commune les divers ordres de perforations. Au risque de tomber dans des redites nous examinerons donc à tour de rôle les différentes perforations de l'intestin.

a) Dans les cas où il s'agit d'une *ulcère simple du duodénum*, les accidents évoluent avec une netteté typique. La confusion avec l'occlusion intestinale est presque complètement impossible. On peut dire, il est vrai, que dans les deux cas il y a une douleur abdominale très vive, du hoquet, des vomissements, de l'arrêt des matières et des gaz. Mais dans l'occlusion, la constipation est d'emblée absolue, la sensibilité du ventre est moins diffuse, l'accélération du pouls et le faciès abdominal sont des phénomènes tardifs, enfin l'hyperthermie ne s'observe jamais.

Noël Mauger, dans un excellent travail sur la perforation intestinale typhique, déclare qu'il ne l'a nulle part trouvé rapporté, en dehors de la publication de Levaschoff.

On doit reconnaître qu'il est très souvent impossible, même par l'histoire clinique antérieure, de savoir si la perforation siège sur l'estomac ou le duodénum. Il faut avouer que ce diagnostic n'a aucune importance car la conduite thérapeutique à tenir est la même dans les deux cas.

b) Dans le cas où il y a lieu de penser à une perforation par balle ou par instrument piquant ou tranchant, le point important est de savoir s'il y a simple plaie de la paroi, plaie pénétrante de l'abdomen sans lésion viscérale, plaie d'un viscère autre que l'intestin, ou plaie de l'intestin. L'examen de l'orifice d'entrée, et, s'il y a lieu, de l'orifice de sortie du projectile ou de l'instrument, donne souvent des renseignements précieux. Dans tous les cas où, malgré l'examen le plus attentif, le doute subsiste, il faut préparer le malade comme pour une laparotomie, l'endormir, et débrider couche par couche la paroi abdominale au niveau de l'orifice d'entrée. Quand on est arrivé à la couche sous-péritonéale, l'index explorateur introduit dans la plaie, suivant le conseil de Rochard, permet de reconnaître s'il y a ou non ouverture de la séreuse. Si malgré cette manœuvre, il était impossible de se faire une opinion ferme, il faudrait systématiquement faire la laparotomie. On voit par là qu'il y a, au point de vue du diagnostic différentiel, seulement à éliminer les plaies de la paroi, car les diverses lésions viscérales possibles se reconnaissent seulement au cours de la laparotomie.

c) Il est difficile, nous l'avons déjà dit, de savoir, après une contusion de l'abdomen, s'il y a ou non perforation de l'intestin. Cela est d'autant plus délicat que, dans un certain nombre de cas, l'ouverture du tractus intestinal est secondaire à la digestion d'une partie de la paroi fortement contusionnée. Nous pensons, à l'exemple de Hartmann, que s'il y a doute la seule constation de la contracture *localisée* de la paroi, suffit pour indiquer formellement la laparotomie.

d) Noël Manger, parlant des causes d'erreur que l'on peut rencontrer à propos d'une perforation typhique, résume les principales d'entre elles de la manière suivante :

« S'il ne s'agit que d'une faute d'interprétation *sur la nature de la péritonite*, le mal ne sera pas grand, puisque le traitement chirurgical est le seul applicable. Les *variations thermiques* peuvent surtout occasionner l'erreur ; sachons que l'hyperthermie apparaît dans la fièvre typhoïde, à l'occasion : de la *rechute* qui s'accompagne du retour des symptômes de l'infection (diarrhée, céphalalgie, taches rosées) — de l'*appendicite para-typhoïde*, qui survient en pleine convalescence et présente son point de Mac-Burney — des *complications suppuratives diverses*, que met facilement en évidence un examen tant soit peu sérieux. Sachons que l'*hypothermie* se rencontre dans l'*hémorrhagie intestinale*, mais avec une élévation thermique consécutive et un pouls plutôt ralenti (?) — dans la *défervescence brusque*, si bien étudiée par M. le professeur Jaccoud, — dans le *stade amphibole*, où l'on peut noter des abaissements de température considérables, — dans certaines *hémorrhagies intercurrentes* (épistaxis, infarctus pulmonaires, menstruation, avortement) — dans la *dégénérescence hépatique* dont parle Roger — sous l'*influence de certains médicaments* (digitale, quinine), ou de *complications pulmonaires* (pneumonie, congestion pulmonaire). »

« Le *pouls* peut encore induire en erreur. L'état adynamique du sujet, la petitesse et la dépression du ponls, l'affaiblissement des bruits du cœur ont pu faire méconnaître la perforation et attribuer cet ensemble de symptômes à la *myocardite*. »

« N'attribuons pas enfin à un simple *météorisme* exagéré une importance trop considérable, et évitons cette méprise, signalée, d'une laparotomie faite à tort pour un météorisme de ce genre. »

TRAITEMENT.— Il nous est indispensable de suivre au point de vue du traitement l'ordre que nous avons déjà jugé utile pour le diagnostic différentiel.

a) En conséquence nous nous occuperons d'abord de la conduite à tenir dans les perforations par ulcère du duodénum ; étant bien entendu, que ce que nous disons pour l'ulcère est vrai pour l'une quelconque des autres causes de perforation de la première portion de l'intestin.

On a discuté sur le point de savoir quelle était la meilleure voie d'accès sur le duodénum. Cette discussion manque ici complètement d'intérêt ; dans la plupart des cas ce n'est qu'au cours d'une laparotomie qu'il sera permis au chirurgien de faire le diagnostic de la localisation duodénale. Si, cependant, il arrivait, par exception, que les antécédents fussent parfaitement connus et que la constatation d'un des signes suivants : douleur au bord externe du muscle droit, vomissements rares, absence d'hématémèse, melœna, ait permis antérieurement le diagnostic, il y aurait peut-être lieu de se préoccuper dans une certaine mesure de la voie d'accès.

Braune, dès 1876, conseillait la voie postérieure, mais il ne semble pas que son opération ait jamais été tentée sur le vivant. Tuffier, en 1895, à propos de la recherche du cholédoque, proposa une technique absolument identique.

La même année, Jourdan décrivait un procédé qui, par la voie antérieure, permettait d'explorer la face postérieure de la moitié sus-méso-colique du duodénum. Enfin, Wiart recommandait tout récemment une technique permettant d'agir sur la totalité de la face postérieure du duodénum. Hâtons-nous de dire que toute cette chirurgie n'est pas encore sortie de l'amphithéâtre d'anatomie, et que le plus sûr est actuellement de s'en tenir aux manœuvres classiques.

Quand la perte de substance du duodénum aura été constatée, on devra pratiquer la *duodénorrhaphie*. Cette opération, pratiquée pour la première fois par Ramsay, en 1885, à la suite d'un coup de feu, fut dirigée depuis contre l'ulcère perforant par Pearce Gould (1893), P. Dean, Eve (1894), Lockwood (1894), Taylor, Warsach (1898), H. Fischer (1901), etc., etc...

Tantôt on se contenta d'enfouir la perte de substance dans un pli séro-séreux. Tantôt, après résection des bords de l'ulcère, on s'est livré à une reconstitution plus soignée faite en deux plans de sutures. Quelquefois enfin, et ce fut le cas pour Landerer et Glucksmann, le chirurgien, mis dans l'impossibilité d'occlure directement la plaie duodénale, greffa, au moyen de la suture, sur la perforation, un des organes voisins (estomac, côlon, épiploon).

On ne saurait, à l'avance, conseiller une de ces trois techniques. Chacune est bonne dans des cas particuliers. Nous nous bornerons à rappeler que la rapidité d'exécution est, dans des cas de ce genre, l'un des facteurs les plus importants du succès.

b) Quand la plaie de l'intestin est due à une balle ou à un instrument piquant et tranchant, il est bien entendu que ce diagnostic n'aura pu être fait d'une façon ferme qu'après débridement de l'orifice d'entrée, selon la technique de Rochard, et constatation d'un des signes qui témoignent de l'épanchement dans le péritoine, du contenu intestinal.

Rappelons, mais seulement pour mémoire, que la légitimité des laparotomies pour balles de revolver a été longuement et longtemps discutée. Reclus s'était fait l'éloquent champion de la non-intervention. Aujourd'hui, la question est vidée : on opère toujours.

Le diagnostic de plaie de l'intestin étant fait, où faut-il pratiquer l'incision ?

S'il s'agit d'une plaie par balle, comme il faudra dévider l'intestin et par conséquent avoir toutes ses aises, nous conseillons la laparotomie médiane. Si, au contraire, on a affaire à une plaie par instrument piquant ou tranchant, il y a lieu de distinguer. La plaie est-elle près de la ligne médiane ? Faites l'incision médiane. Est-elle très latérale ? Pratiquez la laparotomie latérale. La raison de cette conduite est que l'arme blanche crée des lésions de l'intestin dans la région même où elle a pénétré. C'est dans ce voisinage immédiat qu'il faut chercher, et c'est pour cela que l'incision la meilleure est celle qui conduit le plus directement sur le trajet présumé de l'arme.

En général, si l'incision a été bien placée, on tombe rapidement sur un foyer où se sont épanchés les liquides intestinaux. Ce foyer est plus ou moins circonscrit par de la péritonite adhésive, suivant que le traumatisme remonte à un temps plus ou moins long. Nous conseillons, avant de manier les anses intestinales, d'assécher autant que possible ce foyer ; puis, dans le voisinage immédiat, *la* ou *les* perforations seront recherchées. Les anses intestinales correspondantes seront attirées au dehors et étendues sur un champ opératoire particulier.

C'est le moment d'apprécier l'étendue des lésions. Le plus souvent, on a affaire à des petites plaies faciles à occlure, et il suffit pour cela de quelques points de suture orientés de manière à diminuer aussi peu que possible le calibre de l'intestin.

D'autres fois, la plaie est trop étendue pour que son occlusion laisse un calibre suffisant. Il faut alors choisir entre l'entérectomie et la greffe intestinale.

L'entérectomie ajoute un traumatisme long et sérieux à une lésion déjà grave par elle-même. Elle constituera donc pour nous un pis-aller. C'est à la *greffe intestinale* qu'il faut, dans ces cas, savoir recourir.

Alexandre Privat est le premier à avoir employé cette méthode. Il accola (il est vrai sous un pansement et hors du ventre) plusieurs perforations de l'intestin à des anses saines, puis réduisit le tout secondairement dans l'abdomen. Il est difficile de savoir si Privat employa ou non des sutures, mais ce qui est sûr, c'est qu'il est l'inventeur des grandes lignes du procédé. Cinquante ans plus tard, Chaput s'imaginait avoir fait cette découverte (1896), en recommandant d'ailleurs une technique inutilement compliquée. L'opération, telle qu'il la conseillait, est tombée déjà dans un juste oubli.

Quatre ans plus tard (1900), M. Guillot, dans le service de Ricard, guérissait une plaie de l'angle gauche du côlon, en l'obturant avec une anse grêle; enfin, la même année, notre ami Pauchet (d'Amiens) fermait une déchirure de l'intestin adhérent à un kyste de l'ovaire, avec un fragment même de la paroi de ce kyste; solution élégante qui montre tout ce que l'on peut attendre d'une telle méthode.

Quel que soit le mode d'occlusion choisi, il faudra, avant de refermer l'abdomen, s'assurer avec le plus grand soin de l'intégrité du reste du tractus intestinal. Rappelons encore une fois que dans les plaies par balle il faut de toute nécessité dévider complètement l'intestin.

Le drainage est indispensable (1). Il faut le pratiquer avec de gros drains de caoutchouc, abondamment fenê-trés et bien emmaillottés de gaze pour ne point blesser l'intestin. On ne doit pas craindre de faire un drainage exagéré, car beaucoup d'opérés meurent faute de cette précaution. En aucun cas les drains, ni la gaze, ne seront au voisinage immédiat des sutures, car l'enlève-ment du drainage risquerait de rompre celles-ci.

Au bout de deux jours le pansement sera complète-ment changé et de nouveaux agents de drainage mis en place.

c) Le traitement des contusions de l'abdomen ne pré-sente, dans ses détails, rien de bien particulier. Si la contusion a été relativement légère, s'il n'y a aucune raison de croire à une perforation, si, surtout, il n'y a point de contracture localisée de la paroi abdominale, il faut rester dans l'expectation, c'est-à-dire instituer la diète absolue, mettre de la glace sur le ventre, et admi-nistrer de l'opium.

Dans tous les autres cas on fera la laparotomie mé-diane avec les mêmes précautions d'exploration, de suture et de drainage que précédemment.

d) La question des indications opératoires dans la perforation typhique est actuellement pendante. Il nous faut donc essayer de prendre parti dans le débat, c'est pourquoi nous insisterons quelque peu sur ce point.

Leyden, le premier, en 1884, conseilla de tenter d'in-

(1) Cette remarque s'applique à toutes les plaies de l'intes-tin, quelle que soit leur origine.

tervenir chirurgicalement. Mickulicz se prononçait dans le même sens au XVIIe Congrès des chirurgiens allemands. En 1896, Lejars rapporta deux faits personnels. Houzé, la même année, put établir une statistique de vingt-huit cas avec six guérisons. Keen (de Philadelphie), dans son ouvrage : *Suites et complications chirurgicales de la fièvre typhoïde*, donne un total de quatre-vingt-trois cas, dont seize guérisons. Herbert et Watkins, en 1899, réunissent cent cinq cas et vingt-deux guérisons. H. Fischer a opéré cinq perforations typhiques avec deux guérisons et trois morts.

Enfin récemment, Noël Mauger, dans un excellent travail, qui marque une étape dans l'histoire de cette chirurgie spéciale, publie cent sept cas avec vingt-cinq guérisons, c'est-à-dire 23 o/o ; et Loison, quatre-vingt-dix cas avec seize guérisons.

Si l'on adopte le chiffre de M. Mauger on voit que, grâce au traitement chirurgical, presque un quart des perforés survit.

Voyons ce que donne le traitement médical classique : cessation des bains froids, immobilité absolue, glace *intus et extra*, enfin opium.

Murchison établit que cette méthode donne 95 o/o de morts. M. Mauger cherchant les cas heureux a pu, tout au plus, en trouver une vingtaine dans la littérature médicale. En somme, abandonné aux seules ressources du traitement médical, le malade est à peu près mathématiquement sûr de mourir.

Dans ces conditions, et en présence des vingt-trois guérisons pour cent cas obtenues par les chirurgiens, on ne voit pas bien clairement quelles objections il est possible d'élever contre le traitement opératoire.

On en a élevé cependant.

La multiplicité des perforations a été invoquée. Les

faits montrent que l'*unicité* est habituelle ; on l'aurait trouvée dans 82,6 p. o/o des cas.

On a parlé de perforation consécutive à l'opération. Cette complication paraît rare. Elle n'a été observée que cinq fois dans la littérature médicale. Mais même si elle était fréquente, elle ne contre-indiquerait pas l'opération. Ne pas intervenir de peur d'un nouvel accident, c'est se résigner à un danger certain pour éviter un autre danger simplement possible.

L'objection tirée de la difficulté de trouver la perforation n'est pas plus solide. La statistique de Mauger montre que huit fois seulement les opérateurs n'ont pu trouver le siège de la perte de substance, et encore, dans quatre cas, le résultat fut malgré tout heureux.

Le seul argument sérieux est la difficulté d'un diagnostic précoce. Nous avons montré ailleurs quels étaient, à ce point de vue, les principaux éléments d'appréciation, et nous avons reconnu qu'il y avait là une source d'hésitations graves. Mais il n'y a pas à conclure de difficultés de ce genre à l'abstention. Certes, les statistiques montrent qu'il vaut mieux faire l'opération dans les vingt-quatre premières heures, mais il est également certain que même faite tardivement la laparotomie produit des prodiges.

On opérera donc aussitôt que possible. Tous les auteurs, il faut le reconnaître, ne sont pas de cet avis. Platt, W. Keen, Loison, conseillent d'attendre la fin du choc qui suit la perforation. Lejars et M. Mauger, au contraire, conseillent l'intervention hâtive, après avoir pris cependant la précaution de relever le malade par des injections d'éther, de caféine et de sérum artificiel. Nos interventions ont toujours eu lieu aussitôt le diagnostic posé, car pour nous, attendre, c'est faire perdre inutilement des chances de survie au malade

que l'on ranimera par des injections d'éther, de caféine
et de sérum artificiel et que l'on maintiendra, pendant
l'opération et les jours qui suivent, entouré de linges
chauds et de boules d'eau chaude, car le grand danger
consiste dans le shock et le collapsus ; c'est d'ailleurs
de shock opératoire que moururent les trois malades
que nous perdîmes.

Plusieurs auteurs discutent sur le choix de l'incision.
Sera-t-elle médiane, ou la fera-t-on dans la fosse iliaque
droite ?

Nous avouons ne pas attacher de grande importance
à cette discussion, car nous pensons que les deux incisions seront nécessaires pour avoir un bon drainage. Il
faut seulement à notre avis commencer par l'incision
la plus utile pour la découverte de la lésion, c'est-à-dire
celle de la fosse iliaque droite.

Dès qu'elle sera faite on examinera le cœcum et l'appendice, puis on remontera le long de l'iléon jusqu'à
60 ou 70 centimètres de la valvule iléo-cœcale.

Il faut savoir que la perforation peut siéger sur la
diverticule de Meckel.

La perforation trouvée, si elle est unique, ce qui est
à peu près la règle, on la fermera avec des points séparés prenant la musculeuse et la séreuse. Ce n'est que
dans les cas où il y aurait des pertes étendues de substance, ou de très multiples perforations que la question de l'entérectomie se poserait. On la ferait alors
soit à l'aide du bouton de Murphy, soit à l'aide de simples sutures, *mais il faut aller vite.*

Avant de refermer le ventre il faut bien s'assurer
qu'il n'y a pas de point qui menace perforation. Si l'un
de ces points était trouvé on pratiquerait à son niveau
quelques sutures séro-séreuses.

M. Mauger conseille le lavage de la cavité péritonéale à l'eau bouillie ou avec du sérum artificiel à 5o°. C'est là une technique qu'il faut abandonner aussi bien dans les péritonites des typhiques que dans les autres. Les germes infectieux, dans une séreuse, ne sont jamais également répartis ; en lavant on ensemence des points qui pouvaient être presque stériles.

On se contentera donc d'un essuyage aseptique très soigné.

De gros drains emmaillotés de gaze seront placés un peu dans toutes les directions ; enfin le ventre sera *très peu* fermé à l'aide de quelques fils métalliques prenant toute l'épaisseur des parois.

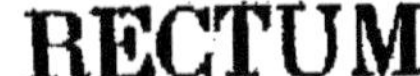

RECTUM

RECTUM

CORPS ÉTRANGERS DU RECTUM

Les corps étrangers du rectum appartiennent à trois catégories. La première comprend l'accumulation de matières dans le rectum. La deuxième, les corps avalés. La troisième ceux qui sont introduits dans le but d'assouvir une passion honteuse.

1º Les signes de l'accumulation des matières fécales dans le rectum sont souvent assez vagues : le malade éprouve souvent de l'inappétence, quelquefois des nausées, le ventre augmente graduellement de volume; en sorte que l'on observe aucun des accidents typiques de l'occlusion intestinale. Souvent, ce qui déroute le plus les cliniciens, c'est la constatation d'une diarrhée persistante. Ces deux phénomènes : absence de signes d'occlusion et diarrhée, sont dus, l'un à la filtration des gaz à travers la masse fécale, l'autre à l'hypersécrétion du bout inférieur ou à l'écoulement au travers des matières de liquides venant de la partie sus-jacente de l'intestin. On devra donc, dans tous les cas où se trouvent réunis tous les signes d'une obstruction intestinale très atténuée, ne jamais omettre le toucher rectal.

2º Quand les corps étrangers ont été introduits par la bouche, on trouve en général d'utiles renseignements dans les commémoratifs. Parfois, cependant, surtout lorsque l'on a affaire à des aliénés, les choses sont plus compliquées, et l'examen du rectum peut seul permettre un diagnostic précis.

3° Dans le cas où l'on a affaire aux manœuvres d'un pédérastre, il n'y a pas à proprement parler de difficulté bien sérieuse, car le sujet, tout en masquant plus ou moins habilement la véritable étiologie, avoue cependant la présence du corps du délit.

Nous ne perdrons pas notre temps à décrire l'immense variété des solides que l'on peut trouver dans le rectum. Ce qui importe davantage ce sont les procédés d'extraction.

Pour l'accumulation de matières dans le rectum, rien n'est plus simple. Les lavements à l'eau tiède additionnée, si l'on veut de glycérine, suffiront toujours. Dans des cas exceptionnels on a quelquefois été obligé de recourir au lavement électrique.

Le petit volume des corps étrangers introduits par la bouche, rendra leur extraction très facile. Au cas d'une difficulté particulière on recourrait d'ailleurs à la dilatation sous le chloroforme.

Les véritables difficultés commencent avec les corps introduits directement à travers l'anus. L'action du releveur distendu par le passage du solide, fait basculer l'une des extrémités de celui-ci dans la concavité sacrée, tandis que l'autre s'engage au-dessus de l'aponévrose prostato-péritonéale. Dans ces conditions il devient nécessaire de faire une véritable intervention chirurgicale.

Le malade sera endormi et son anus dilaté. On tentera alors l'extraction en déprimant fortement la partie postérieure de l'anus à l'aide d'une valve. Quand cette manœuvre ne suffit pas à libérer le corps étranger basculé, Delbet conseille de recourir à la rectotomie postérieure, à la faveur de laquelle on peut très aisément réséquer le coccyx. Buffet, d'Elbeuf, a un peu perfectionné cette technique en recommandant de faire la rectotomie sans intéresser la muqueuse.

HÉMORRHOÏDES

La fréquence des varices ano-rectales est telle que l'on peut affirmer que tous les êtres humains en sont porteurs. Il n'y a donc guère à parler, au point de vue clinique, des hémorrhoïdes à leur période initiale, c'est-à-dire au stade de phlébo-sclérose et de dilatation mécanique. Tout se borne à des symptômes insignifiants ou nuls : pesanteur, continuation du besoin après expulsion des selles, démangeaisons, etc...

La période clinique ne commence vraiment que quand les complications apparaissent.

Il faut alors distinguer entre les hémorrhoïdes internes et les externes.

Les *hémorrhoïdes externes* en dehors des périodes de crises, apparaissent comme de petites saillies situées sur les parties latérales de l'anus, recouvertes par des téguments ayant conservé leur coloration, dépressibles par la compression, mais augmentant légèrement de volume par l'effort.

Au moment de ce que les anciens appelaient la fluxion hémorrhoïdaire, ces petites tumeurs deviennent violacées, dures, irréductibles, douloureuses en dehors et surtout pendant la défécation. Des étreintes apparaissent et la constipation s'installe en même temps qu'une légère ascension thermique. Ce sont là, quoi qu'on en ait dit, de simples phénomènes inflammatoires, de la phlébite des varices ano-rectales. La crise se termine, soit par la résolution, soit par la suppuration d'une ou plusieurs hémorrhoïdes avec rupture de la poche variqueuse et expulsion d'un caillot noirâtre ; plus rarement par une véritable hémorrhagie.

Les *hémorrhoïdes internes* n'ont pour ainsi dire pas de période latente ; en général, le premier signe que l'on observe est l'hémorrhagie.

Très souvent, l'écoulement du sang se produit au moment de la défécation et les matières apparaissent comme recouvertes d'un voile de sang. Plus rarement le sang s'accumule dans l'anus, et son abondance peut être telle qu'il fait naître le besoin d'aller à la selle. Ces hémorrhagies peuvent être extrêmement dangereuses, non tant par leur abondance que par leur répétition. Les anciens nommaient « *phtisie hémorrhoïdaire* », l'anémie aiguë que produisent parfois ces écoulements sanguins. Il y a là d'ailleurs une cause importante d'erreurs de diagnostic.

Les accidents inflammatoires des hémorrhoïdes internes donnent lieu aux seuls symptômes de la rectite, tant que le paquet hémorrhoïdaire n'est pas procident. Mais quand les hémorrhoïdes se pédiculisant, la masse descend au delà du sphincter anal, des accidents sérieux se produisent. Sous l'influence de l'inflammation de voisinage, le sphincter se contracture, produisant un étranglement qui favorise une nouvelle poussée inflammatoire dans les hémorrhoïdes procidentes.

Au début, les hémorrhoïdes procidentes sont réductibles, mais au bout d'un certain temps cette manœuvre n'est plus possible. On voit alors souvent les accidents infectieux augmenter et le sphacèle hémorrhoïdaire se produire.

DIAGNOSTIC DIFFÉRENTIEL. — Si dans tous les cas où le malade se plaint d'accidents du côté de l'anus, on pratiquait un examen local attentif, on ferait toujours le diagnostic d'hémorrhoïdes. Malheureusement, faute

de prendre cette précaution indispensable, beaucoup
d'autres affections du rectum sont prises pour des accidents hémorrhoïdaires.

Les *condylomes de l'anus* ont bien une dureté comparable à celle des hémorrhoïdes enflammées, mais leur
couleur reste celle des téguments, et on les trouve surtout en avant et en arrière de l'anus, alors que les hémorrhoïdes sont plutôt latérales.

Les *polypes* sont fermes, pédiculisés, et surtout uni-
ques. Quand on peut les voir, leur seul aspect framboisé
permet le diagnostic.

Le *prolapsus du rectum* apparaît comme un bourrelet circulaire au centre duquel se trouve un orifice
perméable au doigt. Les hémorrhoïdes procidentes, au
contraire, ont l'aspect d'une masse hémorrhoïdaire
centrale, tout autour de laquelle règne un bourrelet
circulaire irrégulier, formé de petites masses juxtapo-
sées, bourrelet constitué par des hémorrhoïdes externes.

Les *épithélomas de l'anus et du rectum* ne peuvent
guère être confondus même avec des hémorrhoïdes enflammées et ulcérées. On ne trouve pas, en effet, la
dureté spéciale et les infiltrations du cancer.

TRAITEMENT. — Dans leur période latente, les hémorrhoïdes donnent lieu à trop peu de symptômes, pour
qu'il y ait lieu de se préoccuper d'un traitement. Il faut
cependant savoir que les démangeaisons et les hémorrhagies méritent l'attention du praticien. Les démangeaisons sont toujours dues à un certain degré d'infection ; il faut donc, pour s'en débarrasser, pratiquer
quotidiennement de grands lavages du rectum à l'eau
bouillie, et y joindre l'application sur les bourrelets
hémorrhoïdaux de l'anus d'une pommade cocaïnée. En

général, quand les hémorrhagies sont le seul signe et qu'elles sont légères, il n'y a pas de précaution spéciale à prendre, mais il faut avoir une notion exacte des périodes hémorrhagiques antérieures et ne pas hésiter à faire de grands lavages chauds du rectum si les accidents passés ont présenté une certaine gravité.

Pendant les périodes de crises, deux conduites très différentes peuvent être tenues. Certains chirurgiens n'hésitent pas à faire la résection des hémorrhoïdes, d'autres préfèrent se débarrasser de la période infectieuse par des moyens très simples et n'opérer que plus tard. La seconde de ces opinions nous semble la plus logique. C'est en effet un principe en chirurgie de ne jamais tenter une opération autoplastique en milieu infecté.

On se bornera donc, en pleine période hémorrhoïdale, à tenter la réduction des hémorrhoïdes procidentes, lorsque cet accident existe, et à appliquer sur l'anus des pansements humides, tièdes, faits avec de l'eau bouillie. La réduction des hémorrhoïdes est, en général, un temps douloureux ; aussi conseillons-nous de les enduire préalablement d'une grande quantité de vaseline cocaïnée.

La période de crise passée, que doit-on faire pour empêcher le retour des accidents ? Ici, plusieurs méthodes sont en présence. Nous allons examiner les principales d'entre elles,

La dilatation a longtemps été en faveur en France : elle a trouvé surtout un important appui dans la théorie de Duret sur les anastomoses entre les veines de l'anus et celles du rectum. On doit maintenant reconnaître que la dilatation de l'anus donne un soulagement momentané indéniable, mais que ce soulagement est bien court et que fatalement les accidents se reproduisent.

La destruction des hémorrhoïdes par le fer rouge a été en vogue tant que l'extirpation par le bistouri a été périlleuse ; mais aujourd'hui, on ne saurait préconiser une méthode qui, au regard de succès incontestables, compte encore plus d'insuccès. Il suffit d'avoir vu dans l'ancien arsenal chirurgical les instruments qui servaient à la prétendue volatilisation des hémorrhoïdes, pour être convaincu de leur danger.

Une technique moins infidèle, et qui mérite de retenir notre attention, est celle qui consiste à faire dans chacune des petites tumeurs hémorrhoïdaires une injection de une ou deux gouttes de glycérine phéniquée. Cette injection est suivie d'une poussée douloureuse, qui dure deux ou trois jours, mais au bout de ce temps, les hémorrhoïdes s'affaissent et en quelques séances du même genre le malade guérit.

Il est incontestable que dans le cas d'hémorrhoïdes peu nombreuses cette méthode peut servir, il faudrait cependant la considérer comme peu sûre si les hémorrhoïdes étaient abondantes et si la muqueuse avoisinante présentait des signes indéniables de rectite. L'extirpation est dans ce cas la seule méthode rationnelle.

Tous les procédés d'ablation se sont inspirés plus ou moins du procédé de Whitehead, qui consiste essentiellement dans la résection d'une segment annulaire de la muqueuse anale correspondant à la partie malade. La surface cruentée ainsi créée est comblée par l'abaissement de la tranche muqueuse supérieure, que l'on suture à la peau. Certains chirurgiens ont cru simplifier l'opération en se contentant d'agir sur les paquets hémorrhoïdaires. Pour cela, il les pédiculisent avec une pince, les réséquent et suturent ensuite au catgut les lèvres de la plaie muqueuse. On doit avouer qu'en agissant ainsi, ils enlèvent les hémorrhoïdes, mais ils n'enlèvent pas la muqueuse malade, au niveau de laquelle des milliers de points de phlébo-sclérose sont en train d'évoluer. En sorte que l'on peut dire qu'il n'existe qu'une opération légitime et logique : c'est l'opération de Whitehead.

Sans insister sur le nombre infini de variantes qu'elle a subi, voici comment nous avons coutume de la pratiquer.

OPÉRATION DE WHITEHEAD. — Les temps préliminaires sont ceux qui sont communs à toute opération sur le rectum. Le malade aura été purgé l'avant-veille et lavementé la veille au matin. La veille au soir on commencera à le constiper avec 5 centigrammes d'extrait thébaïque. Au moment de l'opération on emploiera la position de la taille.

On insistera particulièrement sur la dilation anale qui doit être aussi complète que possible, car il faut voir clair, et sur un bon tamponnement profond du rectum, car il faut infecter aussi peu que possible la ligne de sutures. Après la dilatation et le tamponnement, on pratiquera un bon savonnage de la partie accessible du rectum, puis on fera une grande irrigation à l'eau bouillie. Le champ étant ainsi préparé, on saisira la limite cutanée des hémorrhoïdes externes avec quatre pinces de Kocher, de manière que l'anus soit inscrit dans un carré dont chaque angle est muni d'une pince. De chaque côté, les anneaux de deux des pinces sont tendus aux aides qui doivent exercer sur eux une traction suffisante pour bien étaler sous les yeux la muqueuse ano-rectale.

On détermine alors la limite supérieure de l'excision annulaire, et on la repère, si elle est tant soit peu profonde, avec quelques pinces. Il faut savoir être économe de muqueuse rectale et limiter les sacrifices au strict nécessaire, car le bout supérieur doit s'abaisser facilement pour arriver au contact de l'incision cutanée. Là, comme sur tout le reste du tube digestif, les sutures pour tenir ne doivent pas tirer. C'est pour avoir méconnu ce point, et souvent aussi pour avoir négligé les précautions élémentaires qui mettent à l'abri d'une inondation par les matières intestinales que certains chirurgiens prétendent que l'opération de Whitehead expose au rétrécissement du rectum.

Économie de muqueuse et propreté, tel est le secret des bonnes excisions circulaires.

L'attaque du cylindre à détacher doit débuter par en bas, c'est-à-dire par l'incision cutanée ; car, la faire commencer par en haut, c'est couvrir tout son champ opératoire d'une nappe de sang qui rendrait pénibles les incisions inférieures. La première incision étant faite, la muqueuse se laisse détacher de bas en haut avec la plus grande facilité. Chemin faisant on pince les quelques artérioles qui saigent : quant à l'hémorrhagie veineuse on l'arrête par compression. On atteint ainsi la limite supérieure préalablement choisie. A ce moment le manchon muqueux est sectionné en quatre valves verticales que l'on libère de leur bord adhérent à petits coups, de manière à pouvoir saisir à mesure, avec des pinces, la tranche de section de la muqueuse rectale. Cette tranche est alors tirée en bas et suturée à la section inférieure à l'aide de douze ou quinze points au catgut. Le catgut employé doit être assez gros pour que sa résorption ne soit pas trop rapide.

Le pansement que l'on fait en général très mal, comprendra un gros drain rectal entouré de gaze, et une lame d'ouate maintenue sur le périnée par un bandage en T.

RÉTRÉCISSEMENT DU RECTUM

Pour traiter avec quelque clarté des rétrécissements du rectum, il est indispensable, contrairement à notre habitude, d'insister sur le point de vue étiologique. Aucune autre manière de procéder ne nous mènerait à une classification pratiquement utilisable.

Il est classique depuis longtemps de sérier les rétrécissements rectaux de la manière suivante :

1° Rétrécissements valvulaires ;
2° Rétrécissements spasmodiques ;
3° Rétrécissements périrectaux ;
4° Rétrécissements cicatriciels ;
5° Rétrécissements inflammatoires.

Sur les deux premières catégories il n'y a presque rien à dire. Les valvules anormales qui obstruent parfois considérablement le calibre rectal, ressortissent plutôt aux vices de conformation. Quant au rétrécissement spasmodique il ne peut exister pur. Un spasme, peut dans certains cas accentuer un rétrécissement organique, mais rien ne peut permettre d'affirmer qu'une diminution de calibre, due à une contracture du releveur, puisse devenir fibreuse et persistante.

3° *Rétrécissements périrectaux.* — Il est logique d'en exclure les compressions par une tumeur ou par une bride fibreuse extra-rectale. On doit y comprendre seulement les cas où il y a une inflammation périrectale faisant corps avec l'intestin.

Chez la femme les accidents de ce genre sont dus toujours à des lésions péri-utérines d'origine annexielle. Balzer a montré le rôle de la pelvi-péritonite chronique, Stone Scott a rapporté le cas d'un utérus adhérent par son fond à la partie gauche du sacrum, les annexes du même côté étaient transformées en une masse fibreuse et le rétrécissement était produit par le ligament large droit fortement tendu.

Chez l'homme, les mêmes accidents sont liés à des phlegmons chroniques, ayant comme point de départ les suppurations chroniques de la prostate.

On peut dans les deux sexes trouver des rétrécissements consécutifs à une transformation fibreuse du tissu cellulaire de l'espace pelvi-rectal inférieur sous l'influence d'abcès ou de fistules. Il est alors important au point de vue du traitement d'établir avec soin la chronologie des lésions, de manière à ne pas confondre ces cas avec des rétrécissements suivis de fistules.

4° Rétrécissements cicatriciels. — Ils sont consécutifs soit à une ulcération, soit à un traumatisme. Les ulcérations peuvent être la conséquence d'une brûlure par lavement trop chaud ou d'une compression par un corps étranger introduit soit par la bouche, soit par l'anus. Mollière cite des rétrécissements consécutifs à l'élimination d'une large escharre apparue au cours d'une maladie infectieuse grave. Mais plus fréquemment on trouve dans l'étiologie un traumatisme. Les plaies et déchirures par corps étrangers, les violences produites pendant l'accouchement et qui détruisent sur une plus ou moins grande étendue la cloison recto-vaginale, les traumatismes chirurgicaux tels que l'extirpation large de fistules, l'ablation des hémorrhoïdes par la méthode de Whitehead, les tentatives opératoires malheureuses dirigées contre les rétrécissements rectaux, telles sont les causes les plus ordinaires de cette variété de rétrécissements.

5° Rétrécissements inflammatoires. — Ils jouissent

d'une synonymie extrêmement riche. (Rétrécissements annulaires, cylindriques, syphilitiques, rectite sténosante.) Quoique se rapportant, ainsi que nous le verrons, à des facteurs étiologiques très variables, ils ont cependant un certain nombre d'éléments anatomo-pathologiques communs, importants à connaître, tant au point de vue du diagnostic que du traitement.

Au niveau du rétrécissement, on trouve un épaississement manifeste des parois de l'intestin, constituant une masse calleuse qui fait saillie de 1 à 2 centimètres et plus dans la lumière de l'intestin. A ce niveau la muqueuse est confondue avec la masse fibreuse sous-jacente, en sorte qu'on ne peut l'en décoller. Tous les éléments normaux des tuniques rectales forment un seul bloc et sont confondus les uns avec les autres. Quelquefois le processus s'étend même au-delà des parois du rectum, de manière à former des masses fibro-lipomateuses assez analogues à celles que l'on trouve autour des pyélites calculeuses.

Au-dessous du rétrécissement la muqueuse est quelquefois ulcérée, le plus souvent elle est moins souple et rigide, de couleur rouge foncé, enfin tapissée de végétations papillomateuses, à surface cornée, qui sont caractéristiques d'un certain degré de rectite proliférante.

Au-dessus du rétrécissement on trouve, d'une manière à peu près constante, une large ulcération circulaire dont la hauteur limitée ordinairement à 2 ou 3 centimètres, peut s'étendre jusqu'à 8 ou 10.

Il est probable que de pareilles ulcérations sont dues au contact prolongé des matières fécales.

Tout autour du rectum on trouve des masses calleuses parcourues par des trajets fistuleux. Ces fistules, partant soit de la partie sus-jacente, soit de la partie sous-jacente à la fistule, vont aboutir tantôt à la peau, tantôt aux organes voisins, tels que le vagin ou la vessie.

Outre ces caractères communs, les rétrécissements inflammatoires du rectum présentent des caractères particuliers qui ont permis aux auteurs modernes, et notamment à Quénu et Hartmann, d'en distinguer trois variétés :

> *a)* Type inflammatoire diffus;
> *b)* Type syphilitique ;
> *c)* Type tuberculeux.

a) Type inflammatoire diffus. — Ils constituent selon nous la variété de beaucoup la plus fréquente. Les rectites aiguës et chroniques sont leur véritable origine. Hâtons-nous de dire que cette conception est absolument moderne, et qu'il a été classique, jusqu'à ces derniers temps, d'admettre l'origine syphilitique de la plupart des rétrécissements. Desault, Boyer, Laugier, s'étaient, sans raisons plausibles, obstinés dans cette erreur. Après eux Trélat, Delens, Verneuil, A. Guérin, Panas, Fournier, ont soutenu la même opinion. C'est en vain que Gosselin et Berger s'étaient efforcés d'élever quelques doutes ; personne n'hésitait à penser que les rétrécis ne fussent des syphilitiques plus ou moins honteux et plus ou moins conscients.

A notre époque, on doit reconnaître que si l'on trouve rarement la syphilis dans les antécédents, c'est que bien réellement la plupart des sujets ne l'ont pas contractée. Penser autrement, c'est se donner le droit d'appeler syphilitique toute maladie dont l'étiologie véritable nous échappera. Nous savons bien que c'est là un des procédés qui ont été le plus souvent employés en pathologie, mais on admettra bien, qu'à notre époque, il ne peut continuer à en être ainsi.

L'inefficacité absolument constante du traitement aurait dû être une autre raison d'être prudent. On s'est contenté de répondre que les malades viennent consulter à une époque où le traitement ne peut plus rien parce que les lésions sont irrémédiablement constituées.

Notons d'ailleurs que les rétrécissements par hyperplasie fibreuse ne sont pas seulement connus au niveau du rectum (Delbet). On les rencontre aussi au pylore, sur le côlon et dans l'urèthre, et dans aucun de ces cas il ne paraîtrait logique à personne d'admettre l'étiologie syphilitique.

Il faut donc de toute nécessité en revenir à une opinion plus en rapport avec les conceptions anatomo-pathologiques modernes, et admettre l'origine inflammatoire de la presque totalité des rétrécissements du rectum.

Si maintenant l'on nous demande s'il faut toujours rapporter l'inflammation causale à une infection banale nous répondrons qu'à notre sens cela encore n'est pas vrai. La blennorrhagie joue certainement un rôle important dans l'étiologie des rectites proliférantes qui aboutissent au rétrécissement. Il y a trop d'analogies entre le rétrécissement de l'urèthre et celui du rectum pour qu'il y ait là une simple coïncidence. D'ailleurs la fréquence quatre fois plus grande du rétrécissement chez la femme est une importante raison de le croire, que cette fréquence s'explique par l'écoulement de liquides vulvaires jusqu'à l'anus, ou par une facilité particulière aux rapports anormaux.

Type syphilitique. — Quénu et Hartmann, qui admettent non pas que tous les rétrécissements sont syphilitiques, mais qu'une partie d'entre eux l'est, se sont efforcés de trouver une caractéristique histologique, susceptible d'étayer leus opinion. Pour eux, la lésion typique est constituée par des nodules embryonnaires péri-vasculaires et de l'endartérite. Delbet a fait de cette conception une excellente critique. Il montre, en s'appuyant sur Cornil et Ranvier, que les nodules syphilitiques ne se développent pas habituellement autour des vaisseaux, et que le moins que l'on puisse dire, c'est que l'ordonnance péri-vasculaire ne permet nullement de conclure à l'origine syphilitique d'une lésion. Quant à l'endartérite, c'est une lésion banale que l'on rencontre dans toutes les inflammations chroniques, quelle qu'en soit la nature.

En somme, quel que soit le point de vue auquel on se place, c'est encore une question de savoir si les rétrécissements syphilitiques existent.

b) Type tuberculeux. — Il ne s'agit pas ici d'un rétrécissement lié à la cicatrisation d'un ulcère tuberculeux, mais d'une véritable sténose primitive de nature bacillaire.

Dans son traité des maladies du rectum, Allingham en avait cité plusieurs cas, Kummel l'avait suivi dans cette voie, après eux, Tillaux en avait publié une nouvelle observation. Mais c'est à Sourdille que l'on doit des examens histologiques qui ont constitué de véritables preuves.

Il est difficile, étant donné le petit nombre d'observations publiées, de se faire une idée de la fréquence des sténoses d'origine tuberculeuse. Il est toutefois logique d'admettre que cette fréquence doit être assez marquée, eu égard à la très grande facilité des inoculations à ce niveau.

Dans la pratique, il est possible que les divers processus dont nous venons de parler se combinent, et que dans beaucoup de cas la tuberculose, par exemple, se greffe sur un terrain préparé, soit par une infection banale, soit par le gonocoque.

DIAGNOSTIC POSITIF. — Au début on observe toujours une période latente, pendant laquelle il n'y a guère que des symptômes de rectite : sensation de plénitude rectale, envies fréquentes d'aller à la selle, expulsion douloureuse d'un peu de muco-pus, écoulement purulent par l'anus. Plus tard les accidents de la sténose apparaissent. Le malade raconte que ses gardes-robes sont rares, difficiles, se produisant tous les trois, quatre ou cinq jours. Quelquefois il n'y a pas de douleur spéciale et le malade croit être simplement constipé. De temps à autre des crises de diarrhée apparaissent, puis elles laissent la place à un nouvelle période de rétention.

Pour aller à la selle, il est nécessaire de faire des efforts considérables, d'introduire l'index, de s'aider d'un instrument, tel qu'un bâtonnet ou un manche de petite cuiller.

Les matières prennent deux aspects : tantôt elles sont effilées, rubannées, présentant quelquefois une cannelure sur une de leurs faces ; tantôt elles sont petites, dures et ovillées. Sur ces matières, ou trouve généralement un léger voile formé par l'écoulement purulent.

Dans les cas où l'anus lui-même est envahi par le processus scléreux, toute la partie terminale de l'intestin est transformée en un tube rigide, et il en résulte une véritable incontinence des matières fécales.

Les autres signes constituent le tableau banal de l'obstruction à marche très lente : langue saburrale, nausées, ballonnement abdominal, coliques, digestions pénibles, amaigrissement, etc.

Le toucher donne des renseignements capitaux, mais

il faut toujours le pratiquer avec prudence, car on a signalé des cas où des foyers purulents latéraux rectaux avaient été rompus.

D'une manière générale on sent une partie du rectum transformée en un tube rigide dont le calibre diminue progressivement à mesure que l'on se rapproche du rétrécissement. Il n'est pas toujours possible d'atteindre avec le doigt la limite supérieure du rétrécissement, dans ce cas on pratique l'exploration avec une bougie olivaire ; le choc du talon au retour indique le point où se termine la partie rétrécie. On pourrait aussi employer dans le même but, la sonde à sac de baudruche insufflable de Laugier, le ballon dilatateur de Tarnier ou des bougies à empreinte.

DIAGNOSTIC DIFFÉRENTIEL. — Le diagnostic avec le *cancer du rectum* est en général facile. Au toucher, les néoplasmes sont moins réguliers, leurs végétations sont friables et saignent facilement, tandis que les rétrécissements sont durs, régulièrement coniques, recouverts, lorsqu'elles existent, des végétations papillomateuses de la rectite proliférante, dont la surface est cornée et ne se laisse pas effriter par l'ongle.

La confusion avec la *constipation* simple ne pourra être faite si le médecin se donne la moindre peine pour examiner son malade.

La débâcle qui suit les longues périodes de constipation, aurait, au dire des auteurs, été prise pour de la diarrhée dysentériforme. C'est une erreur sur laquelle il est bien inutile de s'étendre ici.

Le diagnostic avec les *hémorrhoïdes* demande plus d'attention. Certes, le seul toucher suffit pour trancher toute hésitation, mais il faut savoir que très souvent la présence d'hémorrhoïdes externes suffit, aux yeux du médecin, pour expliquer les symptômes de rectite, en sorte que l'on s'abstient du toucher. D'autre part, les *condylomes* qui sont si fréquents dans la rectite proliférante, ont été souvent pris pour des hémorrhoïdes.

On aura soin d'éviter de prendre pour de *simples fistules*, les trajets qui, nous l'avons vu plus haut, compliquent si fréquemment les rétrécissements.

Il y a d'autres causes d'erreur, mais qui sont spéciales aux lésions très haut situées ; telles sont l'engagement de l'olive de la sonde dans un pli de la muqueuse, l'arrêt contre le promontoire, enfin le passage du cathéter contre des matières durcies.

TRAITEMENT. — On parle dans les classiques d'un *traitement médical*. Il a tout d'abord consisté uniquement dans le traitement anti-syphilitique, nous avons dit avec quel succès ! Aujourd'hui on se préoccupe d'appliquer un traitement rationnel, non pas à la lésion constituée, mais à la rectite proliférante qui la précède le plus habituellement. Or, c'est là un problème singulièrement difficile à résoudre. Il semble cependant que les grands lavements d'eau très chaude, pratiqués plusieurs fois par jour, donnent de bons résultats.

La vraie question reste le traitement de la lésion constituée. Il a été tenté par des méthodes variées dont la multiplicité même constitue un inquiétant symptôme d'inefficacité.

La dilatation lente, faite avec les bougies d'Hégar, est un assez bon procédé. Les premières séances en sont très pénibles, mais dès que l'on a atteint le n° 18, la dilatation se fait très aisément. Quénu et Hartman prétendent que la rétraction se reproduit toujours. Il y a là une erreur. Certes, dans le plus grand nombre des cas la récidive et fatale, mais nous avons vu quelques succès incontestables. Il nous souvient notamment d'une femme qui fut dilatée lentement dans le service de Trélat, et qui dix ans plus tard, grâce à quatre périodes de dilatation avait un rétrécissement qui laissait passer le n° 20 des bougies de Hégar. Nous pûmes d'ailleurs constater nous-même, par le traitement, que la sténose était très aisément dilatable bien au-delà.

La dilatation brusque a été faite soit avec les doigts, soit avec des instruments spéciaux. C'est une méthode qui est tombée dans un juste abandon, car elle a produit de véritables désastres. Il faut noter cependant que certains chirurgiens ont, à l'exemple de Segond, obtenu des succès par la dilatation rapide sous le chloroforme. Mais il faut savoir qu'ils se servent de la bougie de Hégar, et que d'autre part ils s'arrêtent au n° 18 ou 20, évitant ainsi la partie lente et pénible de la dilatation progressive.

La cautérisation est une méthode historique, productrice de tissu inodulaire, et suffisante à elle seule pour produire un rétrécissement, s'il n'existait pas L'électrolyse employée par Lefort et par Neumann, n'a plus guère d'adeptes aujourd'hui.

La foi à la *rectotomie interne* a été plus durable, on l'a faite soit à l'aide d'incisions profondes, soit grâce à des incisions superficielles, elles ont l'inconvénient d'être suivies d'un spasme du rectum qui favorise l'infection. Leur moindre défaut est d'ailleurs d'être complètement inefficaces.

La *rectotomie externe* ne mérite pas plus de confiance. Telle que la pratiquait Verneuil, cette opération comprenait deux temps : incision sur la ligne médiane postérieure de tous les tissus compris entre l'anus et le coccyx, débridement de tous trajets fistu-

leux. Les résultats ont, d'une manière absolument constante, été déplorables; d'une part, des suppurations
interminables ont pris naissance sur la tranche de section; d'autre part, le nouvel anus subissant la rétraction cicatricielle diminue graduellement de calibre et
est tiré en arrière, par la formation de tissu inodulaire,
jusque sous le coccyx. Péan a cherché à perfectionner
ce procédé en abaissant la muqueuse saine sus-jacente
au rétrécissement jusqu'à l'angle postérieur de la plaie.
Malheureusement, ses opérés n'ont pas été suivis.
Schwartz a, dans un cas, pratiqué une *rectoplastie*
très ingénieuse dont le seul défaut est de demander une
très grande souplesse du rétrécissement. Par une incision postérieure, en respectant le sphincter, il arriva
sur le siège de la sténose, celle-ci fut fendue sur toute
sa hauteur, puis réunie transversalement. Cette opération, très analogue à la pyloroplastie, a fourni à Schwartz
un succès parfait.

Bacon a proposé de faire, à l'aide du bouton de Murphy une anastomose entre le colon ilio-pelvien et la
partie sous-jacente au rétrécissement. Quel que doive
être dans l'avenir le résultat de ce genre d'opération,
nous pouvons dès maintenant faire remarquer qu'il
faut que le rétrécissement soit situé bien haut pour que
l'anastomose soit possible.

L'anus iliaque a été employé dans deux buts différents : tantôt on s'est proposé de mettre temporairement le rectum au repos, de manière à pouvoir le modifier librement par un traitement approprié ; tantôt on
s'est contenté de faire un anus définitif, sans chercher
à modifier le rétrécissement par des manœuvres asso-
ciées.

L'extirpation du rétrécissement paraît *à priori* l'opération de beaucoup la plus logique. Il y a quatre ou

cinq ans, tous les chirurgiens étaient de cet avis. Malheureusement, l'opération n'a pas tenu toutes ses promesses.

On sait que l'extirpation se pratique absolument comme celle des hémorrhoïdes internes. Il faut donc après la résection annulaire de la sténose, abaisser la tranche muqueuse et la suturer à la peau. Or, la muqueuse que l'on abaisse, est très souvent atteinte de rectite, et après une guérison opératoire parfaite on observe la récidive de l'affection.

Il ne faut pas en conclure que l'opération soit à rejeter, bien au contraire. Mais il faut savoir que si la muqueuse est très malade on est exposé à une récidive.

CANCER DU RECTUM

Quels que soient les progrès de la clinique, il est rare que l'on fasse le diagnostic du cancer du rectum à une période assez peu avancée pour que le traitement chirurgical ait des chances sérieuses d'empêcher toute récidive. Si nous en appelons à notre expérience personnelle, nous ne voyons que neuf cas où le diagnostic fut fait assez tôt pour que l'opération ait été tentée dans des conditions que l'on puisse considérer comme réellement bonnes. Dans toutes les autres circonstances, les lésions, dès le premier examen, étaient trop étendues pour qu'une éradication totale ait eu des chances de succès.

Cette impuissance de l'examen clinique tient à des causes multiples. La première est la répugnance des malades à consulter pour les affections de l'anus et du rectum. Un autre est que leur attention n'est nettement attirée qu'à partir du moment où des troubles considérables de la défécation se produisent, ou quand des douleurs vraiment intolérables se font sentir. Mais de toutes les causes qui empêchent le plus le diagnostic précoce du cancer rectal, la plus importante de beaucoup est l'*extrême fréquence* de la *forme latente*.

L'histoire d'Allingham qui, examinant par hasard le rectum d'un homme venu pour contracter une assurance, trouva un néoplasme en pleine évolution, est arrivé à tous les chirurgiens. Pour notre part, nous avons trouvé six fois des cancers du rectum chez des malades qui venaient consulter pour des hémorrhoïdes. Il est presque inutile de dire que les six fois l'opération radicale fut proposée, mais que cinq fois elle fut repoussée avec indignation.

Peut-être que si la plupart des médecins consentaient à explorer de parti-pris le rectum dans tous les cas où des consultants se plaignent de troubles digestifs, ou accusent un affaiblissement progressif sans raison apparente, aurait-on plus souvent l'occasion de faire un diagnostic précoce, c'est-à-dire le seul qui soit chirurgicalement utile. Mais cela même ne changerait pas facilement les statistiques opératoires, car on sait quelle répugnance les malades éprouvent à se faire opérer d'une lésion qui ne se révèle à eux par aucun symptôme particulier et surtout par aucune souffrance, témoin ce que nous disions plus haut.

Cette forme latente sur laquelle nous insistons ici, n'est pas le seul aspect sous lequel le cancer du rectum apparaît à son début. Souvent on trouve un sentiment de gêne et de pesanteur dans le petit bassin, des faux besoins, des coliques, des douleurs au moment de la défécation, des poussées hémorrhoïdaires répétées sans raison apparente. L'hémorrhagie peut être le premier signe, parfois elle est abondante, le plus généralement elle est de peu d'importance mais se répète avec une fréquence extrême. Enfin le début par des troubles fonctionnels se rencontre également, soit qu'il y ait la diarrhée initiale dont parle Ball, soit qu'au contraire il y ait une constipation habituelle avec des périodes de débâcle. Mais, répétons-le encore une fois, de toutes les formes de début, c'est la forme latente qui est la plus fréquente.

Pendant la période d'état, les alternatives de diarrhée et de constipation, les douleurs et la cachexie progressive constituent les signes importants. Malgré des signes de rectite, qui consistent essentiellement dans des besoins fréquents et un écoulement de pus par l'anus, la *constipation* s'installe pendant de longues périodes. Mais si longues que soient celles-ci il est rare que l'on voie se produire des accidents d'occlusion intestinale, car les gaz peuvent filtrer à travers les matières accumulées. Tout se réduit à de l'inappétence et quelquefois des nausées, mais jamais on observe de vomissements fécaloïdes. Après une attente de dix jours, vingt jours et quelquefois davantage, brusquement une débâcle diarrhéique se produit.

Quelquefois la *diarrhée*, entretenue par une rectite intense et par les produits toxiques de la tumeur ulcérée, dure pendant des mois. Quinze ou vingt fois par jour le malade va à la selle, expulsant au milieu de douleurs atroces un mélange varié de matières liquides, de débris de tumeur, de pus, de sang coagulé, etc.

C'est à cette période qu'on doit compter avec une complication redoutable : l'*hémorrhagie*. Les pertes de sang sont parfois si abondantes et si répétées que les malades sont mis rapidement en état d'anémie aiguë, en sorte qu'on les voit facilement emportés par la moindre infection intercurrente.

Les *douleurs* sont en général un accident tardif. Elles sont produites par deux mécanismes. Le premier est le contact des matières souvent très dures avec l'ulcération néoplasique ou la distension de la tumeur lorsque celle-ci forme une partie notable de la circonférence du rectum. Le second est l'envahissement du plexus sacré par le néoplasme. Dans le premier cas la douleur est discontinue. Elle disparaît presque complètement dans l'intervalle des selles. Dans le second cas, les douleurs sont continues, avec des périodes de renforcement atroces.

Suivant que ces divers symptômes prennent une intensité plus ou moins grande, l'état général s'altère plus ou moins rapidement. L'amaigrissement, la faiblesse deviennent extrêmes, les téguments prennent peu à peu la teinte jaune paille.

A la période terminale, d'autres complications apparaissent, l'ulcération produit des *abcès péri-rectaux*. Ces abcès se vident à l'extérieur donnant une *fistule* qui, elle-même, est secondairement envahie par le néoplasme. Des *phlébites* de voisinage ou à distance apparaissent. Le néoplasme envahissant les parties voisines détruit les parois vaginales ou vésicales, créant ainsi les infirmités le plus pénibles.

Dans la pratique la plupart des symptômes que nous venons d'énumérer constituent seulement des raisons de croire, la certitude n'est donnée que par le *toucher*.

D'une manière générale le toucher révèle une tumeur dure, mal limitée, recouverte dans certains cas de végétations friables et saignant facilement, et dans certains autres présentant une ulcération dont les bords et le fond se détruisent aisément sous l'ongle en donnant un écoulement sanglant. Un examen attentif permet de distinguer plusieurs formes :

La forme *tubéreuse* formée d'un véritable champignon néoplasique en saillie, dont un simple contact détruit les végétations superficielles. Au début, il est probable qu'un pareil cancer est très mobile ; malheureusement, dans la règle, quand on l'observe, il s'est étendu bien au-delà de la muqueuse et toute l'épaisseur des parois rectales est prise.

La forme *diffuse* ou *interstitielle* donne la sensation d'une ou plusieurs plaques dures, sans limites nettes et auxquelles la muqueuse adhère. Quand la tumeur est recouverte d'une ulcération, on sent celle-ci comme une dépression à bords indurés et friables.

La forme *massive* n'est qu'une extension en surface de la forme diffuse. Le rectum peut être envahi sur une hauteur de dix à douze centimètres, le petit doigt lui-même peut ne pas pénétrer dans la lumière laissée libre par la tumeur, et il faut une sonde, de préférence une sonde béquille, pour en apprécier la limite supérieure.

La forme *atrophique* de Vidal de Cassis consiste dans une véritable rétraction des tissus au niveau du point envahi. Dans le rectum cette rétraction produit un rétrécissement annulaire très court. C'est le *cancer en virole.*

Diagnostic différentiel. — Pour faire le diagnostic ferme du cancer du rectum, il faut avoir éliminé les

Rectite proliférante.

Rétrécissement inflammatoire.

Tuberculose.

Hémorrhoïdes internes.

Le diagnostic différentiel entre la *rectite proliférante* et la forme tubéreuse du cancer est beaucoup moins difficile qu'il ne paraît par la lecture des ouvrages classiques. Au toucher la rectite proliférante donne la sensation de saillies dures, cornées, résistant à l'ongle, reposant sur une muqueuse saine sous laquelle on ne sent aucune masse indurée. Dans les cancers, au contraire, on sent une tumeur qui forme aux végétations une base commune, et les végétations elles-mêmes sont friables et saignent facilement.

Les *rétrécissements inflammatoires du rectum* pourraient être confondus soit avec la forme massive du cancer, soit avec le cancer en virole. Mais les rétrécissements inflammatoires sont plus réguliers, ils donnent nettement la sensation d'entonnoir. Leur surface est dure et non friable. Au-dessous d'eux, on trouvera en général une zone de rectite hypertrophique où se rencontrent les végétations caractéristiques qui sont, nous l'avons dit, à surface cornée et séparées par une muqueuse saine.

La diagnostic avec la *tuberculose rectale* est plus délicat, et les meilleurs auteurs, Delbet entre autres, citent des cas où la confusion ne fut reconnue qu'après l'extirpation. Il est vrai qu'en général la tuberculose rectale ne prend pas la forme de tumeur, et que de ce fait le diagnostic différentiel est rendu beaucoup plus aisé. Mais il faut savoir que l'on peut rencontrer des masses indurées, sans limites précises, recouvertes d'une ulcération saignant facilement, et que, dans ce cas, l'examen de l'appareil pulmonaire et des ganglions du malade, la recherche de tout ce qui peut, dans les antécédents déceler la tuberculose, constituent les seuls éléments du diagnostic. L'erreur n'a d'ailleurs pas une importance bien considérable, puisque le traitement est sensiblement le même.

Bien que ce diagnostic différentiel soit classique, il faut avouer qu'il est difficile de confondre *les hémorrhoïdes internes* et le cancer. Au toucher, la consistance est bien différente ; les hémorrhoïdes donnent une sensation de mollesse que ne présente jamais le cancer. Tous les autres symptômes peuvent être des causes de confusion. Il en est ainsi des hémorrhagies, de la rectite, des douleurs de la défécation, et surtout de cet affaiblissement progressif aux pertes sanguines et que les anciens avaient nommé la phtisie hémorrhoïdaire. La seule chose qui ne trompe pas c'est le toucher.

DIAGNOSTIC DE LA FORME. — Ce diagnostic a une grande importance au point de vue du diagnostic, mais au point de vue du traitement, le seul qui nous intéresse vraiment ici, il importe peu que l'on se trouve en face d'un cancer en virole ou d'un néoplasme tubéreux ; ce qui intéresse le chirurgien, c'est bien plus le degré de résistance du malade et les connexions de la tumeur.

DIAGNOSTIC DE L'INTERVENTION.— Nous voici arrivés au point le plus délicat de la question, et bien que depuis les premières tentatives de Lisfranc, la cure radicale ait été le sujet de discussions continuelles, l'accord n'est pas encore fait sur les indications définitives des opérations palliatives et de l'éradication totale.

Ces deux conceptions différentes de l'intervention naquirent à peu près à la même époque. D'un côté, Lisfranc montrait qu'on pouvait, par la voie périnéale extirper sans grands délabrements les néoplasmes de l'ampoule rectale, de l'autre les chirurgiens anglais s'instituaient les défenseurs de l'anus contre-nature et notamment de l'anus de Callisen. Cette lutte, vieille de plus d'un demi-siècle, continue encore : examinons-en les éléments :

Il n'est pas rare de voir des néoplasmes rectaux évoluer avec une extrême lenteur ; dans ce cas, les malades succombent à deux sortes d'accidents : l'obstruction intestinale qui tue par stercorhémie, et l'infection de la tumeur par les matières fécales inoculant la surface de l'ulcération. Dans ces conditions il n'y a aucun doute qu'une opération qui permettrait l'écoulement libre des matières et mettrait l'ulcération intestinale dans des conditions telles qu'elle ne pourrait plus s'infecter, assurerait une prolongation considérable de l'existence. L'anus contre-nature et en particulier l'anus iliaque, remplirait ce desideratum. On pourrait ainsi obtenir une survie considérable sans recourir à une extirpation prétendue totale du néoplasme, dont le plus clair résultat ordinaire est de donner un fort pourcentage de morts immédiates.

On peut ajouter à ces raisons que l'amputation du rectum (opération que l'on est le plus souvent amené à tenter) donne localement des résultats assez mauvais. Les opérations, en apparence les plus parfaites, telles que le Kraske, laissent souvent après elles le double inconvénient d'une incontinence sphinctérienne complète et d'un rétrécissement rectal. A plus forte raison quand il s'agit d'une amputation du rectum, c'est-à-dire d'une extirpation portant en même temps sur l'anus, éprouve-t-on de lamentables déboires : le périnée se trouvant être le siège d'un véritable anus contre-nature, infiniment plus difficile à surveiller qu'un anus iliaque.

Des considérations de ce genre ont amené beaucoup de chirurgiens à se faire les défenseurs de l'opération palliative, et il faut reconnaître que, parfois, leurs statistiques apportent à cette manière de voir un étrange appui.

Sans préjuger de notre propre opinion, nous devons, dès maintenant, reconnaître que cette manière de procéder allie une mortalité très faible à une atténuation remarquable des accidents les plus pénibles du cancer du rectum.

Mais voyons maintenant ce que disent les partisans de l'opération radicale : le cancer du rectum est un des cancers les plus chirurgicaux, c'est-à-dire un des cancers que l'on est le plus susceptible de guérir opératoirement. Dans ces conditions, c'est presque un crime de ne pas offrir à chaque malade le bénéfice d'une opération radicale. Il n'y a aucune utilité réelle à prolonger de quelques malheureux mois la vie misérable d'un homme porteur d'une infirmité aussi dégoûtante qu'un anus contre-nature. Puisque la mort est fatale au cas d'une opération palliative, pourquoi donner au patient les affres d'une intervention ? Pourquoi lui donner un espoir trompeur ? Cinq malades guéris et bien vivants au bout de dix ans, ne valent-ils pas mieux que cent malheureux achetant péniblement quelques mois de survie au prix de la continuation de leurs souffrances et d'une infirmité des plus pénibles ?

Il y a du vrai dans chacune de ces opinions et, comme toujours, c'est dans une juste appréciation des cas particuliers qu'il nous faut chercher une solution, selon l'adage : *In medio stat virtus.*

A priori, on doit admettre que deux sortes de malades se rencontreront dans la pratique : les uns auront des cancers aisément opérables, et en raison du peu d'extension de leurs lésions leur état général sera encore satisfaisant. Dans cette hypothèse, la cure radicale ne sera pas sensiblement plus grave immédiatement que l'opération palliative, et l'on aura, de plus, fait courir au malade la chance d'une guérison définitive. Cet espoir d'une guérison définitive vaut bien, nous le pensons du moins, quelques risques en plus, ou quelques difficultés opératoires surajoutées. L'opération étant décidée, le point important de la question deviendra de savoir s'il est possible de conserver la fonction sphinctérienne, ou au contraire s'il est nécessaire de sacrifier toute la région anale. Un examen attentif des connexions de la tumeur permettra de résoudre le problème. Disons dès maintenant que le sacrifice du sphincter n'entraîne pas forcément l'incontinence des matières fécales et que, d'autre part, la conservation d'un sphincter qui, au cours de l'opération peut être énervé, n'implique pas une parfaite conservation des fonctions sphinctériennes.

A côté de ces cas, qui, nous le reconnaissons, seront le plus petit nombre, le chirugien en rencontrera une foule d'autres ayant trait à des malades très affaiblis par l'extension de leur néoplasme. Chez ceux-là on trouvera presque toujours une tumeur adhérente, immobile, fusionnée avec les organes péri-rectaux. L'extirpation d'un pareil néoplasme présenterait des difficultés telles, que la possibilité d'une opération radicale ne doit même pas être entrevue. L'anus contre-nature est alors un moyen très suffisant de parer au double danger de la stercorhémie et des infections secondaires du rectum.

Chez des sujets qu'une longue souffrance et une longue intoxication par la tumeur met en état de moindre résistance, la création d'un anus contre-nature, opération que l'on peut faire sous la cocaïne locale, ne constitue pas une aggravation. Maydl et Reclus ont réduit à leur minimum les chances d'infection et de shock dans une opération de ce genre.

Mais, direz-vous, la question de l'état général étant mise de côté, à quel signe précis reconnaît-on qu'une tumeur rectale est extirpable ?

A l'origine, et c'était l'opinion de Lisfranc, on ne pouvait enlever par la voie périnéale que des tumeurs manifestement mobiles et telles que le doigt pouvait en atteindre aisément la limite supérieure.

Depuis lors, les conceptions chirurgicales ont notablement changé. Au point de vue de l'extension en hauteur, Kraske, puis Quénu, ont montré que, soit par la voie sacrée, soit par la voie périnéale, on pouvait pousser l'ablation bien au-delà du rectum. Dès maintenant nous devons même ajouter que les méthodes abdomino-périnéales permettent d'atteindre jusqu'au colon ilio-pelvien. On sera donc amené à considérer comme extirpables un certain nombre de tumeurs dont l'index est bien loin d'atteindre la limite supérieure.

Le point le plus délicat est d'apprécier l'extension en profondeur. Quand la tumeur est complètement immobile et qu'il est certain que le rectum est dépassé et les organes voisins envahis, il n'y a évidemment qu'à s'abstenir, et la contre-indication est des plus formelles. Si au contraire une grande partie de la tumeur se laisse entraîner par le doigt, il y a tout lieu de penser que le décollement se fera avec une certaine facilité, et, dans ces conditions, l'opération est légitime.

L'hypothèse la plus embarrassante est celle d'une tumeur dont l'immobilité n'est pas évidente : les cavités naturelles, telles que la vessie ou le vagin semblent indemnes, et cependant, sur les plans profonds, le néoplasme se mobilise mal. Bien qu'il y ait alors une grande part à faire au tempérament chirurgical, nous ne conseillons pas, d'une façon générale, de tenter l'intervention. En cas de difficultés opératoires faciles à prévoir, il n'y a aucun doute que le traitement palliatif est indiqué.

Un des points qui restent toujours obscurs dans l'appréciation de la valeur chirurgicale d'un cancer du rectum est l'extension gangréneuse. Pour les néoplasmes de l'anus, on a la ressource des ganglions inguinaux ; mais dès que l'épithéliome est au delà de la région anale, on a affaire à des ganglions intra-pelviens qu'une laparotomie exploratrice peut seule faire soupçonner. Il n'est cependant pas bien probable que l'on se résolve jamais à faire une laparotomie exploratrice pour choisir la meilleure technique applicable à un cancer du rectum donné.

Technique opératoire. — Nous avons dit qu'il y avait deux grands groupes d'opérations : les palliatives et les curatives.

En appliquant le traitement palliatif, on peut poursuivre trois buts différents ; rendre perméable aux matières un rectum rétréci par le cancer, déterger par un procédé mécanique quelconque la surface bourgeonneante d'un néoplasme, de manière à se débarrasser au moins momentanément des plus gênantes complications inflammatoires et des hémorrhagies, enfin détourner le cours des matières en créant un anus, qui a le double avantage de faire disparaître l'obstruction intestinale et d'empêcher le contenu septique de l'intestin d'infecter la tumeur.

Ces trois desiderata sont remplis respectivement par *la rectotomie, le curettage, l'anus iliaque.*

1° Rectotomie. — Elle peut se faire de deux manières, suivant que l'on se contente d'inciser la saillie faite par le rétrécissement dans la lumière rectale, ou qu'au contraire on se propose de fendre toute l'épaisseur des parois rectales. De là les noms de rectotomie interne et externe donnés aux deux procédés.

La rectotomie interne peut être profonde ou superficielle, mais on a de nos jours complètement abandonné les grandes incisions sectionnant le rétrécissement dans toute son épaisseur ; elles exposaient, en effet, aux complications les plus redoutables : hémorrhagie, cellulite pelvienne, etc...

Quant à la rectotomie superficielle, elle peut, combinée à la dilatation, rendre des services dans le cas de rétrécissement non cancéreux, mais on voit mal (cela a été fait cependant) quels bons résultats on peut, au cas d'un néoplasme, tirer d'une pareille technique.

La rectotomie externe a été beaucoup plus employée. Elle consiste dans la section faite, suivant la ligne médiane postérieure, du rétrécissement et de toute la portion sous-jacente du rectum. Au premier abord l'opération est assez séduisante, mais il faut avouer que les résultats pratiques sont déplorables. Tout d'abord, cette large surface cruentée, créée par la section postérieure, s'infecte facilement, il en est résulté souvent des accidents septicémiques graves qui ont été jusqu'à la mort. Mais la suite la plus ordinaire, est la reproduction pure et simple du rétrécissement. Quand cet accident tarde, on a alors affaire à de l'incontinence et à des suppurations interminables.

En somme, quelle que soit la forme d'incision que l'on préconise contre le retrécissement cancéreux, il n'y a rien à tirer de la rectotomie.

2° CURETTAGE. — Il n'y a pas non plus grand bénéfice à tirer de cette méthode. Le curettage des bourgeons agrandit bien le calibre intestinal, mais ce résultat est provisoire ; la pullulation du cancer se faisant avec une nouvelle énergie sur la surface cruentée. D'ailleurs, pour peu que le curettage soit énergique et les lésions avancées, l'instrument peut facilement pénétrer dans les cavités naturelles voisines : vagin, vessie, etc.

On a essayé de conserver une indication au curettage en en faisant le premier temps de l'opération radicale. Nous ne pensons pas qu'on puisse ainsi placer le rectum dans de meilleures conditions d'asepsie. Les surfaces cruentées suppurent forcément, et notre pratique nous a montré que de simples lavages diminuent beaucoup plus facilement la septicité de l'ulcération néoplasique.

3° ANUS ILIAQUE. — C'est là la méthode palliative par excellence, elle seule donne des résultats appréciables, et nous avons vu plus haut qu'on pouvait les mettre en parallèle avec ceux de l'opération radicale (1). Ce n'est pas la place de décrire ici la technique de l'anus iliaque, on trouvera ailleurs cette question complètement traitée. Disons seulement qu'entre autres avantages, l'anus artificiel a celui de préparer l'opération radicale dans les cas où l'intervention palliative serait suivie d'une amélioration très marquée.

Le traitement curatif comprend plusieurs méthodes. On peut se proposer d'enlever d'un seul bloc le rectum et l'anus, ou bien l'on peut, tout en extirpant la partie malade du rectum, respecter le sphincter. Dans le premier cas on a fait une amputation, dans le second une résection.

RÉSECTION DU RECTUM. — Elle a été quelquefois mais très exceptionnellement pratiquée par la voie anale ; l'anus étant dilaté, la partie malade est attirée au dehors. On l'extirpe alors plus ou moins facilement, puis on suture la tranche rectale supérieure au segment anal. Mansell a dans un cas combiné avec cette opéra-

(1) Il y a quelques années nous étions appelés dans une ville de province pour opérer une dame atteinte de cancer du rectum ; nous nous contentâmes d'un anus iliaque (notre malade vit encore d'ailleurs) ; or, le même jour, dans la même ville, un chirurgien très friand du bistouri était appelé par un autre confrère pour faire une opération similaire sur un homme ; il fit grand, il pratiqua un superbe Kraske et essaya d'enlever tout ce qu'il était possible de réséquer, mais malheureusement, le succès ne couronna point son œuvre ; il avait à peine quitté la ville que son malade mourait... Le confrère ne le fait plus venir et nous appelle en son lieu et place. *Et nunc erudimini medici.*

tion la voie abdominale. Dans un premier temps il mobilisa le rectum par la voie haute, dans un second il évagina par l'anus la partie ainsi libérée.

La voie vaginale est également une voie que l'on aura très peu souvent l'occasion d'employer. Elle n'est guère à conseiller que pour des néoplasmes de la paroi antérieure de l'ampoule rectale. Dans tous les autres cas, l'opération serait malaisée et l'on courrait le risque de créer, faute de réunion, une large brèche recto-vaginale.

On a, à plusieurs reprises, tenté des résections par la voie périnéale. A des époques différentes, Velpeau, Dieffenbach, Hartmann, l'ont fait avec des succès divers. Il est facile de comprendre que l'opération est toujours malaisée. Quel que soit le mode d'incision choisi, il est impossible que l'extirpation s'étende au delà des dix premiers centimètres du rectum. C'est Kraske qui, le premier, proposa une technique satisfaisante pour la résection. Il montra qu'en enlevant le coccyx, en sectionnant les ligaments sacro-sciatiques du côté gauche, en abattant la moitié gauche du sacrum au-dessous du troisième trou sacré, on s'ouvrait un large accès postérieur sur toute la hauteur du rectum.

Le procédé de Kraske a été modifié depuis dans des sens divers. Tantôt on a agrandi la brèche osseuse, tantôt on a fait des résections temporaires du sacrum. Quelquefois enfin, à l'exemple de Zuckerkandl, on s'est contenté d'une incision juxta-sacrée, mais n'intéressant pas le squelette. Il ne semble pas que ces modifications de la technique initiale aient beaucoup changé les résultats. L'extirpation du rectum par la voie sacrée est restée une opération grave, dont les suites ne sont pas toujours satisfaisantes. De cela il y a plusieurs raisons :

la première est que la brèche sacrée constitue aux dépens du tissu cellulaire de la fesse, du creux ischio-rectal, de l'espace pelvi-rectal supérieur, et aux dépens de la tranche osseuse, une large surface d'inoculation, source sinon d'accidents immédiatement graves, du moins de suppurations interminables ou de fistules des plus incommodes; la seconde est que les sutures entre les deux segments du rectum ne tiennent pas toujours, car il y a une grande différence au point de vue de la facilité de réunion entre l'intestin recouvert d'une séreuse et l'intestin qui en est dépourvu. Les parois rectales fraîchement décollées de leur gaîne de tissu cellulaire (gaîne souvent envahie par la lymphangite) se réunissent mal. Il en résulte, soit l'écoulement en masse des matières par la voie postérieure, soit, au moins, une fistule des plus désagréables et des plus difficiles à guérir. Nous devons ajouter que, même si l'opération a bien réussi au point de vue autoplastique, il y a encore des risques à courir pour ce qui est de la conservation de la fonction sphinctérienne. L'anus privé de ses nerfs par les manœuvres opératoires faites au-dessus, pouvant ne pas fonctionner.

Certains chirurgiens ont attaché une grande importance au mode de réunion des deux bouts de l'intestin. L'invagination du bout supérieur dans le bout inférieur fut préconisée par Hochenegg. Morestin invagina une collerette muqueuse, formée aux dépens du bout inférieur, dans le bout supérieur, préparé pour le recevoir par une saillie musculeuse correspondante. Ricard réunit en deux plans : l'un muco-muqueux, l'autre comprenant toute l'épaisseur des parois rectales, moins la muqueuse. C'est cette dernière façon de procéder que nous conseillons, car par cela même qu'elle économise ce qui reste du rectum, elle permet un bon affrontement sans traction.

AMPUTATION DU RECTUM. — C'est en somme l'opération que Lisfranc avait préconisée. Nous avons dit qu'elle avait été perfectionnée au point de permettre non seulement l'amputation du rectum, mais encore celle d'une partie du côlon ilio-pelvien.

Deux voies sont possibles, la voie périnéale simple et la voie abdomino-périnéale.

Il est difficile de juger actuellement la valeur de l'opération abdomino-périnéale. Aussi n'insisterons-nous pas longuement sur sa description. Disons seulement qu'on fait une incision dans la fosse iliaque gauche, le côlon ilio-pelvien est attiré au dehors, on le sectionne entre deux pinces à coprostase, et, réservant le bout supérieur, on ferme avec le plus grand soin le bout inférieur. Cela fait, on libère le rectum de son méso, puis on ferme la plaie de laparotomie en y fixant le bout supérieur de l'anse oméga. Le malade est alors placé dans la position de la taille, et l'on complète l'extirpation, par la voie périnéale, ou même par la voie sacrée.

Que la voie haute ait été ou non employée comme temps préliminaire, il y a toujours, du moins si l'on ne conserve pas le sphincter, un temps périnéal à accomplir. Quénu est le premier auteur qui ait décrit d'une manière conforme aux nécessités de la chirurgie aseptique, l'extirpation du rectum cancéreux par la voie périnéale (1898). Avant lui, Willems (1892), en avait tenté une description systématique. Mais son procédé péchait par deux côtés; Willems pour contrôler la marche des ciseaux et avertir l'opérateur du moment où il se rapproche trop du rectum, conseillait de mettre l'index dans sa cavité; d'autre part,

tout en signalant la difficulté que l'on éprouve à séparer le rectum du bulbe de l'urèthre, il ne donnait (en
dehors du doigt indicateur) aucun précepte particulier
se rapportant à cette partie délicate de la dissection.
Quénu modifia utilement la technique de Willems à ce
double point de vue. Il recommanda de fermer l'anus
dès le début de l'opération, de manière à poursuivre la
dissection du rectum comme celle d'un kyste septique.
D'un autre côté il montra que le plus sûr moyen de
libérer le rectum de ses connexions antérieures était
de le débarrasser d'abord de ses attaches latérales.

Ainsi comprise l'opération se pratique comme suit :

L'anus est fermé par une suture en bourse à l'aide
d'un seul fil dont les extrémités serviront à opérer des
tractions sur le rectum.

L'incision de la peau sera rectiligne, en avant et en
arrière de l'anus, curviligne sur les parties latérales.
La graisse du creux ischio-rectal sera sectionnée jusqu'aux fibres du releveur. L'aide attirant alors le rectum vers la gauche, on incisera prudemment, à droite,
les faisceaux moyens du muscle. Dans l'hiatus créé par
la section musculaire on aperçoit alors l'aponévrose
périnéale supérieure. C'est là l'indice que tout le muscle est divisé, on peut alors prolonger cette section en
arrière, puis à gauche, l'aide tirant le rectum du côté
droit. La seule précaution à prendre est d'avoir soin de
respecter les faisceaux antérieurs qui se montrent, sous
forme de deux bandes musculaires très épaisses, ten-
dues au-devant du rectum. L'incision du raphé ano-
bulbaire ne présente plus dès lors de difficulté. Le
rectum étant attiré en arrière, l'opérateur insinuant ses
doigts entre le releveur et la paroi rectale, qui décolle
très doucement, « saisit entre les doigts de la main
gauche le raphé ano-bulbaire tout entier, ras du

bulbe, et l'incise jusqu'aux faisceaux antérieurs du releveur exclusivement ». Quand on a ainsi divisé la portion non musculaire de la cloison ano-bulbaire « on fait apparaître dans l'écartement des faisceaux antérieurs une dépression cupuliforme que le doigt creuse très aisément. Cette dépression quadrangulaire est limitée : en arrière par le rectum ; en avant par la prostate, l'aponévrose prostato-péritonéale et les vésicules séminales ; latéralement les deux cloisons saggitales recto-vésicales, qui sont formées par les faisceaux antérieurs du releveur, son aponévrose supérieure et le pédicule des vaisseaux hémorrhoïdaux moyens. Cette cloison très tendue est sectionnée verticalement de haut en bas sans aucun risque : on met au préalable une ou deux pinces sur les vaisseaux hémorrhoïdaux ».

Il ne reste plus qu'à relever le rectum vers le pubis, et, après avoir détaché les dernières connexions qui unissent l'intestin au coccyx, à se débarrasser de celui-ci en quelques coups de ciseaux. En se reportant en avant du rectum, on ouvre alors le cul-de-sac péritonéal. Cela permet un abaissement du rectum de un centimètre à deux centimètres. Le méso-rectum est incisé au fur et à mesure qu'on en fait l'hémostase. On juge que la libération a été assez loin quand, sans traction, on peut amener la partie saine du rectum au contact de l'angle postérieur de la plaie.

Avant toute section intestinale, profitez de ce que l'anus est encore fermé, pour suturer le cul-de-sac péritonéal et rapprocher par des points profonds les fibres des releveurs. Rétrécissez alors en avant du futur anus la plaie cutanée, puis divisez l'intestin très au-delà du cancer en plein tissu sain. Cette partie septique de l'opération peut être faite à l'abri d'une sérieuse garniture de compresses. Terminez enfin en suturant la tranche rectale à la partie postérieure de la plaie.

Par tout ce qui précède, on voit que la chirurgie du cancer du rectum est loin d'être assise sur des bases indiscutables. L'opération périnéale, qui est peut-être la meilleure de toutes, a des inconvénients multiples dont le moindre est d'exposer, d'une manière à peu près fatale, à l'incontinence. D'autre part, la voie combinée abdomino-périnéale est loin d'avoir fait ses preuves. L'avenir dira sans doute s'il n'y a pas plus sûr et plus simple à tenter.

La grande difficulté viendra toujours, pour le rectum comme pour l'œsophage, de ce que le tube digestif, dans ces deux proportions, est dépourvu de péritoine.

POLYPES DU RECTUM

C'est aux polypes muqueux de l'enfance qu'on a presque exclusivement affaire. Le diagnostic n'en est pas toujours aisé. Les démangeaisons, la pesanteur anale, les besoins fréquents sont des symptômes communs à trop d'affections pour attirer bien vivement l'attention, et l'on risque fort, si dans ces cas on n'explore pas systématiquement le rectum, de passer à côté de la lésion.

Il est commode pour pratiquer cet examen, de faire pousser l'enfant après avoir introduit un doigt dans le rectum. Les efforts chassent le doigt qui sort souvent à travers l'anus en même temps que le point de la muqueuse rectale sur lequel est fixé le polype.

Très souvent le diagnostic est fait d'après le seul commémoratif. Les parents ont vu le polype, ou bien il y a des selles muqueuses teintées de sang, quelquefois de véritables rectorrhagies.

L'extirpation de ces polypes est une chose aisée. Une ligature au catgut à la base et un coup de ciseaux suffisent. Point n'est besoin d'endormir l'enfant ni de dilater l'anus. On ne recourrait à l'anesthésie et à la dilatation anale que dans les cas où l'exploration serait rendue pénible par l'agitation de l'enfant ou par l'impossibilité de faire hernier la muqueuse.

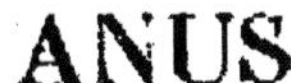

ANUS

CRIBA

[illegible]

[illegible]

ANUS

MALFORMATIONS ANO-RECTALES

On peut les diviser en deux groupes. Le premier comprend les cas où il n'existe pas de communication entre l'extrémité inférieure de l'intestin et l'extérieur. Le second ceux où la communication existe mais d'une façon anormale ou insuffisante.

1º *Il n'y a pas de communication entre l'intestin et l'extérieur.* — Cette malformation suppose bien des degrés. Dans presque tous les cas on trouve une dépression qui représente l'anus. Mais l'ampoule rectale ou le segment d'intestin qui la remplace peut se trouver à des distances très variables de cette dépression anale. Une simple membrane sépare quelquefois les deux parties. Souvent la distance est plus grande et un cordon fibreux représente seul la portion d'intestin absente. Enfin il peut n'y avoir aucune trace d'union entre la cupule anale et le gros intestin.

Le diagnostic de l'imperforation est des plus faciles à poser, la seule inspection, au besoin le cathétérisme, suffisent. Mais le point délicat est de savoir à quelle distance se trouvent les vestiges du rectum qu'il va falloir chirurgicalement atteindre.

Si le seul obstacle est une mince membrane, on peut la voir bomber sous l'influence des efforts d'expulsion que fait l'enfant. Ces efforts manquent-ils ? On peut par la titillation de l'anus les reproduire. Quand rien ne bombe au moment des efforts, on en est réduit aux conjectures.. Presque toutes les autopsies ont montré que si l'extrémité de l'intestin est située très haut, il y a des malformations concomitantes du squelette et que notamment les deux ischions sont très rapprochés. D'autre part on sait par les mêmes documents que c'est immédiatement en rapport avec la face antérieure du rectum qu'il faut chercher l'intestin. Enfin Delagenière a montré que dans la position haute, c'est au niveau de l'articulation sacro-iliaque gauche que se trouvait en général la portion de l'intestin représentant l'ampoule rectale.

Quoi qu'on ait dit sur ce sujet, il n'y a à compter en aucune façon sur les renseignements du cathétérisme vaginal ou vésical. On peut en effet sentir très nettement, avec une sonde, toute la face antérieure du sacrum, sans avoir pour cela le droit de conclure à la non interposition du rectum.

TRAITEMENT.— Dans l'ignorance où l'on est presque toujours de la véritable distance entre la cupule anale et l'intestin, le mieux est de toujours débuter par la voie périnéale. Il faut bien entendu écarter l'ancienne méthode des ponctions. Pousser un trocart dans la direction de l'intestin, c'est accumuler comme à plaisir tous les périls : péril d'atteindre le péritoine après avoir embroché l'intestin, péril d'ouvrir la vessie, péril de créer une communication entre la cavité péritonéale et le vagin. C'est avec le bistouri qu'il faut de toute nécessité opérer.

Une incision longitudinale sera menée de la racine des bourses au coccyx. Le coccyx lui-même sera réséqué si cela paraît nécessaire. Cela fait, on cheminera prudemment en se maintenant exactement sur la ligne médiane et en rapport intime avec la face antérieure du sacrum. Il ne faut craindre aucunement d'ouvrir le péritoine quand on l'a atteint. Mais on aura le soin si les recherches par la voie périnéale échouent, de le refermer par quelques points au catgut.

Supposons l'ampoule rectale trouvée, avec la sonde cannelée ou quelques coups de ciseaux on l'abaissera jusqu'au niveau de la plaie périnéale. Celle-ci sera rétrécie en avant et en arrière, en ayant soin de mettre deux points assez profonds aux endroits où l'on a des raisons de croire que le sphincter a été divisé par l'incision initiale. L'ampoule elle-même sera fixée avant son ouverture par une collerette de points non perforants. Alors seulement on pratiquera une ponction avec le bistouri, et la muqueuse du gros intestin sera affrontée d'une manière exacte avec la peau de l'anus.

Dans l'hypothèse d'un échec par la voie périnéale, il faut recourir à la voie haute. La laparotomie sera faite dans la fosse iliaque gauche, pour des raisons multiples, dont les principales sont : la présence du colon ilio-pelvien, la situation favorable pour la constitution d'un anus contre-nature, et la remarque de Delagenière que la terminaison du gros intestin se trouve souvent, dans les cas de malformation, au niveau de l'articulation sacro-iliaque gauche. Quand le colon ilio-pelvien est trouvé, il faut le fixer par quelques points de sutures à la plaie abdominale, en ayant soin que cette fixation se fasse en un point tel qu'une portion notable de l'intestin que l'on voit et que l'on sent se trouve au-dessous.

Cela permet avec une sonde demi-molle de déprimer le segment intestinal situé au-dessous du siège de la colostomie. On peut ainsi présenter à l'incision périnéale le point le plus déclive et agir à son égard comme devant. Cela fait, on pourrait, soit immédiatement, soit dans un deuxième temps fermer l'anus iliaque.

La malformation peut cependant être telle que la manœuvre de dépression par une sonde soit impossible. Il convient alors de se contenter de l'anus contre-nature, mais il faut bien se rendre compte qu'on crée là pour l'enfant une infirmité terrible, et qu'il vaudrait mieux cent fois pour lui qu'il ne survive pas à l'opération.

2° *Il y a une communication anormale ou insuffisante entre l'intestin et l'extérieur.* — La communication insuffisante est constituée par de véritables rétrécissements congénitaux du rectum. Ces rétrécissements ont le plus souvent la forme de valvules ou de diaphragmes. Plus rarement ils sont tubulaires, présentant soit l'apparence d'un canal régulièrement calibré, soit celle de deux troncs de cônes unis par leur sommet.

Il est rare que ces rétrécissements, quelle que soit d'ailleurs leur forme, donnent lieu à des accidents précoces. Ce n'est qu'au bout de plusieurs années que les premiers symptômes deviennent appréciables.

Le traitement, s'il s'agit d'une simple valvule, consistera dans sa section puis dans une dilatation bien conduite du rectum. S'il s'agit d'un véritable canal, on l'extirpera par les moyens ordinaires, à condition qu'il soit assez bas situé. Dans le cas contraire nous conseillons de se contenter de la rectotomie interne et de la dilatation progressive.

Les abouchements anormaux de l'intestin peuvent se faire au niveau du périnée dans les deux sexes, au niveau de la vessie ou de l'urèthre chez l'homme, au niveau du vagin chez la femme. Enfin dans des cas de malformation profonde du tube digestif, cas très rare d'ailleurs, l'abouchement peut être abdominal.

Nous ne nous occuperons guère du traitement de cette dernière malformation. Aussi bien la laparotomie seule pourrait donner quelques renseignements précis sur la conduite à tenir dans chaque cas particulier.

Les abouchements dans la vessie ou l'urèthre réclament une prompte intervention. Presque toujours la survie n'est en effet que de très courte durée. Il est impossible de formuler une technique susceptible de s'appliquer à la grande diversité des cas. Contentons-nous de dire que la recherche du rectum devra être faite à la faveur d'une incision périnéale. L'intestin trouvé sera abaissé puis ouvert à l'emplacement normal de l'anus. Il est indispensable de fermer dans une même séance la fistule vésicale qui subsiste. Pour une communication uréthrale cela est possible par la voie périnéale, mais pour une communication vésicale, le mieux serait sans doute de recourir à une laparotomie complémentaire. Les observations publiées montrent que si l'on diffère la fermeture de la fistule vésicale, la mort par infection urinaire ascendante se produit fatalement.

Les communications vaginales seront, quant au premier temps, traitées de la même façon, mais il n'y a aucune nécessité d'intervenir de très bonne heure. Rien ne menace en effet la vie de la malade, et on ne l'opère que pour remédier à une infirmité dégoûtante.

La fixation et l'ouverture de l'intestin au périnée étant faites, il restera une fistule recto-vaginale dont on peut remettre la fermeture à un deuxième temps. Cette fermeture sera faite par le procédé de l'adossement de deux valves muqueuses vaginales, procédé préconisé par Ricard.

ABCÈS PÉRI-ANO-RECTAUX

Peu de questions ont été compliquées à plaisir comme celle des suppurations ano-rectales.

Nous nous efforcerons d'en faire un exposé qui mène directement à un diagnostic exact et à une bonne méthode de traitement.

Au point de vue étiologique dont nous sommes bien obligé de parler ici, deux causes engendrent les suppurations péri-ano-rectales. La première est une inoculation banale du tissu cellulaire sous-cutané ou sous-muqueux, que cette inoculation se fasse d'ailleurs à la faveur d'une plaie ou par l'intermédiaire d'une hémorrhoïde enflammée. La seconde est une lymphangite plus ou moins profonde prenant son point de départ au niveau d'une lésion tuberculeuse de la muqueuse de l'anus ou du rectum.

Hâtons-nous de dire que ce serait une erreur de croire que les suppurations qui prennent naissance au niveau d'une lésion tuberculeuse sont de véritables abcès froids, c'est-à-dire des tuberculomes ne contenant que du pus à bacilles de Koch, et dont la croissance se fait par l'extension progressive des granulations tuberculeuses de la paroi. La réalité est un peu différente. Presque toujours l'érosion tuberculeuse de la muqueuse n'a servi que de porte d'entrée à une infection surajoutée, et c'est à l'évolution d'un abcès banal que l'on assiste, avec cette différence cependant que la présence d'une lésion tuberculeuse est un élément dont il faut tenir un compte immense dans l'appréciation d'un pronostic, et que d'autre part, l'envahissement par la tuberculose du trajet fistuleux, qui peut succéder à l'abcès, réclamera des méthodes de traitement spéciales.

La distinction ainsi établie entre les deux formes principales des suppurations ano-rectales, n'a donc pas une grande importance au double point de vue du pronostic immédiat de ce qu'on pourrait appeler le traitement d'attente. Dans les deux cas il faut chercher à ouvrir le plus tôt possible la collection purulente, et à faire cette ouverture très largement pour diminuer les chances de fistulisation.

Dans la pratique, on peut diviser les suppurations péri-ano-rectales de la manière suivante :

a) Infections cutanées.
b) Abcès sous-cutanés.
c) Phlegmons de la fosse ischio-rectale.
d) Phlegmons de l'espace pelvi-rectal supérieur.

a) INFECTIONS CUTANÉES. — Bien qu'elles puissent siéger assez loin de l'anus, on peut admettre qu'elles se développent surtout aux dépens des follicules pilo-sébacés de la région rectale. Ce sont de véritables abcès tubéreux comparables en tous points aux abcès tubéreux de l'aisselle. Le point de départ est presque toujours dans une contusion superficielle laissant après elle une ulcération infectée. Les follicules de la zone ainsi envahie par la lymphangite s'infectent à leur tour, et c'est à leur niveau que se développe l'abcès. La période de développement de la petite collection purulente est en général assez douloureuse, aussi doit-on, dès que l'abcès est soupçonné, faire une incision à son niveau, sans attendre d'ailleurs que l'accumulation du pus soit notable.

Souvent l'affection, à cause de sa bénignité, évolue

complètement en dehors de l'intervention du chirurgien ; l'ouverture se fait alors spontanément et la guérison se produit en quelques jours.

On a souvent dit que ces abcès tubéreux pouvaient laisser après eux des fistules. Il y a là manifestement une erreur d'observation. Si tous les accidents se limitent à un abcès acuminé pointant comme un furoncle vers la peau, la constitution d'une fistule consécutive est incompréhensible. Mais il y a des cas où la lésion infectée initiale ne se contente pas d'inoculer le follicule pilo-sébacé le plus voisin et où la lymphangite s'étend profondément. On peut alors voir se développer de véritables abcès sous-cutanés, qui eux, peuvent donner naissance à une fistule consécutive.

b) ABCÈS SOUS-CUTANÉS. — Cette variété d'abcès n'est que l'extension au tissu sous-cutané ou sous-muqueux d'une infection superficielle. On a coutume d'y joindre les suppurations hémorhoïdaires. Il faut avouer que dans la règle, ces suppurations hémorrhoïdaires ont un pronostic bien différent. Elles se guérissent en effet spontanément et n'exposent pas le sujet à une fistule. Il y a cependant à cette règle des exceptions, et ce sont celles-ci qui légitiment la place occupée par les suppurations hémorrhoïdaires dans le cadre nosologique.

Rien n'empêche en effet une infection superficielle prenant naissance au niveau d'hémorrhoïdes enflammées, de donner à la fois naissance à une infection de l'ampoule veineuse et à une lymphangite profonde génératrice d'un abcès sous-cutané.

En somme, la seule lésion qui soit digne de quelque intérêt est l'abcès siégeant sous la peau ou sous la muqueuse. On lui a donné avec raison le nom d'abcès sous-cutanéo-muqueux, nom qui exprime fort bien avec quelle facilité les suppurations de ce genre s'étendent d'un côté sous la muqueuse rectale et de l'autre côté sous la peau de l'anus.

Très souvent le patient ne fait pas appel au chirurgien, les choses évoluent toutes seules et la collection se vide par un pertuis insuffisant, soit au niveau de la peau, soit au niveau du rectum, quelquefois par les deux voies à la fois. De là la constitution des fistules qui sont *borgnes externes*, *borgnes internes* ou *complètes*.

Il est malheureusement vrai de dire que les choses se passent dans la plupart des cas de la même façon lorsqu'un médecin a été appelé. C'est que tout le monde ne sait pas encore que, pour guérir un abcès de la marge de l'anus, il faut faire de très grandes incisions. C'est moins l'abcès présent qu'il faut vouloir guérir que la complication future : la fistule.

La technique que nous avons toujours suivie et que nous recommandons, consiste dans l'ouverture de la collection au niveau de la peau par une incision dirigée dans le sens des plis radiés de l'anus, mais ne les intéressant pas. Cela fait, un stylet est introduit dans la cavité de l'abcès, il cherche avec soin sous la muqueuse du rectum le point culminant du décollement. À ce niveau, le stylet ou la sonde cannelée perfore la muqueuse, et tous les tissus chargés sur l'instrument sont sectionnés de manière à créer une large plaie que l'on pansera à plat en la laissant se combler de la profondeur.

c) PHLEGMONS DE LA FOSSE ISCHIO-RECTALE. — Leur origine est la même que celle des infections précédentes. La propagation se fait par les lymphatiques qui suivent l'hémorrhoïdale moyenne.

Au point de vue des symptômes, l'affection est des plus caractéristiques. La face interne de la fosse correspondante fait saillie entre l'anus et l'ischion. De bonne heure, la peau est rouge et tendue. Le toucher rectal est douloureux et presque toujours impossible.

Assez souvent, la collection fuse d'un côté à l'autre de l'anus et l'on a affaire à une suppuration formant tout autour de l'ampoule rectale les trois quarts d'un anneau.

Il faut de toute nécessité, pour ouvrir ces phlegmons, avoir recours à l'anesthésie générale ou du moins à la cocaïne lombaire.

Le patient sera mis dans la position de la taille. Une incision longitudinale parallèle à la ligne médiane, sera faite au droit de la fosse ischio-rectale. On peut la faire soit au bistouri, soit au thermo-cautère. D'ailleurs il n'y a pas d'hémorrhagie sérieuse à craindre, à condition que l'on observe le précepte suivant :

Dès que l'instrument qui fait l'incision aura atteint le tissu graisseux de la fosse ischio-rectale, il faut l'abandonner et se contenter d'agir pour décoller les tissus jusqu'à l'abcès, de la sonde cannelée ou mieux du doigt. La collection étant ouverte, on y pratiquera un lavage avec de l'eau stérilisée très chaude, puis on la tamponnera avec de la gaze stérilisée. Des pansements quotidiens accompagnés de lavages seront faits les jours suivants dans les mêmes conditions.

d) Phlegmons de l'espace pelvi-rectal supérieur. — L'usage dans les ouvrages classiques est de les considérer comme ayant un point de départ rectal. A l'exemple de Delbet, nous ne craignons pas de nous élever contre cette opinion. C'est du côté des organes génitaux, aussi bien chez l'homme que chez la femme, qu'il faut chercher les causes de la lymphangite profonde susceptible d'envahir l'espace pelvi-rectal supérieur. Phlegmons des ligaments larges, infections aiguës des vésicules séminales ou de la prostate, telles sont les véritables causes qu'il faut invoquer. Il est évident que c'est, dans la plupart des cas, à la faveur d'une incision menée à travers la fosse ischio-rectale qu'il faut aller atteindre des collections de ce genre. Mais le grand point reste toujours le traitement causal et nous sortirions des limites de cet ouvrage en nous en occupant ici.

FISTULES ANO-RECTALES

D'une manière générale, toutes les fistules à l'anus sont consécutives à des abcès des parois rectales ou du tissu cellulaire immédiatement périrectal. L'origine de ces abcès est toujours dans une infection partie de la muqueuse, soit sous la forme d'une ulcération banale, soit sous celle d'une lésion tuberculeuse ulcérée.

Il est difficile de savoir d'une façon précise dans quelle proportion les fistules ano-rectales sont tuberculeuses. On trouve dans les auteurs des appréciations très diverses, sur lesquelles il est difficile de baser une opinion. Nous devons dire que si nous consultons notre statistique personnelle, les fistules tuberculeuses l'emportent de beaucoup sur les autres. Il ne faudrait pas en conclure que la tuberculose pulmonaire guette fatalement le plus grand nombre de porteurs de fistules, car nous sommes persuadés que dans un grand nombre de cas l'infection tuberculeuse ano-rectale est purement locale, et est consécutive à une inoculation directe par la voie digestive.

Au point de vue de la constitution de leur trajet, les fistules correspondent à trois types. Le premier comprend les fistules complètes, c'est-à-dire celles qui s'ouvrent d'une part au niveau de la muqueuse, et d'autre part au niveau de la peau. Les deux autres formes de fistules sont dites incomplètes. On nomme borgnes internes celles dans lesquelles la cavité de l'abcès initial communique seulement avec le rectum, et borgnes externes celles dans lesquelles la même communication est établie avec la peau.

Au point de vue de la localisation de la fistule par rapport à la région ano-rectale, plusieurs classifications ont été proposées. La plus simple est d'appeler superficielles celles qui passent sous le sphincter, fistules de l'espace ischio-rectal celles qui passent au-dessus du sphincter, enfin fistules pelviennes celles qui remontent franchement dans l'espace pelvi-rectal supérieur.

L'histoire clinique des fistules à l'anus est presque toujours la suivante. Les malades racontent qu'à un moment donné ils ont senti une douleur sourde qu'ils localisent dans la partie inférieure du rectum ou au périnée. Cette douleur s'exaspérait au moment des selles. En même temps apparaissait un mouvement fébrile, variable dans son intensité, mais témoignant d'une infection.

A ce moment, la palpation de l'anus décelait une induration péri-anale, correspondant au point de formation de l'abcès.

En même temps que la suppuration s'établit la douleur devient lancinante, quelquefois très aiguë. Si dans la suite les choses évoluent sans intervention médicale, après une période de tension douloureuse très pénible, brusquement l'abcès s'ouvre à l'extérieur, et en même temps le malade ressent un soulagement immédiat.

Après une courte période tout semble fini, mais bientôt le patient s'aperçoit que l'orifice par lequel s'est vidé l'abcès n'est pas obturé, et donne lentement, mais régulièrement passage à un un écoulement purulent.

De temps en temps, cependant, cet écoulement s'arrête, seulement au lieu de la guérison attendue, on voit se dérouler de nouveau le cortège symptomatique de l'abcès.

A l'examen direct, le diagnostic est facile dans tous les cas où l'on a affaire à des fistules complètes ou borgnes externes. Dans le cas de fistule borgne interne, la difficulté vient de ce qu'il est rarement possible de sentir au doigt l'induration constituée par l'orifice de la fistule. On doit surtout veiller à une cause d'erreur assez fréquente, c'est qu'au cas de fistule tuberculeuse, l'induration que l'on peut sentir dans le rectum peut être formée par le tuberculome initial, alors que l'orifice de l'abcès, créé par la lymphangite profonde des parois rectales, ne siège pas forcément au même point.

Pour examiner la région anale, la meilleure position à donner au sujet est le décubitus latéral, la jambe qui repose sur le plan du lit étant allongée, l'autre étant repliée, le tronc étant assez fortement penché en avant. La fesse supérieure est alors soulevée avec la main gauche ou tenue par un aide. On peut dans ces conditions explorer complètement la région périnéale et étaler les plis radiés de l'anus.

Soit sur le périnée, soit entre les plis anaux on découvre alors l'orifice de la fistule. Il est bien entendu que cet orifice peut être multiple, que les fistules le soient ou non.

Pour explorer le trajet de la fistule, un stylet y sera conduit avec prudence surtout dès que l'on est arrivé sous la muqueuse, ce que l'on sent avec l'index de l'autre main introduit dans le rectum. Il n'est pas toujours possible, même dans le cas de fistule complète, de trouver l'orifice muqueux, car le trajet de la fistule peut n'être pas dans toute son étendue accessible à un stylet droit. Les courbures que l'on peut donner aux stylets malléables ne permettent elles-mêmes que rarement un cathétérisme complet.

Quand, malgré l'exploration la plus attentive, il est impossible de trouver un orifice cutané, on peut différer la recherche de l'orifice interne jusqu'au moment même de l'opération, du moins si les antécédents du malade et les autres signes cliniques ne permettent pas de douter de la nécessité d'une intervention. Dans le cas contraire, il faudrait pour avoir une certitude endormir le malade, lui dilater le sphincter, et explorer directement avec le doigt et avec le stylet, la surface de la muqueuse et les points qui y apparaissent comme pouvant être l'orifice de la fistule.

Diagnostic différentiel. — En général facile, il présente dans certains cas de grandes difficultés. Les fistules périnéales peuvent, en effet, avoir deux autres origines : *l'appareil urinaire et le système osseux.*

Les trajets fistuleux ostéopathiques viennent soit du sacrum, soit du coccyx, soit de l'ischion. Beaucoup plus rarement ils ont comme origine une tuberculose vertébrale de la région lombaire. L'exploration par le stylet montre que ces fistules, au lieu de se diriger vers le rectum, s'en éloignent, et paraissent aller vers les parois du bassin.

Il est rare que le stylet mène au contact même de l'os dénudé, mais en l'absence de ce signe pathognomonique, une recherche attentive des caractères de l'ostéite chronique permet en général le diagnostic.

Les fistules qui viennent des organes génito-urinaires sont très souvent médianes, et toujours antérieures. Si le liquide qui en sort a tous les caractères de l'urine, il n'y a pas à hésiter ; malheureusement quand l'écoulement d'urine est peu marqué et qu'il se fait pour ainsi dire une infiltration goutte à goutte, il peut être malaisé de distinguer de l'urine d'un écoulement de pus séreux, sauf en colorant fortement l'urine par le bleu de méthylène.

Quand les fistules viennent des glandes vulvo-vaginales de la femme, ou des glandes de Cowper et de la prostate chez l'homme, le diagnostic est rendu facile par les antécédents et par la netteté avec laquelle le stylet prend la direction de ces organes.

Il n'y a rien de bien particulier à dire sur le diagnostic de la variété anatomique de la fistule. La reconnaissance de la position par rapport au sphincter, l'étude du trajet qu'épouse le stylet, et la notion de la hauteur à laquelle la fistule s'ouvre dans le rectum, suffisent pour en déterminer tous les éléments essentiels.

TRAITEMENT.—On ne parle plus guère aujourd'hui du traitement par les injections. La teinture d'iode, l'acide phénique, le sublimé, l'eau oxygénée, ont été employés avec de trop rares succès pour que de pareilles méthodes aient pu prendre un rang honorable parmi les procédés de traitement.

La ligature a subi le même sort. On la pratiquait soit avec un lien élastique, soit avec un fil inextensible, mais fortement serré. La section due au sphacèle des parties étreintes se faisait lentement et était très douloureuse, de plus on voyait souvent, à la faveur de ce sphacèle forcément septique, des infections graves de la région ano-rectale se produire.

L'incision est la méthode qui, actuellement encore, est la plus employée. On la fait soit au thermo-cautère, soit au bistouri. Les deux instruments ont leurs défenseurs : pour notre part nous préférons de beaucoup le bistouri, car dans les cas où l'hémorragie pourrait être à craindre, elle ne se laisserait pas arrêter par le thermo, et, d'autre part, l'escharre que produit la brûlure empêche de voir nettement les diverticules que présente souvent la fistule.

Quelle que soit la variété anatomique de la fistule, il est toujours plus commode d'endormir le malade, au double point de vue d'une recherche patiente des diverticules et de la beaucoup plus grande facilité que donne la dilatation de l'anus, impossible sur un sujet non anesthésié.

Le malade étant anesthésié, et mis dans la position de la taille, l'anus, étant dilaté, la sonde cannelée ou le stylet sera conduit par un des orifices de la fistule jusqu'à l'autre.

Dans le cas où il serait impossible de trouver celui-ci, on ferait sortir le bec de la sonde cannelée par un point quelconque de la muqueuse placé sur le prolongement de la partie perméable du trajet.

Le bec de la sonde devenu libre, est alors ramené en dehors de l'anus, en sorte que tous les tissus à sectionner soient placés directement sous les yeux du chirurgien.

Au cas où la fistule remonte haut, cette manœuvre d'extériorisation des parties à diviser, est impossible; il faut, dans ce cas, faire bâiller largement l'anus à l'aide de deux valves, et opérer à ciel ouvert, en faisant au fur et à mesure l'hémostase des tranches sectionnées.

Quand la section est faite, il est utile de curetter la surface infectée du trajet fistuleux, et indispensable d'observer avec le plus grand soin s'il n'y a pas de diverticules qui aient échappé à une première exploration.

Le pansement se fait en tamponnant avec la gaze aseptique la plaie que l'on vient de créer.

Il est facile de comprendre que si la simple section est une excellente méthode pour les fistules sous sphinctériennes, elle est beaucoup moins satisfaisante lorsqu'il s'agit de diviser le sphincter, comme cela arrive dans le cas de fistule remontant haut sur le rectum. On s'expose, en traitant ces fistules par la section, à créer la plus pénible des infirmités : l'incontinence des matières fécales.

Le désir d'obtenir une cicatrisation plus rapide, en diminuant dans la mesure du possible la septicité de la plaie, a conduit à l'idée de l'excision de la fistule.

L'excision, quand elle n'est pas combinée à la suture, ne nous semble pas une méthode logique. Il n'est pas sûr, en effet, que la surface cruentée que l'on laisse communiquer largement avec le rectum, ne soit pas, au bout d'un nombre d'heures très court, aussi infectée que l'était le trajet fistuleux lui-même. De plus, même en admettant une septicité moindre, sait-on dans quelle mesure la cicatrisation serait plus rapide, sait-on même si elle le serait ?

Dès lors qu'on est décidé à chercher une guérison aussi rapide qu'une cicatrisation par première intention, on est amené forcément à compléter l'excision par la suture.

Hâtons-nous de dire que, dans bien des cas, pour les fistules superficielles, le bénéfice n'est pas évident. Assez souvent la réunion fait défaut, ou bien quand la profondeur réunit, les points de sutures donnent lieu à de petits abcès, deviennent fongueux, en sorte que l'on se trouve amené à prolonger les soins plus qu'on ne l'avait espéré.

En résumé, les méthodes historiques étant mises de côté, le traitement chirurgical des fistules à l'anus peut se résumer comme suit :

Dans le cas de fistule superficielle, la simple section suffit. Dans le cas de fistule ischio-rectale ou pelvienne, le mieux est de faire l'excision de la fistule et sa réunion par des fils cheminant dans tout leur trajet sous la surface avivée.

FISSURES A L'ANUS

On trouve dans toute l'étendue du rectum des ulcères que l'on peut appeler simples, car ils ne relèvent pas d'une infection spécifiquement classée. Il est en général facile de les reconnaître par le toucher, mais le diagnostic de l'ulcère simple ne peut être fait que par élimination.

Il est singulier que des ulcères causés par une infection banale puissent résister à la tendance naturelle des tissus à la cicatrisation. Pour le comprendre, il faut tenir compte de l'état d'infection continue dans lequel est le rectum. De plus le traumatisme qu'exerce périodiquement sur la muqueuse le passage des selles, est une autre cause de non cicatrisation.

De ces ulcères, les seuls qui soient douloureux, sont ceux qui siègent au niveau du sphincter. On les trouve abrités entre deux plis de l'anus, constituant une petite plaie longitudinale, à fond atone, à bords également quelquefois légèrement indurés.

Leur siège est en général postérieur, mais cette règle suppose un assez grand nombre d'exceptions. Avant toute espèce de tentative de déplissement, en parcourant avec le doigt le pourtour de l'anus, on réveille en passant sur la fissure une sensation douloureuse intense, et l'on sent en même temps une contracture localisée du sphincter. Au point ainsi déterminé, il suffit alors de déplisser les plis radiés, pour voir l'ulcération allongée qui constitue la fissure.

Cliniquement les signes sont tellement nets qu'il suffit en général d'entendre l'histoire du malade pour faire le diagnostic. Tous se plaignent d'une première douleur au moment de la défécation ; plus tard, après un moment d'accalmie, alors qu'il n'y a plus aucun effort ni aucun passage de matières, une nouvelle douleur apparaît. Celle-ci est intense, atroce, les malades la comparent à l'introduction d'un fer rouge. Elle dure un quart d'heure, une demi-heure et quelquefois davantage. La crainte de cette douleur conduit les malades à toute espèce d'artifices, soit pour en diminuer la fréquence, soit pour en diminuer l'intensité. Les uns s'imposent des régimes débilitants qui diminuent le nombre de leurs selles, les autres entretiennent, à l'aide de purgatifs légers, une diarrhée qui diminue leurs accès de sphinctéralgie dans une certaine mesure.

Toutes les fois où l'on se trouve en présence de ce complexus symptomatique, le diagnostic peut être fait d'emblée, et il n'y a pour ainsi dire pas d'erreur possible.

Blandin avait divisé les fissures en sus-sphinctériennes, sphinctériennes et sous-sphinctériennes : il ne nous semble pas que cette division doive être conservée. On a vu en effet que ce qui distingue les fissures à l'anus des autres ulcères du rectum, est précisément la coexistence d'une contracture douloureuse du sphincter anal. Dans ces conditions la notion de siège exactement sphinctérien est primordiale, et on ne saurait en aucune façon y faire rentrer des lésions qui sont soit des ulcères simples du rectum, soit de simples érosions de la marge de l'anus.

TRAITEMENT. — En présence des excellents résultats que donne la dilatation, il n'y a guère à parler de traitement médical. D'ailleurs un traitement médical ne peut être que palliatif. Ni la régularisation des selles, ni les précautions prétendues aseptiques du côté de l'anus, ni l'anesthésie locale à la cocaïne, n'ont de prétentions curatrices : ce sont de simples palliatifs, et tôt ou tard, il faut en venir à la dilatation.

La dilatation peut se pratiquer avec l'anesthésie locale. Reclus opère comme suit : de petits tampons d'ouate imbibés d'une solution de cocaïne au 1/100 sont introduits dans l'anus, on les y laisse quelques minutes, après quoi on fait sous la muqueuse une série d'injections de quatre seringues de Pravaz de la même solution, on termine enfin par quatre ou cinq seringues injectées dans l'épaisseur du sphincter. Nous avons plusieurs fois employé cette méthode, mais jamais elle ne nous a paru donner une anesthésie parfaite. L'expérience nous a montré, ainsi qu'à la plupart des chirurgiens, que rien n'est comparable à l'anesthésie générale, et que la seule précaution à prendre est d'endormir profondément les malades afin de n'être pas exposé à la syncope par réflexe sphinctérien.

L'anesthésie obtenue, on peut faire soit la dilatation digitale, soit la dilatation instrumentale. On dit parfois que l'on est mieux maître de la dilatation digitale. C'est à notre sens une erreur : L'emploi des doigts demande souvent un effort considérable, et l'on peut, dans une brusque contraction musculaire, dépasser l'effort nécessaire, tandis que l'emploi du dilatateur de Trélat permet de beaucoup mieux graduer son énergie.

CANCER DE L'ANUS

L'histoire clinique du cancer de l'anus se confond d'une manière presque absolue avec celle du cancer du rectum.

Il y a cependant quelques différences de détail, dont il est impossible de ne pas dire ici quelques mots.

Tout d'abord, les néoplasmes qui siègent au niveau de l'anus donnent lieu à une complication que l'on ne peut observer avec un cancer limité au rectum : c'est la coexistence de deux symptômes en apparence contradictoires, l'incontinence et la rétention des matières, mais d'autre part cette même induration maintient l'anus béant dans une certaine mesure, en sorte que les matières s'écoulent peu à la fois, mais d'une manière continue par cet orifice placé au point déclive et toujours ouvert.

Une seconde particularité [des cancers de l'anus est la difficulté parfois assez grande que l'on éprouve à faire le diagnostic. On rencontre en effet souvent des anus au niveau desquels des végétations de toute espèce, des fistules, des ulcérations, des hémorrhoïdes enflammées donnent un aspect fongueux, qui à première vue rappelle l'aspect du cancer.

Il faut alors ne pas se hâter de prononcer et analyser dans tous ses détails le complexus morbide, que l'on a sous les yeux. Un examen attentif permet presque toujours de savoir rapidement si sous les lésions il y a un cancroïde de l'anus.

Une cause d'erreur peu fréquente, mais qu'il est indispensable de signaler est *l'actinomycose de l'anus.*

La question est encore mal connue, et les documents s'y rapportant sont malheureusement trop rares, aussi il nous est impossible de savoir avec quelle fréquence la confusion est habituellement faite. Tout ce que nous pouvons dire, c'est que dans un cas notre attention ayant été attirée par la coexistence d'un énorme champignon anal d'apparence cancéreuse et un état général parfait, nous eûmes l'idée de faire pratiquer un examen histologique. Le but de cet examen était surtout, en reconnaissant l'épithélioma, de nous permettre d'éliminer la syphilis. A notre grand étonnement le diagnostic posé fut actinomycose, et nous pûmes voir guérir notre malade avec de simples cautérisations et l'emploi de l'iodure.

Quelques faits du même genre sont rapportés dans les auteurs, mais à les lire il ne semble pas que l'on doive s'attendre souvent à trouver les signes macroscopiques classiques de l'actinomycose, c'est-à-dire les abcès donnant issue à un pus qui contient les grains jaunes caractéristiques.

L'erreur avec les syphilides de l'anus et les végétations qui les accompagnent a été souvent commise. Le plus souvent, après un examen sérieux on reconnaît que l'élément important est constitué par des accidents secondaires : plaques muqueuses érosives, papulo-érosives, papulo-hypertrophiques, ulcéreuses. Beaucoup plus rarement, on a affaire à des lésions tertiaires. Les gommes sont exceptionnelles, les ulcérations tertiaires sont un peu plus fréquentes, mais dans aucun cas elles ne reposent sur une masse indurée et diffuse comparable au cancer. Dans les cas douteux on aura toujours la ressource d'essayer le traitement pierre de touche.

Au point de vue du traitement, il n'y a pas à parler

de méthodes palliatives. Il faut de toute nécessité faire une ablation large au bistouri.

En faisant cette ablation on ne peut songer à respecter le sphincter, en sorte que l'amputation de la partie inférieure du rectum est la seule opération qu'il y ait à pratiquer. On la fera en suivant la technique que nous exposons ailleurs à propos du cancer du rectum.

Le seul point à signaler est la nécessité de sacrifier souvent une grande quantité de la peau du périnée, car le cancroïde s'étend souvent considérablement en surface dans cette région.

Une question discutée est celle de la légitimité de l'éradication quand les ganglions inguinaux sont pris. *A priori*, il semble que l'affection étant fatalement condamnée à récidiver, même en y joignant l'ablation des ganglions inguinaux, on doive de toute nécessité s'abstenir. Mais on doit tenir compte de la terrible infirmité qu'est un cancer localisé à l'anus, et de l'avantage qu'il peut y avoir, même dans le cas de récidive fatale, à substituer à un champignon cancéreux infect une récidive ganglionnaire, récidive fermée qui évolue plus lentement et dont la présence est infiniment moins pénible pour le malade.

SYPHILIS ANO-RECTALE

Au niveau de l'anus et du rectum la syphilis s'observe aux trois périodes, mais c'est surtout aux deux premières que le clinicien a l'occasion de la rencontrer.

1° *Accident primitif.* — Ainsi que l'ont montré les statistiques de Fournier et de Julien, le chancre est beaucoup plus fréquent chez la femme que chez l'homme. On peut le rencontrer soit à la marge de l'anus, soit dans le canal anal, soit enfin dans le rectum. Au niveau de la marge de l'anus le chancre a toute la banalité d'un chancre cutané, sur les plis radiés il prend les caractères d'un chancre fissuraire, l'induration des bords peut faire une saillie notable et constituer ce que Fournier a appelé le chancre en feuillet de livre. La lésion est particulièrement nette quand elle siège sur une hémorrhoïde, car l'hémorrhoïde faisant saillie rend très facile la palpation de la base indurée. Dans tous les autres cas il n'est possible de faire cette palpation qu'en introduisant l'index dans le rectum, pendant que le pouce reste à la marge de l'anus. Si malgré cette exploration bi-digitale le diagnostic reste douteux, il faut s'en remettre à la constatation de l'adénopathie poly-ganglionnaire inguinale.

Depuis Després les classiques admettent que les chancres de la région anale ont une tendance particulière au phagédénisme. Il y a là pour nous une exagération manifeste, il est évident qu'au niveau de l'anus comme partout ailleurs le phagédénisme peut se produire, mais la foi à une plus grande fréquence de cette complication n'est qu'une survivance de l'opinion aujourd'hui insoutenable de Desprès, qui établissait un rapport de cause à effet entre chancre phagédénique et le rétrécissement du rectum.

La plupart des auteurs admettent une certaine rareté du chancre intra-rectal ; là encore nous faisons les plus extrêmes réserves. Les signes cliniques du chancre du rectum sont trop vagues (douleurs au moment de la défécation, cuisson, émission de muco-pus, etc...) pour que dans la plupart des cas la lésion ne passe pas inaperçue. D'ailleurs le meilleur élément de diagnostic, l'adénopathie, manque ici puisque ce sont les ganglions sacrés qui sont pris.

2° *Accidents secondaires*. — Les plaques muqueuses sont extrêmement fréquentes au niveau de l'anus, mais c'est encore une question de savoir si les mêmes accidents peuvent se rencontrer au niveau du rectum. Mollière, Van Buren, Quénu et Hartmann en admettent l'existence, et il ne semble pas qu'après de tels observateurs on soit autorisé à mettre en doute l'existence de pareilles lésions, mais il faut remarquer que, malgré tout, la rareté de cette localisation est telle que l'on n'est guère autorisé à faire un tel diagnostic.

Notons ici que les plaques muqueuses peuvent revêtir tous les types classiques : érosif, papulo-érosif, papulo-hypertrophique, ulcéreux. Très souvent dans les plis radiés de l'anus ces légions prennent le type fissuraire.

3° *Accidents tertiaires*. — Les gommes seraient rares, au dire des classiques. Cependant Esmarch prétend qu'elles sont parfois confondues avec le cancer. C'est un point que faute de documents il nous est impossible de trancher ici ; mais nous pouvons affirmer en tous cas que les gommes ne semblent jouer aucun rôle dans l'étiologie des rétrécissements du rectum (*Voir Rétrécissements du rectum*).

Les ulcérations tertiaires sont incontestablement plus fréquentes, elles sont en général allongées dans le sens de l'axe du rectum. Leurs bords sont indurés, elles ont assez souvent une tendance marquée à l'extension, et prennent alors l'aspect de ce que l'on décrivait sous le nom d'esthiomène.

La Syphilis héréditaire est fréquente au niveau de l'anus. Les lésions qui apparaissent d'une manière précoce prennent l'aspect d'érythèmes cuivrés, ou quelquefois celui de fissures à bords indurés.

TUBERCULOSE ANO-RECTALE

La partie la plus importante de cette question a été traitée à propos des fistules à l'anus et des rétrécissements du rectum. Nous ne reviendrons donc pas sur ces deux points. Nous nous contenterons de dire quelques mots des ulcérations et d'une forme particulière que l'on a appelée la tuberculose verruqueuse.

Les ulcérations peuvent siéger soit au niveau de l'anus, soit au niveau du rectum. Au niveau de l'anus elles partent de la surface cutanée pour remonter plus ou moins haut sur la muqueuse, mais c'est au niveau de la peau qu'elles prennent un aspect caractéristique qui permet le diagnostic.

Les bords sont décollés, bleuâtres, le fond est rouge en certains endroits, d'un gris terne à d'autres. Par places on observe soit des grains jaunâtres de très petite dimension, soit des élevures molles comparables au bourgeonnement d'une plaie infectée.

Au voisinage de ces ulcérations on trouve souvent des fistules qui en sont une des conséquences, ou de véritables abcès froids.

Dans le rectum les ulcérations tuberculeuses sont beaucoup moins aisées à diagnostiquer, car même avec des écarteurs et après dilatation, elles échappent à l'examen direct, et le toucher ne donne qu'une vague sensation d'irrégularité, facile à confondre avec un ulcère simple ou une hémorrhoïde interne ulcérée.

Ce n'est que par les lésions concomitantes et surtout par l'état général du sujet que l'on peut arriver à en soupçonner la véritable nature.

Hartmann et Routier sont les premiers auteurs qui aient observé au niveau de l'anus une autre forme de tuberculose : *la tuberculose verruqueuse*. Dans ce cas la peau présenterait des saillies papillomateuses absolument semblables à celles que donne le papillome vrai. Il est possible que dans certains cas cette forme de tuberculose ait été confondue avec l'épithélioma de l'anus.

PROLAPSUS RECTAL

Au début d'une étude de ce genre il est nécessaire, contrairement au plan général de cet ouvrage, de donner quelques détails anatomo-pathologiques.

Trois formes de prolapsus peuvent se rencontrer :

Tantôt la muqueuse seule proémine au niveau de l'anus, tantôt l'intestin tout entier fait saillie, plus rarement enfin c'est une invagination constituée au-dessus du sphincter, qui sort secondairement de l'anus.

Le prolapsus de la muqueuse se rencontre surtout chez les enfants. Ses causes les plus ordinaires sont les efforts de toux, liés aux affections subaiguës de l'appareil respiratoire, et surtout à la coqueluche. Une cause assez importante est l'absence de surveillance des enfants au moment de la défécation ; pendant des demi-heures on les oublie sur le vase, et pendant tout ce temps les enfants poussent jusqu'à ce qu'ils aient peu à peu expulsé leur muqueuse à travers l'anus. La même lésion se rencontre, mais beaucoup plus rarement, chez des adultes ou des vieillards ; encore est-il possible qu'il s'agisse là souvent de sujets qui ont présenté du prolapsus muqueux pendant leur enfance. — Au point de vue anatomique rien n'est plus simple que la constitution de ce genre de prolapsus. On a affaire à un cylindre dont l'orifice correspond au canal rectal, et dont les parois sont formées par la muqueuse adossée à elle-même avec un peu de tissu cellulaire très lâche interposé.

Le prolapsus complet se produit dans l'âge adulte, il est plus fréquent chez la femme que chez l'homme.

La grossesse, par le relâchement général des tissus qui l'accompagne semble jouer un rôle important dans sa production. On peut invoquer de même la constipation opiniâtre et l'élargissement du rectum sous l'influence de cet état spécial des parois abdominales et des viscères qui occasionne la ptose généralisée. Peut-être les rétrécissements du rectum jouent-ils eux-mêmes un rôle, les matières s'accumulant au-dessus formant une masse qui, soit par son poids, soit par la poussée qu'exercent les contractions intestinales, finit par faire franchir l'anus au rétrécissement, et entraîne toute la partie sous-jacente du rectum.

Au point de vue anatomique, la constitution de cette variété de prolapsus est assez complexe. Le bourrelet prolabé est formé par l'adossement de la paroi intestinale à elle-même, mais le cul-de-sac ainsi formé n'est pas identique en avant et en arrière. En avant, on trouve un prolongement du cul-de-sac péritonéal recto-vésical ou recto-vaginal, suivant le sexe. C'est là un fait de la plus grande importance tant au point de vue de la présence possible d'anses intestinales formant ce que Uhde a nommé *Hédrocèle*, qu'à celui des dangers spéciaux que la présence du péritoine à ce niveau fait courir au malade au cas d'une opération radicale. — En arrière, entre les deux parois intestinales accolées, on ne peut trouver de séreuse, puisqu'à l'état normal il n'y en a pas en arrière du rectum, mais on y rencontre le méso-rectum, qui tiraille en général la partie postérieure du bourrelet prolabé, lui imposant ainsi une concavité postérieure souvent assez marquée. — Les différents éléments du périnée présentent, du fait de l'élongation qu'ils ont à subir, des modifications assez considérables. Le sphincter est dilaté et étalé. Le releveur de l'anus exagère sa forme conique, et la partie inférieure de ses fibres s'engage plus ou moins dans le bourrelet au delà de l'anus.

Le *prolapsus d'une invagination rectale* (lésion appelée par Gosselin prolapsus invaginé et par plusieurs modernes : invagination procidente) contient dans la partie qui est en dehors de l'anus tous les éléments constitutifs du prolapsus complet, mais ce qui le distingue, c'est la présence d'un sillon annulaire situé au niveau du sphincter et formé par la réflexion de la paroi rectale immédiatement au-dessus du canal anal.

On donne le nom de collier à ce pli circulaire.

Dans les trois formes de prolapsus on observe des lésions de la muqueuse. Chez les enfants, la muqueuse est rouge, suintante, quelquefois ulcérée. Dans le prolapsus complet des adultes, on observe sensiblement le même aspect. Il faut y joindre cependant la présence d'hémorrhoïdes plus ou moins enflammées qui ont pu d'ailleurs dans une certaine mesure produire le prolapsus ; il faut y joindre aussi quelquefois un aspect pachydermique de la muqueuse dû à la substitution d'un épithélium pavimenteux à l'épithélium cylindrique existant normalement.

Le diagnostic du prolapsus rectal ne présente pas en général de difficulté bien grande. Il est classique cependant de traiter le diagnostic différentiel avec les *polypes procidents* et les *hémorrhoïdes*.

Les polypes ont un aspect régulier souvent framboisé ; ils possèdent un pédicule, sont d'une petite dimension qui enlève la possibilité d'une confusion avec un prolapsus, enfin surtout ils ne présentent aucun canal central,

Les *hémorrhoïdes procidentes*, sont irrégulières, bosselées, séparées par des sillons ; elles ne ressemblent jamais au bourrelet régulier et circulaire que donne le prolapsus.

Le diagnostic de la variété anatomique est lui-même en général facile. Le prolapsus muqueux est petit, ses parois sont molles, minces, étalées. Le prolapsus complet forme un boudin, ferme, lisse, à parois cartonnées. En palpant son segment antérieur, on peut constater de l'hédrocèle, c'est-à-dire de l'intestin prolabé dans le cul-de-sac péritonéal. La réduction de cet intestin s'accompagne du gargouillement caractéristique.

TRAITEMENT. — Il est rare que le prolapsus muqueux réclame une intervention sérieuse. En général, il suffit de surveiller l'enfant quand il va à la selle, de s'assurer qu'il ne reste pas longtemps à pousser sur le vase. Enfin d'administrer les purgatifs légers ou les lavements qui empêcheront le sujet de faire de grands efforts de défécation. Chaque fois que le prolapsus sortira, on le réduira avec un linge bouilli ou enduit de vaseline stérilisée.

Dans les cas rebelles on se trouve bien de recourir aux raies de feu et aux pointes de feu qui tout en réveillant la contractilité du sphincter produisent au niveau de la muqueuse de petites escharres qui donnent lieu à une rétraction cicatricielle favorable au maintien du prolapsus réduit.

Les ulcérations seront pansées, si elles sont peu étendues, avec de la vaseline dermatolée. Si au contraire, leur extension les rend impossibles à guérir par des procédés simples, on fera mieux de recourir d'emblée aux méthodes sanglantes. Cette considération s'applique d'ailleurs à toutes les formes de prolapsus. Il en est de même d'un accident plus rare, l'étranglement du prolapsus par le sphincter. On ne tentera la réduction, à travers l'anneau sphinctérien, que s'il n'y a aucune menace de sphacèle. Dans le cas contraire on fera encore l'extirpation. — Dans le cas d'un étranglement de ce genre, il est presque toujours nécessaire de donner le chloroforme, pour obtenir le relâchement suffisant du sphincter. L'anesthésie par la cocaïne et la malaxation du boudin prolabé, faite dans le but d'en exprimer le sang, et par conséquent d'en diminuer le volume, ne nous semble pas une méthode bien recommandable. Dans deux cas où nous l'avons employée, nos efforts ont été inutiles, et en dernière analyse il nous a fallu recourir à l'anesthésie générale.

En dehors du prolapsus muqueux, la seule question qui se pose, si la lésion est importante, est celle du choix d'un traitement radical.

La chirurgie ancienne est encombrée d'une série de méthodes plus barbares les unes que les autres, où l'acide nitrique et le fer rouge sont au premier plan. Il ne nous semble pas possible, à l'heure actuelle, de défendre des techniques de ce genre. La méthode de Bryant, elle-même, celle qui consiste à faire des raies de feu longitudinales, ne pouvait guère prétendre à une action sérieuse en dehors du simple prolapsus muqueux. D'ailleure, même avec une constipation de plusieurs jours, à la chute des escharres formées par le cautère, le rectum était exposé à une infection qui pouvait être d'autant plus grave que les escharres se trouvent souvent au voisinage d'ulcérations infectées.

Il faut de toute nécessité, si l'on veut tenter quelque chose de logique et d'utile, recourir aux méthodes sanglantes.

Ces méthodes sanglantes appartiennent à différents types :

a) *La restauration du périnée.*
b) *Le rétrécissement du rectum.*
c) *La suspension du rectum.*
d) *L'extirpation du rétrécissement.*

a) Il est tout naturel d'avoir l'idée d'opposer à la chute de l'intestin le même genre de barrière que l'on oppose chez la femme au prolapsus de l'utérus, à la rectocèle et à la cystocèle. Cette façon de poser le problème a conduit à plusieurs techniques de valeur inégale, la meilleure est celle de Duret. Elle consiste après dilatation de l'anus, à exciser sur sa paroi postérieure un triangle de muqueuse à base inférieure : la même opération est répétée au niveau de la peau où l'on enlève un triangle dont la base se confond avec celle du premier et dont le sommet est à la pointe du coccyx. Il ne reste plus qu'à réséquer tout le prisme de tissus compris entre les bords des deux triangles. L'angle dièdre ainsi avivé est comblé grâce à des points passés comme dans une périnéorrhaphie ordinaire et ressortant au niveau de la peau. Dans un cas opéré par nous, nous nous sommes trouvés bien d'employer les fils métalliques. Il est difficile de se faire une idée sur la valeur réelle de ce procédé, le nombre des cas publiés étant trop minime. Tout ce que nous pouvons affirmer c'est que nous lui devons un succès parfait.

b) Les instaurateurs de la méthode, Hey et Curling, ont conseillé d'enlever sur la muqueuse rectale des lambeaux en forme de fuseaux verticaux. La suture des bords de ces pertes de substance diminue d'autant les dimensions de l'ampoule rectale.

Lange, dès 1887, pratiquait la ... rhaphie transversale. Une incision partant à quelq... millimètres en arrière de l'anus montait jusqu'à la base du coccyx. A la faveur de cette incision le coccyx était réséqué. Une dissection rapide faite alors par la large brèche ainsi ouverte menait sur la paroi rectale postérieure; à laquelle on faisait un pli vertical à l'aide de points de sutures passés transversalement dans les tuniques rectales, en n'y comprenant pas, bien entendu, la muqueuse. Un des avantages de la plicature était sans contredit la constitution d'une colonne de soutien empêchant l'évagination du rectum.

c) La suspension du rectum peut se faire par différents procédés. *A priori* on conçoit qu'on peut agir par le périnée au niveau de l'ampoule rectale, ou au contraire attirer le prolapsus dans le ventre à la faveur d'une laparotomie.

Gérard-Marchant a récemment décrit une excellente opération du premier type. Il l'a baptisée du nom de *recto-coccypexie*.

Par une incision rétro-anale on arrive sur la face postérieure du rectum, une série de points verticaux y est placée de manière à produire des plicatures verticales qui diminuent la longueur de la face correspondante du rectum. Cela fait, plusieurs fils de catgut réunissent la face postérieure du rectum et les tissus immédiatement pré-coccygiens. Il ne reste plus qu'à combler la plaie à l'aide de plusieurs grands fils en anse passés comme dans une périnéorrhapie.

Il est incontestable que l'opération ainsi pratiquée a donné de remarquables succès. Nous ne pouvons malheureusement donner ici notre opinion personnelle, l'occasion nous ayant manqué pour apprécier l'opération de Gérard-Marchant.

Quand on veut opérer par la voie abdominale, il faut pratiquer la colopexie. Jeannel est l'initiateur de cette méthode qui a le grand avantage d'être à la fois simple et logique. Il l'a pratiquée de différentes façons. Tantôt il a fait la colopexie pure, tantôt il y a ajouté une colostomie. Nous avouons ne pas voir l'avantage d'une colostomie, dans l'hypothèse dans laquelle nous nous sommes placés. Que l'intestin soit suspendu après la réduction du prolapsus, cela doit suffire à la guérison de la lésion. Il n'y a dès lors aucune utilité à créer un anus que l'on sera obligé de fermer par la suite. La *colopexie pure*, l'opération que nous conseillons, se fera donc de la façon suivante : Incision dans la fosse iliaque gauche, recherche du côlon que l'on reconnaît à ses bandes musculaires et à ses franges, traction sur le côlon saisi de manière à réduire le prolapsus, enfin fixation du côlon ou de son méso soit au niveau de l'incision abdominale, soit immédiatement au-dessous.

Dans le cas où l'on éprouverait une certaine difficulté à trouver la partie du côlon ilio-pelvien en rapport immédiat avec le rectum, Jeannel conseille de refouler fortement le prolapsus soit avec le doigt d'un aide, soit avec une sonde demi-molle.

d) L'extirpation du rétrécissement tentée d'abord par la méthode historique du fer rouge, fut pratiquée pour la première fois d'une façon rationnelle par le procédé dit de la ligature dû à Allingham. Une grosse canule aux parois dures était introduite à frottement dans l'anus. Sur cette canule tous les tissus de la portion prolabée de l'intestin étaient serrés par un fil annulaire. Le sphacèle des parties ainsi étranglées amenait dans l'hypothèse de l'auteur la guérison.

On doit avouer que cette manière de procéder est assez aveugle, et qu'elle expose à la fois au pincement de l'intestin, s'il y a de l'hédrocèle, et à l'infection du fait du sphacèle provoqué par la ligature.

Mickulicz a considérablement perfectionné le pro.

cédé. Sa technique d'extirpation au bistouri est d'ailleurs celle que nous conseillons dans ce groupe d'opérations.

On incise la moitié antérieure du cylindre externe, le cul-de-sac péritonéal est ainsi ouvert. S'il y a de l'hédrocèle, on la réduit. Les deux séreuses en regard du demi-cylindre externe et du demi-cylindre interne sont alors suturés de manière à fermer la cavité péritonéale. On peut alors sectionner la moitié antérieure du cylindre interne et suturer sa tranche à celle du demi-cylindre externe. L'opération se termine aisément par la section sans précautions particulières des deux demi-cylindres postérieurs et leur suture.

La plupart des auteurs qui ont traité de l'exérèse des prolapsus du rectum s'arrêtent à ce temps de l'extirpation. C'est une erreur contre laquelle on ne saurait trop s'élever.

En sectionnant le double cylindre évaginé en dehors de l'anus on laisse au-dessous du sphincter le point d'adossement des muqueuses par les sutures, point d'adossement qui constitue une véritable amorce pour un nouveau prolapsus. Il faut de toute nécessité pour rendre impossible une récidive, reconstituer un périnée, et pour cela pratiquer dans un deuxième temps une des opérations que l'on a proposées pour opposer une barrière périnéale à la production du prolapsus. L'opération de Duret que nous décrivons plus haut est à conseiller dans cette hypothèse.

TABLE DES MATIÈRES

INTESTINS

RECTUM

Arcis-sur-Aube. — Typ. Léon Frémont.

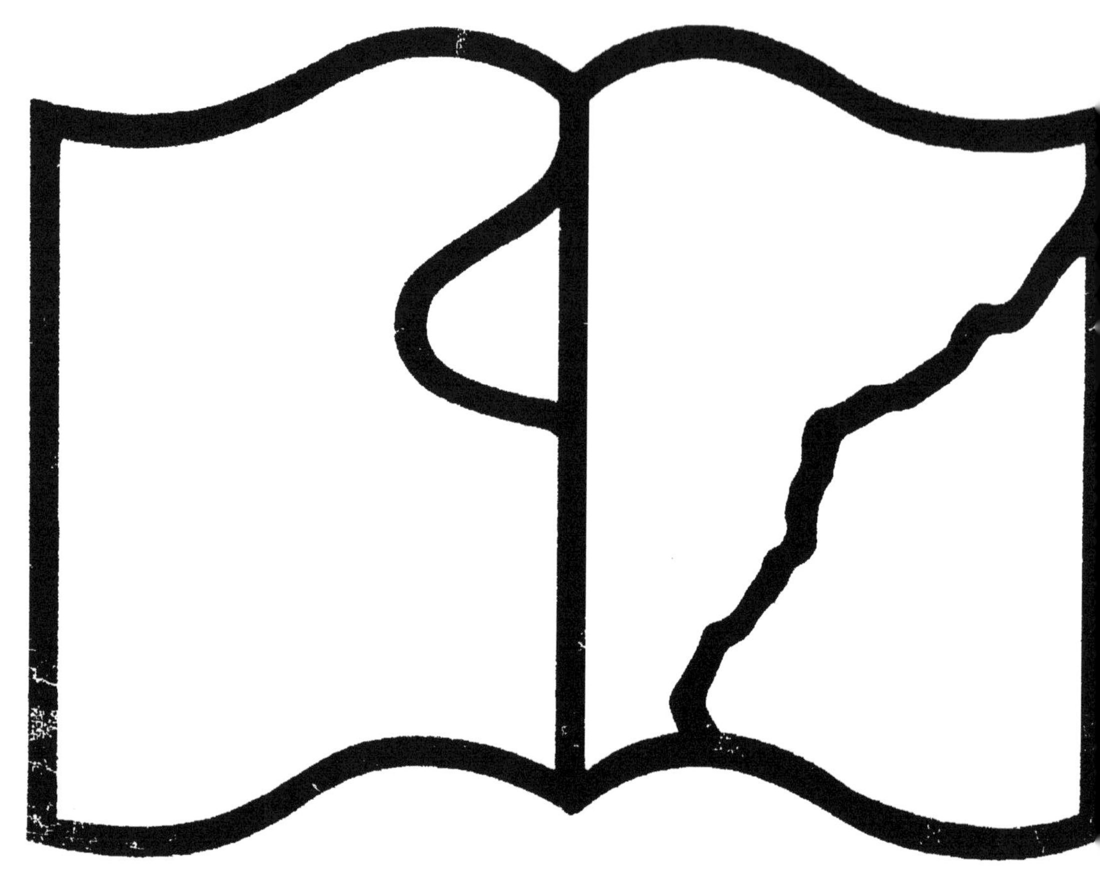

Texte détérioré — reliure défectueuse

NF Z 43-120-11

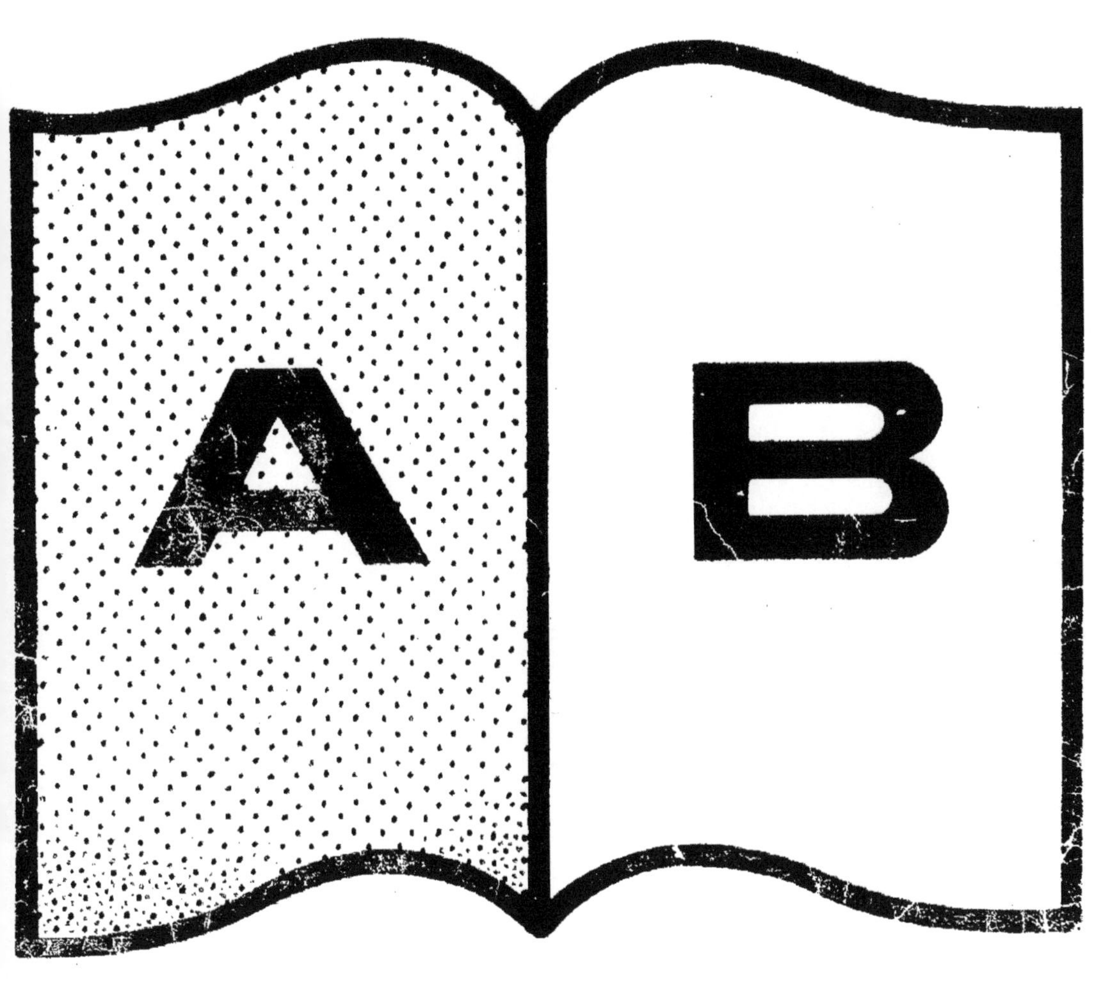

Contraste insuffisant

NF Z 43-120-14